Kohlhammer | *PflegeWissenschaft*

Die Autorin

Ingrid Darmann, Dr. phil., Wissenschaftliche Assistentin am Institut für Berufs- und Wirtschaftspädagogik der Universität Hamburg.

Ingrid Darmann

Kommunikative Kompetenz in der Pflege

Ein pflegedidaktisches Konzept
auf der Basis einer qualitativen Analyse
der pflegerischen Kommunikation

Verlag W. Kohlhammer

Die Deutsche Bibliothek – CIP-Einheitsaufnahme

Darmann, Ingrid:
Kommunikative Kompetenz in der Pflege : ein pflegedidaktisches Konzept auf der Basis einer qualitativen Analyse der pflegerischen Kommunikation / Ingrid Darmann. - 1. Aufl. - Stuttgart ; Berlin ; Köln : Kohlhammer, 2000
  (Pflegewissenschaft)
  ISBN 3-17-016296-9

Dieses Werk einschließlich aller seiner Teile ist urheberrechtlich geschützt. Jede Verwendung außerhalb der engen Grenzen des Urheberrechts ist ohne Zustimmung des Verlags unzulässig und strafbar. Das gilt insbesondere für Verfielfältigungen, Übersetzungen, Mikroverfilmungen und für die Einspeicherung und Verarbeitung in elektronischen Systemen.

Die Wiedergabe von Warenbezeichnungen, Handelsnamen oder sonstigen Kennzeichen in diesem Buch berechtigt nicht zu der Annahme, daß diese von jedermann frei benutzt werden dürfen. Vielmehr kann es sich auch dann um eingetragene Warenzeichen oder sonstige gesetzlich geschützte Kennzeichen handeln, wenn sie nicht eigens als solche gekennzeichnet sind.

Alle Rechte vorbehalten
© 2000 W. Kohlhammer GmbH
Stuttgart Berlin Köln
Verlagsort: Stuttgart
Umschlag: Data Images GmbH
Gesamtherstellung:
W. Kohlhammer Druckerei GmbH + Co. Stuttgart
Printed in Germany

Dank

Diese Arbeit wurde im Dezember 1998 vom Fachbereich Erziehungswissenschaft der Universität Hamburg als Dissertation angenommen.

Mein besonderer Dank geht zunächst an die Patientinnen und Patienten sowie an die Kolleginnen und Kollegen aus der Krankenpflege, die sich für die Untersuchung zur Verfügung gestellt haben und die sich z. T. trotz anfänglicher Vorbehalte beobachten und befragen ließen. Ohne ihre Bereitschaft zur Mitarbeit hätte diese Arbeit nicht zustande kommen können.

Frau Prof. Dr. Karin Wittneben hat mich stets zur wissenschaftlichen Arbeit ermutigt, mich gefördert und beraten. Wir haben „kritisch-konstruktiv" miteinander diskutiert und dabei war sie bereit, sich auch auf meine Gedankengänge einzulassen und trotz Meinungsverschiedenheiten das Gespräch weiterzuführen. Ihre reichhaltigen pflegedidaktischen und -wissenschaftlichen Erfahrungen und Kenntnisse haben mich angeregt und herausgefordert. Hierfür und insbesondere für ihr persönliches Engagement danke ich ihr sehr.

Für wohlwollende Förderung und verläßlichen Rückhalt danke ich Herrn Prof. Dr. Heinrich Meyer.

Mein Dank gilt ferner Cornelia Stumpf für das sorgfältige und professionelle Layout sowie die fachliche und freundschaftlich-stärkende Hilfe in der letzten Phase, Dr. Kirsten Lehmkuhl für die kritischen, anregenden und weiterführenden Diskussionen, der privaten Arbeitsgruppe für qualitative Forschung für das Ringen um Forschungsdesign und Datenauswertung und meinen Freundinnen und Freunden sowie Kolleginnen und Kollegen, besonders Inken Sievers, Susanne Budwasch, PD Dr. Christine Mayer und Gabriele Weise, für Diskussionen, Korrekturen und emotionalen Beistand.

Allen ein herzliches Dankeschön!

Hamburg, im Oktober 1999
Ingrid Darmann

Geleitwort

Dieses Buch wendet sich an Pflegedidaktiker/innen, Pflegewissenschaftler/innen und Pflegepraktiker/innen. Die Verfasserin, bereits eine Pflegewissenschaftlerin und Pflegedidaktikerin der zweiten Generation, nimmt als Ziel ihres Buches eine bislang ausstehende Entwicklung eines pflegedidaktischen Konzepts zur Förderung der kommunikativen Kompetenz in der Krankenpflegeausbildung in den Blick. An dieses komplexe Ziel arbeitet sie sich über drei sehr systematisch angelegte Untersuchungsstränge heran.

Die empirische Substanz des vorgelegten pflegedidaktischen Konzepts gewinnt sie über eine auf einer internistischen Intensivstation und einer urologischen Station durchgeführte Berufsfeldanalyse, in der sie Gespräche von Pflegenden und Patienten/Patientinnen bei der Ganzwäsche über die Methode der nichtteilnehmenden, offenen, unstrukturierten Beobachtung aufgenommen und die Betroffenen außerdem über die Methode des halbstrukturierten Interviews befragt hat. Um sich einem noch so unaufgeschlossenen Forschungsgegenstand wie der Struktur der Pflegekraft-Patient-Kommunikation nähern zu können, nimmt die Forscherin eine Haltung ein, die ihr eine weitestgehende offene Wahrnehmung ihres Gegenstandes ermöglicht. In dem von Kleining entwickelten phänomenologisch orientierten qualitativ-heuristischen Forschungsansatz findet sie den passenden Zugriff für eine breite, qualitative Datenerhebung und -auswertung. Als ein bedeutendes, in der Pflegewissenschaft bisher nicht vorliegendes Ergebnis muß die Herausarbeitung der realen Machtstrukturen in der Pflegekraft-Patient-Kommunikation hervorgehoben werden. Anhand einer breiten Datenbasis kann deutlich belegt werden, daß Pflegende mit Patienten/Patientinnen sowohl in der Form einer „zwingenden Macht" als auch einer „verweigernden Macht" kommunizieren. So entsteht ein pflegedidaktisches Konzept, das sich von anderen Konzepten, die ihren Ausgang etwa von einer angenommenen Empathiefähigkeit oder einer verordneten Fürsorgeethik nehmen, durch seine empirisch abgestützte Realitätsnähe grundlegend unterscheidet. Für den Krankenpflegeunterricht herausgearbeitete Schlüsselprobleme bzw. Kernthemen lauten dann „Umgang mit zwingender Macht, d.h. Umgang mit Kommunikationssituationen, in denen Patienten den Pflegekräften ausgeliefert sind" oder „Umgang mit verweigernder Macht, d.h. Umgang mit Kommunikationssituationen, in denen Patienten Pflegebedürfnisse äußern, für deren Befriedigung sie aufgrund von Krankheit, Behinderung u.ä. von Pflegekräften abhängig sind". Das sind nur zwei Beispiele von insgesamt zwölf aus dem empirischen Material herauspräparierten Kernthemen.

Das in der Pflegewirklichkeit empirisch aufgesuchte und zu vermittelnde Pflegeberufswissen wird dann in einer theoretischen Erörterung von präskriptiven Denkansätzen bzw. pflegetheoretischen Normen um ein moralisch-praktisches Pflegeberufswissen angereichert. Nachdem im ersten Untersuchungsdurchgang entschlüsselt wurde, wie Kommunikation in der Pflege ist, wird nun geprüft, wie Kommunikation in der Pflege sein soll. In einem abwägenden Durchgang durch unterschiedliche Ansätze entscheidet sich die Verfasserin für eine verständigungsorientierte Pflegekraft-Patient-Kommunikation. In einer stringenten Zusammenführung von empirisch und theoretisch gewonnenem Pflegeberufswissen wird die pflegedidaktische Diskussion über den bisher erreichten Stand bedeutend hinausgeführt.

In einem dritten Untersuchungsstrang klärt die Verfasserin für die Pflege fruchtbare Wissensformen ab. Im Anschluß an Habermas gelangt sie zur Unterscheidung von empirisch-theoretischen, moralisch-praktischen und expressiven Wissenstypen. Während das Fachwissen aus dem empirisch-theoretischen und dem moralisch-praktischen Wissen ausgewählt wird, setzt sich das expressive Wissen aus dem bewußten Wissen der Pflegenden über ihre subjektiven normativen Ansprüche, Wünsche und Phantasien zusammen. Für den Erwerb von kommunikativer Handlungskompetenz in der Pflege handelt es sich hierbei um unerläßliche Wissenskomponenten, dem Typ des expressiven Wissens wird jedoch eine herausragende Bedeutung zugeschrieben. Seine Hervorbringung – unter Rückgriff auf einen psychoanalytischen Denkansatz – bildet die Voraussetzung für eine weniger verzerrte Sichtweise auf die pflegerische Realität. Anhand von zwei Beispielen aus dem empirischen Material wird die Brauchbarkeit dieses Zugriffs auf das expressive Wissen illustriert und demonstriert.

Die zur Förderung der Kommunikation in der Krankenpflege erarbeiteten drei Bestimmungselemente „Pflegewirklichkeit", „pflegetheoretische Normen" und „persönlichkeitstheoretische Grundlagen" werden schließlich in einem situationsorientierten und erfahrungsbezogenen pflegedidaktischen Konzept zusammengeführt. Eine Bezugnahme auf die oft ignorierten Erfahrungen, Wünsche und Phantasien von Auszubildenden ist für die Hervorbringung von expressivem Wissen unerläßlich.

Die Verfasserin beansprucht zu Recht, daß sie ein Konzept vorlegt, das sowohl zur Konstruktion von Curricula als auch zur Gestaltung von Einzelunterricht anleiten kann. Am Beispiel einer Unterrichtseinheit über den „Umgang mit nach Ansicht der Pflegekräfte 'unkooperativen' Patienten" werden nicht nur die Anwendbarkeit dieses pflegedidaktischen Konzepts, sondern darüber hinaus auch seine innovative Qualität plausibel vor Augen geführt. Die Verfasserin hat in systematischer, wissenschaftlicher Feinarbeit ein Modul „Kommunikative Kompetenz" konstruiert, das sowohl als ein Insel-Modul in einen herkömmliche fächerbezogenen Lehrplan eingefügt als auch in einen zukünftigen, modularisierten, fächerintegrativen, handlungsorientierten Lernfeldplan eingebunden werden kann.

Das Buch verdient wegen seines hohen Anregungspotentials für Praktiker/innen, Forscher/innen, Theoretiker/innen und Didaktiker/innen der Pflege eine große Verbreitung.

Prof. Dr. Karin Wittneben
Universität Hamburg
Fachbereich Erziehungswissenschaft
Institut für Berufs- und Wirtschaftspädagogik
Sedanstraße 19
D-20146 Hamburg

Inhalt

Dank _____ 5

Geleitwort _____ S

Einleitung _____ 15

I Bestimmungselement „Pflegewirklichkeit" _____ 32
1. Forschungsstand zur Pflegepersonal-Patienten-Kommunikation ____ 34
1.1 Pflegekraft-Patienten-Kommunikation in der empirisch-
    analytischen Forschung _____ 35
1.2 Pflegekraft-Patienten-Kommunikation in der qualitativ-
    hermeneutischen Forschung _____ 43
1.3 Pflegekraft-Patienten-Kommunikation in der qualitativ-
    explorativenForschung _____ 46
2. Wissenschaftstheoretische Basis und Forschungsansatz _____ 50
2.1 Wahl und Darstellung der wissenschaftstheoretischen Basis _____ 50
2.2 Wahl des Forschungsansatzes _____ 52
2.3 Grundlagen des qualitativ-heuristischen Forschungsansatzes _____ 53
3. Durchführung der Untersuchung _____ 57
3.1 Perspektivenzusammenstellung _____ 58
3.2 Feldzugang _____ 59
3.3 Merkmale der Krankenhäuser und der Stationen _____ 60
3.4 Methoden _____ 61
    3.4.1 Beobachtung _____ 61
    3.4.2 Interviews _____ 63
3.5 Sample _____ 64
3.6 Auswertung der Daten _____ 66
4. Ergebnisse _____ 71
4.1 Macht der Pflegekräfte _____ 73
    4.1.1 Zwingende Macht der Pflegekräfte _____ 73

4.1.1.1 Handlungs- bzw. Kommunikationsmuster der Pflegekräfte _____ 74
4.1.1.2 Handlungs- und Kommunikationsmuster der Patienten _____ 80
4.1.2 Verweigernde Macht der Pflegekräfte _____ 81
4.1.2.1 Handlungs- und Kommunikationsmuster der Pflegekräfte _____ 82
4.1.2.2 Handlungs- und Kommunikationsmuster der Patienten _____ 92
4.1.3 Zusammenfassung _____ 99
4.1.3.1 Bedingungen der Kategorie „Macht der Pflegekräfte" _____ 99
4.1.3.2 Verhalten von Pflegekräften und Patienten unter den Bedingungen der Kategorie „Macht der Pflegekräfte" _____ 102

4.2 Entscheidungsfreiheit der Patienten _____ 105

4.2.1 Handlungs- und Kommunikationsmuster der Patienten _____ 105
4.2.2 Handlungs- und Kommunikationsmuster der Pflegekräfte _____ 113
4.2.3 Zusammenfassung _____ 125
4.2.3.1 Bedingungen der Kategorie „Entscheidungsfreiheit der Patienten" _____ 125
4.2.3.2 Verhalten von Pflegekräften und Patienten unter den Bedingungen der Kategorie „Entscheidungsfreiheit der Patienten" _____ 126

4.3 Druckmittel der Patienten _____ 130

4.3.1 Das Druckmittel der Bestrafung _____ 130
4.3.1.1 Handlungs- und Kommunikationsmuster der Patienten _____ 130
4.3.1.2 Handlungs- und Kommunikationsmuster der Pflegekräfte _____ 131
4.3.2 Das Druckmittel „Der Patient als Kunde" _____ 133
4.3.2.1 Handlungs- und Kommunikationsmuster der Patienten _____ 133
4.3.2.2 Handlungs- und Kommunikationsmuster der Pflegekräfte _____ 138
4.3.3 Zusammenfassung _____ 141
4.3.3.1 Bedingungen der Kategorie „Druckmittel der Patienten" _____ 141
4.3.3.2 Verhalten von Pflegekräften und Patienten unter den Bedingungen der Kategorie „Druckmittel der Patienten" _____ 143

4.4 Entscheidungsfreiheit der Pflegekräfte _____ 145

4.4.1 Handlungs- und Kommunikationsmuster der Pflegekräfte _____ 145
4.4.2 Handlungs- und Kommunikationsmuster der Patienten _____ 153
4.4.3 Zusammenfassung _____ 156
4.4.3.1 Bedingungen der Kategorie „Entscheidungsfreiheit der Pflegekräfte" _____ 156
4.4.3.2 Verhalten von Pflegekräften und Patienten unter den Bedingungen der Kategorie „Entscheidungsfreiheit der Pflegekräfte" _____ 157

5. Zusammenfassung und Bestimmung von „Schlüsselproblemen" _____ 158

6. Diskussion der Ergebnisse _____ 163

7. Ausblick _____ 170

| II | Bestimmungselement „Pflegetheoretische Normen" | 175 |

1. Präskriptive/Normative Konzepte _____ 176
1.1 Expertokratische Orientierung _____ 178
1.2 Autonomistische Orientierung _____ 181
1.3 Lebensweltbezogene Orientierung _____ 185
1.4 Verständigungsorientierung _____ 187
2. Zusammenfassung und Schlußfolgerungen _____ 192

| III | Bestimmungselement „Persönlichkeitstheoretische Grundlage" | 195 |

1. Interaktionistisches Persönlichkeitsmodell _____ 196
2. Psychoanalytisches Persönlichkeitsmodell _____ 199
2.1 Voraussetzungen für „gelungene" Kommunikation _____ 200
2.2 Psychoanalytische Deutung von Kommunikationsstörungen _____ 205
2.3 Einflußfaktoren auf die psychische Verarbeitungsweise _____ 208
3. Zusammenfassung und Schlußfolgerungen _____ 211

| IV | Ein situationsorientiertes und erfahrungsbezogenes pflegedidaktisches Konzept | 215 |

1. Ziele _____ 216
1.1 Fähigkeit zur Überprüfung der eigenen normativen Ansprüche und Entwicklung eines realitätsgerechten Standpunktes _____ 218
1.2 Fähigkeit zum akzeptierenden und ehrlichen Umgang mit eigenen Wünschen und Phantasien _____ 219
1.3 Fähigkeit zur Realitätsprüfung _____ 221
2. Themen und Auswahl von Wissen _____ 222
3. Beziehungsgestaltung _____ 226
3.1 Das Prinzip der Partizipation _____ 226
3.2 Das TZI-Postulat „Sei Dein eigener Chairman/Chairwoman, sei die Chairperson Deiner selbst" _____ 229
4. Methodische Ansatzpunkte _____ 231
4.1 Themenzentrierte Interaktion (TZI) _____ 232
4.2 Erfahrungsbezogenes Lernen _____ 237

Inhalt

4.3 Grundlegende Struktur einer situationsorientierten und erfahrungsbezogenen Unterrichtseinheit an einem Beispiel _____ 242

4.4 Fallbesprechungen _____ 251

5. Zusammenfassung _____ 257

6. Voraussetzungen _____ 260

V Schlußbetrachtung und Ausblick _____ 263

Literaturliste _____ 270

Anhang _____ 289

Interviewleitfäden _____ 289
Interviewleitfaden Patienten _____ 289
Interviewleitfaden Pflegekräfte _____ 290

Einleitung

Pflegekräfte[1] erbringen Dienstleistungen nicht nur für andere, sondern mit und an anderen Personen. Solche „unmittelbaren" Dienstleistungen sind zwangsläufig stets in einen kommunikativen Zusammenhang mit dem Leistungsempfänger, dem Patienten, eingebettet. Von der Kommunikation in den meisten anderen personenbezogenen Dienstleistungsberufen hebt sich die pflegerische Kommunikation dadurch ab, daß Patienten in vielen Fällen existentiell von Pflegekräften abhängig sind. Diese charakteristische Abhängigkeitsbeziehung und die damit verbundene Möglichkeit des Machtmißbrauchs sowie die Bedeutung „gelungener" Kommunikation für das Wohlbefinden und die Gesundung der Patienten (vgl. Psychologie heute 1997) begründen den herausragenden Stellenwert der kommunikativen Kompetenz für die berufliche Handlungsfähigkeit von Pflegekräften (vgl. Darmann 1993; Meifort 1991).[2]

Tatsächlich deuten Forschungsbefunde darauf hin, daß die Kommunikation zwischen Pflegekräften und Patienten teilweise erheblich gestört ist. So klagen Pflegekräfte über „schwierige", nörgelnde, unberechenbare und krankheitsverleugnende Patienten (vgl. Gerstner 1987; 1988), Patienten beschweren sich darüber, daß Pflegekräfte ihre Pflegebedürfnisse nicht erkennen und auf entsprechende Hinweise aggressiv reagieren (vgl. Elsbernd/Glane 1996, 161)[3]. Die Ursachen für das Zustandekommen und den ungünstigen Verlauf der daraus resultierenden Konfliktsituationen sind vielfältig, z. B. tragen die Rahmenbedingungen des Krankenhauses, wie hierarchische Strukturen und knappe Personalressourcen, nicht unerheblich dazu bei (vgl. z. B. S. Bartholomeyczik 1981). Ein wesentlicher

---

[1] Für die Bezeichnung von Personengruppen oder einzelner Mitglieder daraus wird in dieser Arbeit entweder ein neutraler Ausdruck, wie z. B. Pflegekraft, Pflegende, Pflegepersonal, Auszubildende, Lernende, Lehrkäfte, oder es wird unabhängig vom tatsächlichen Geschlecht die männliche Form verwandt. Sind dagegen bestimmte Personen gemeint, also z. B. eine bestimmte Pflegerin oder ein bestimmter Patient, dann wird das jeweilige Geschlecht berücksichtigt. Dies ist ein Zugeständnis an die Lesbarkeit des Textes.

[2] Die Bedeutsamkeit der Sprache für die Pflege wird im deutschsprachigen Raum zunehmend gewürdigt, wie z. B. die Veranstaltung eines Sommerforums zum Thema „Sprache und Pflege" durch das Bildungszentrum Essen des Deutschen Berufsverbands für Pflegeberufe (DBfK) 1995 sowie ein daraus hervorgegangener gleichnamiger Sammelband (vgl. Zegelin 1997) belegen.

[3] Weitere Befunde zur Pflegekraft-Patienten-Kommunikation s. Teil I, Kap. 1.

Grund ist aber auch der, daß die kommunikativen Kompetenzen von Pflegekräften im Verhältnis zu den hohen Anforderungen in diesem Bereich häufig nicht in wünschenswertem Ausmaß vorhanden sind. Dies läßt sich u. a. darauf zurückführen, daß dem außergewöhnlichen Stellenwert der kommunikativen Kompetenz in der pflegerischen Praxis eine vergleichsweise geringe Bedeutung in der Ausbildung gegenübersteht. Dies bedingt bereits der Rahmenlehrplan für die Krankenpflegeausbildung, die Ausbildungs- und Prüfungsverordnung für die Berufe in der Krankenpflege (KrPflAPrV) von 1985, denn diese ist stark naturwissenschaftlich bzw. medizinisch orientiert und läßt nur wenig Raum für sozialwissenschaftliche Inhalte (vgl. Steppe 1992). Innerhalb dieses Rahmens bemühen sich aber dennoch viele Unterrichtskräfte, die kommunikative Kompetenz zu fördern, wie Veröffentlichungen entsprechender Unterrichtsentwürfe oder -konzepte in Fachzeitschriften belegen (vgl. Schuster 1991, Bezner/Kley-Körner 1994, Bischoff-Wanner 1997).

Die These und zugleich der Anlaß dieser Arbeit ist aber, daß die vorliegenden (pflege-)didaktischen Konzepte zur Förderung der kommunikativen Kompetenz unzureichend sind. Das Anliegen dieser Arbeit ist es, ein tragfähigeres didaktisches Konzept zu entwickeln, um die Auszubildenden auf die anspruchsvollen kommunikationsbezogenen Anforderungen der beruflichen Praxis angemessen vorzubereiten und so sowohl zur Berufszufriedenheit der Pflegekräfte als auch zum Wohlbefinden der Patienten beizutragen.

Im folgenden wird der didaktische Forschungsstand erhoben und kritisch analysiert, um auf dieser Basis Anforderungen an ein geeignetes didaktisches Konzept zur Förderung der kommunikativen Kompetenz entwickeln und die weitere Vorgehensweise planen zu können. Zunächst werden einige Schlaglichter auf pflegedidaktische Konzepte geworfen, dann werden weitere Konzepte aus der Berufs- und Wirtschaftspädagogik vorgestellt und schließlich Ansätze aus der allgemeinen Pädagogik eingeführt. Bei der Darstellung der didaktischen Diskussion sollen zwei Ebenen auseinandergehalten werden, erstens die Ebene der grundlegenden didaktischen Strukturmomente des Unterrichts und zweitens die Ebene der Analyse und Planung von Unterricht (vgl. Jank/ Meyer 1991, 69 ff.). Während auf der ersten Ebene der allgemeine Rahmen der Planungsentscheidungen bzw. der Analysekriterien, grundsätzliche Strukturierungsmöglichkeiten und ihre Wechselwirkungen erfaßt werden, sind auf der zweiten Ebene konkrete didaktische Entscheidungen angesiedelt, z. B. Unterrichtsentwürfe oder Curricula.

Die Fachdidaktik Pflege ist eine noch sehr junge wissenschaftliche Disziplin und wurde bis vor kurzem hauptsächlich außeruniversitär betrieben. So wurde die Fachrichtung Pflege erst vor wenigen Jahren von der Kultusministerkonferenz in den Kanon der beruflichen Fachrichtungen der Lehrerausbildung aufgenommen (vgl. Sekretariat der KMK 1995). Infolgedessen befinden sich die vorhandenen didaktischen Konzepte auf einem sehr unterschiedlichen wissenschaftlichen Niveau. In pflegedidaktischen Publikationen, z. B. der Zeitschrift PflegePädagogik, dominieren didaktische Entwürfe der zweiten Ebene, die methodische Ansätze der allgemeinen Erziehungswissenschaft auf den Pflegeunterricht anwenden, dieses aber nicht in einen pflegedidaktischen Rahmen einbetten. Andere Konzepte beabsichtigen zwar die Entfaltung eines grundlegenden didaktischen Rahmens, lassen aber z. T. trotzdem die explizite und systematische Begründung ihres Pflege- und Didaktikverständnisses vermissen.[4] Zwei pflegedidaktische, wissenschaftlich elaborierte Arbeiten sollen im folgenden herausgehoben werden, nämlich die von Wittneben (1997; 1991) vorgelegte „kritisch-konstruktive fächerintegrative Pflegesituationsdidaktik" und das von Oelke (1991a; 1991b) entwickelte „offene, fächerintegrative Curriculum". Letzteres müßte nach der obigen Einteilung zwar der zweiten Ebene zugeordnet werden, da Oelke aber Kriterien und didaktische Grundlagen der Curriculumentwicklung ausführlich in einer eigenständigen Veröffentlichung darlegt und begründet, wird ihre Arbeit hier der ersten Ebene zugerechnet. Als Beispiel für eine Arbeit auf der zweiten Ebene wird die Unterrichtseinheit „Kommunikation mit Patienten" von Bischoff-Wanner (1997) besprochen.

Wittneben (1997; 1991) versteht Pflegedidaktik als Integrationswissenschaft, welche sowohl dem Anspruch der Pflegewissenschaft nach Patientenorientierung als auch dem Anspruch der Erziehungswissenschaft nach Persönlichkeitsbildung der Auszubildenden und dem Anspruch der Pflegepraxis nach Pflegesituations- und Handlungsorientierung gerecht werden muß. Auf der Grundlage dieser drei Bezugspunkte, also Pflegewissenschaft, Erziehungswissenschaft und Pflegewirklichkeit, gelangt Wittneben zu unterrichtsbezogenen didaktischen Entscheidungen. Der Zusammenhang dieser Bezugspunkte stellt sich folgendermaßen dar: Ausgangspunkt sind Narrative von Auszubildenden, in denen diese entsprechend der Methode der Kritischen Vorfälle (vgl. Flanagan 1954; für die Pflege Cormack 1991) ein Erlebnis aus ihrer Ausbildung schildern, das sie nachhaltig negativ

---

[4] Dies gilt z. B. für das „Duisburger Modell" (Bögemann/Dielmann/Stiegler 1988). Eine kritische Analyse dieses Modells nimmt Wittneben (1991, 340 ff.) vor.

oder positiv beeindruckt hat. Diese Narrative stellen also reale berufliche Problemsituationen dar. An sie trägt Wittneben zwei Kategoriensysteme heran. Erstens ermittelt sie vor dem Hintergrund eines pflegewissenschaftlichen Kategoriensystems, wie z. B. dem von ihr entwickelten „Modell der multidimensionalen Patientenorientierung", das Sachwissen, welches in dieser Problemsituation erforderlich ist. Zweitens analysiert sie das Narrativ auf der Basis der Dimensionen formaler pflegeberuflicher Handlungskompetenz. Dabei stützt sich Wittneben (1997) auf die von Krüger/Lersch (1993) zusammengestellten Dimensionen der allgemeinen Handlungskompetenz. Krüger/Lersch (1993, 105 ff.) unterscheiden die kognitive, die sprachlich-kommunikative und die soziale Dimension und entfalten diese jeweils in drei Entwicklungsstufen. Durch diese Analyse können Entwicklungsstand und Entwicklungserfordernisse von Auszubildenden in Hinblick auf diese Kompetenzdimensionen ermittelt werden. Umgekehrt können die Narrative aber auch Aspekte beinhalten, die in den theoretischen Kategorien nicht enthalten sind und diese ergänzen. Die Ergebnisse der Analysen, also das zu erwerbende Sachwissen und die zu fördernden Handlungskompetenzen, müßten dann beim Entwurf einer auf diesem Narrativ basierenden Unterrichtseinheit in die didaktischen Ziel- und Inhaltsentscheidungen einfließen, wobei das Narrativ den inneren Zusammenhalt der Unterrichtseinheit gewährleistet. Auf der Basis entsprechender Narrative könnten nach diesem Konzept auch Unterrichtseinheiten entwickelt werden, bei denen die Förderung sprachlich-kommunikativer oder sozialer Kompetenzen im Vordergrund steht.

Wittneben gelangt auf diese Weise zu Unterrichtseinheiten, die fächerintegrativ sind, auf den Erfahrungen der Auszubildenden in der Berufswirklichkeit basieren und sowohl berufsbezogenes als auch berufsübergreifendes Wissen und Können berücksichtigen. Die Anforderungen der Berufswirklichkeit werden dabei durch die Narrative der Auszubildenden aufgenommen. Im Unterricht ist dies ein sinnvolles Vorgehen, können doch auf dieser Basis die individuellen Bewältigungsstrategien der Auszubildenden erkannt und reflektiert werden. Einzuwenden ist aber, daß eine systematische Erfassung und Berücksichtigung der Anforderungen der Berufswirklichkeit dadurch nicht gewährleistet ist, da die Narrative lediglich die Perspektive der Auszubildenden auf die Berufswirklichkeit darstellen, andere Perspektiven, wie z. B. die Sichtweise von Patienten, werden nicht beachtet.

Als eine Methode zur Förderung der sprachlich-kommunikativen und sozialen Kompetenz schlägt Wittneben den Einsatz von Rollenspielen vor. Dabei nutzt sie ebenfalls das erziehungswissenschaftliche Kategoriensystem als Reflexionsfolie, um Defizite diagnostizieren und wünschenswertes Handeln entwerfen zu können. Da die verwendeten Kategorien relativ offen sind, so werden z. B. auf der maximalen Stufe der sozialen Handlungsfähigkeit die interaktionistischen Grundqualifikationen des Rollenhandelns, Empathiefähigkeit, Ambiguitätstoleranz, Identitätsdarstellung und Rollendistanz (vgl. Krappmann 1969), angestrebt, wird auf diese Weise ein lebhafter und vielfältiger Diskussions- und Reflexionsprozeß angestoßen. Allerdings wird das im Narrativ gezeigte Verhalten und die gewünschte Handlungsfähigkeit an einem von außen herangetragen Kategoriensystem gemessen, wodurch bestimmte Verhaltensweisen als unzureichend und andere als entwickelt gekennzeichnet werden. Dieser Reflexionsprozeß erfolgt unabhängig von den Motiven und Einstellungen der Auszubildenden und den realen Bedingungen der Situation, zumindest werden diese Perspektiven nicht systematisch einbezogen. Dies führt m. E. dazu, daß die zweifellos erworbenen Einsichten vermutlich eher äußerlich bleiben werden. Um hier handlungswirksame Veränderungen herbeizuführen, sind Reflexionen über die eigenen Einstellungen und Bedürfnisse sowie über die realen Bedingungen gezielt anzuleiten.

Ihr „offenes, fächerintegratives Curriculum" entwickelt Oelke (1991a, 108 ff.) auf der Basis von Befragungen von und Diskussionen mit Unterrichtsschwestern und -pflegern sowie einer Durchsicht relevanter pflegetheoretischer und pädagogischer Literatur. Sie gelangt so zu fünf Lernbereichen, die jeweils aus mehreren fächerintegrativen Lerneinheiten bestehen. Diese orientieren sich an erfahrenen und erfahrbaren Pflegesituationen (vgl. Oelke 1991a, 119 ff.). Indem in diesen Lerneinheiten die Beiträge unterschiedlicher Wissenschaften zu einem Themenbereich einfließen, erreicht Oelke eine Abkehr von der Fachsystematik der Wissenschaften. Daneben möchte Oelke durch die Lerneinheiten eine stärkere Ausrichtung des Unterrichts an der Ausbildungs- und Berufswirklichkeit von Auszubildenden bewirken. Dies gelingt ihr aber nur teilweise, denn bei den fächerintegrativen Lerneinheiten handelt es sich vor allem um eine mehrperspektivische Betrachtung pflegerischer Themenbereiche, die aber weniger an realen Problemen der Berufswirklichkeit orientiert sind. So werden z. B. in der Lerneinheit „Kommunikation, Interaktion und Gesprächsführung" (Oelke 1991b, 246 f.) Inhalte vorgesehen, wie „kommunikationstheoretische Grundlagen", „Kommunikation und Interaktion in der Helfer-Patient-Beziehung" und „Grundlagen der Gesprächsführung". Diese sollen an ausgewählten Gesprächssituationen, wie Informationsgespräch, Problemgespräch, Gespräch mit dem „schwierigen" Patienten und Aufnahmegespräch, bearbeitet werden. Die Berufswirklichkeit wird im wesentlichen durch die ausgewählten Gesprächssituationen repräsentiert. Unbestreitbar handelt es sich um wichtige Situationen, offen bleibt aber, was bei deren Bewältigung problematisch ist und ob damit tatsächlich auch die für die Beteiligten bedeutsamen Probleme in der Pflegekraft-Patienten-Kommunikation erfaßt werden. Dies ist zu bezweifeln, da sich Oelke bei der Erhebung beruflich relevanter Situationen und Qualifikationen in erster Linie auf die Aussagen von Unterrichtsschwestern und -pflegern stützt, d. h. es handelt sich um eine einseitige Perspektive aus lehrender Position. Die tatsächlichen Arbeitssituationen und die Perspektiven der unmittelbar an den Interaktionssituationen Beteiligten werden nicht einbezogen.

Auf der Ebene der Analyse und Planung von Unterricht sind in der pflegedidaktischen Literatur mehrere Veröffentlichungen von Unterrichtseinheiten zu finden, die sich speziell der Förderung der kommunikativen Kompetenz von Pflegekräften widmen (vgl. Schuster 1991; Bezner/Kley-Körner 1994; Bischoff-Wanner 1997). Exemplarisch werde ich im folgenden die Unterrichtseinheit „Kommunikation mit Patienten" vorstellen, die von der Krankenschwester und Diplompädagogin Bischoff-Wanner 1997 in der Reihe „Pflegedidaktik" veröffentlicht wurde.

Der Unterrichtsentwurf folgt in erster Linie dem wissenschaftsorientierten Prinzip. Ziele und Inhalte werden auf der Grundlage der humanistischen Kommunikationspsychologie und dem Modell der zwischenmenschlichen Kommunikation (vgl. Schulz von Thun 1988) entwickelt. So sollen die Auszubildenden u. a. *„an praktischen Beispielen und Übungen die vier Seiten einer Nachricht auseinanderhalten lernen"* oder *„aktives Zuhören üben"*. Bei der methodischen Umsetzung domininieren zwei Ansätze. Erstens sollen kommunikationstheoretische Begriffe und Zusammenhänge, wie die vier Seiten der Kommunikation, zunächst im Frontalunterricht veranschaulicht und anschließend z. B. durch Analyse von vorgegeben pflegerischen Gesprächssequenzen angewandt werden. Zweitens werden Werte aus dem Modell der klientenzentrierten Gesprächsführung bzw. der humanistischen Psychologie als wünschenswert gesetzt und mittels verschiedener Übungen trainiert. So sollen die Auszubildenden z. B. vorbereitete Äußerungen danach einschätzen, ob sie unangemessen, überzogen oder angemessen sind, wobei sich angemessene Äußerungen durch Achtung, Offenheit, Wärme, Rücksichtnahme und Klarheit auszeichnen (vgl. Bischoff-Wanner 1997, 37 f.). In einer anderen Übung sollen „Du"- und „Ich-Botschaften" formuliert werden, in einer weiteren sollen die Auszubildenden in vorgegebenen Patientenäußerungen Gefühle aufspüren, benennen und schließlich verbalisieren (vgl. Bischoff-Wanner 1997, 39 und 47 f.).

Gegen dieses Konzept lassen sich eine Reihe von Kritikpunkten vorbringen. So beschränkt sich Bischoff-Wanner auf nur eine Bezugstheorie, nämlich auf die humanistische Psychologie. Dadurch erhalten die Auszubildenden eine einseitige theoretische Sicht, was eine kritische Reflexion des darin enthaltenen normativen Anspruchs behindert. Außerdem erscheint kommunikative Kompetenz als Fähigkeit zur Anwendung des theoretischen Wissens in irgendeiner beruflichen Situation. Dabei wird nicht deutlich, welches die spezifischen, sich wiederholenden Probleme in der realen pflegerischen Kommunikation sind, jede Situation steht für sich und die Übertragung bzw. der Transfer der Erfahrungen und Erkenntnisse von einer Situation auf eine andere ist erschwert. Gegen ein Training interaktiven Idealverhaltens ist einzuwenden, daß es sowohl dem inneren Erleben und der Individualität der lernenden Person als auch der Verschiedenartigkeit und Komplexität von Situationen nicht gerecht wird. Die Lernenden sind zwar meistens in der Lage, das gewünschte Verhalten in Lernsituationen an den Tag zu legen, die Verhaltensänderungen sind aber nicht von Dauer und in der Echtsituation wird häufig wieder das alte Verhalten gezeigt (vgl. Schulz von Thun 1984, 40 f.). Dies gilt zumindest dann, wenn, wie im vorliegenden Unterrichtsentwurf, auf Selbstreflexion und Selbstklärung sowie auf Reflexion der situativen Bedingungen verzichtet wird. Im schlimmsten Fall führt dieses Konzept zu oberflächlicher Anpassung an die vorgegebenen Normen und zur Verleugnung des eigenen inneren Erlebens, der eigenen Wünsche und Bedürfnisse. Dies ist im übrigen für die in der pflegeberuflichen Sozialisation erworbenen Handlungsmuster nicht untypisch.

Bei rückblickender Betrachtung der dargestellten pflegedidaktischen Modelle und Konzepte kann vorläufig festgestellt werden, daß die Bestimmung von Zielen und Inhalten von diesen Ansätzen auf der Basis sehr unterschiedlicher Kriterien vorgenommen wird, nämlich aus der Perspektive der komplexen pflegerischen Handlungssituation in den Narrativen von Auszubildenden, durch die die pflegewissenschaftlichen Grundlagen und die formalen Dimensionen der Handlungsfähigkeit integriert werden (Wittneben), aus der Perspektive von Unterrichtsschwestern und -pflegern sowie unterschiedlicher pflegebezogener Wissenschaften (Oelke) und aus der Perspektive der humanistischen Psychologie (Bischoff-Wanner). Gemeinsam ist diesen Ansätzen bei aller Unterschiedlichkeit, daß sie die tatsächlichen Anforderungen der Berufswirklichkeit nicht oder nicht genügend berücksichtigen oder daß sie diese nur aus einer einseitigen Perspektive und nicht systematisch ermitteln. Die berufsspezifische Konkretisierung formaler Kompetenz und ihre Verankerung in beruflichen Kontexten ist aber die Voraussetzung dafür, daß die im Unterricht erworbenen Qualifikationen auch in beruflichen Handlungssituationen angewendet werden können (vgl. Dubs 1995; Reetz 1990, 26 ff.).

Desweiteren wird von den Konzepten sowohl bei der Strukturierung von Zielen und Inhalten als auch bei der Auswahl geeigneter Methoden die Frage vernachlässigt, welche individuellen Voraussetzungen gegeben sein müssen, um bestimmte kommunikative Handlungen generieren zu können, bzw. wie sich Lernende bestimmte Fähigkeiten wie kommunikative Kompetenz und bestimmtes Wissen aneignen. Werden diese Auswahlgesichtspunkte nicht beachtet, so bewirken die darauf basierenden Lehr-/Lernprozesse eher äußerlich bleibendes und nur schwer auf reale Handlungssituationen übertragbares Wissen. Dieses Phänomen wird in der Berufs- und Wirtschaftspädagogik als *„träge(s) Wissen"* (Mandl/Gruber/Renkl 1993, Einschub I. D.) bezeichnet. Stattdessen wird dort „Handlungswissen" gefordert, also Wissen darüber, welche Möglichkeiten zur Situationsbewältigung es gibt und unter welchen Bedingungen es zum Einsatz kommen kann. Zur Förderung dieses „Handlungswissens" wird in der Berufs- und Wirtschaftspädagogik das handlungsorientierte Lehren und Lernen favorisiert. Die Kriterien zur Auswahl von Inhalten und Methoden werden dabei in erster Linie aus den Erfordernissen der zugrundeliegenden lerntheoretischen Annahmen abgeleitet (vgl. Reetz 1996, 183). Von der Pflegedidaktik als der Fachdidaktik für eine bestimmte Fachrichtung soll nun die Aufmerksamkeit auf die Didaktik beruflichen Lernens im allgemeinen gelenkt werden. Dabei werde ich zunächst die theoretischen Überlegungen auf der Ebene der grundlegenden didaktischen Strukturmomente, die sich v. a. auf das Konzept der Handlungsorientierung richten, und anschließend ein Beispiel auf der Ebene der konkreten Analyse und Planung von Unterricht, einen Curriculum-Baustein „Kommunikation", analysieren.

Obwohl die Anforderungen an die kommunikative Kompetenz in anderen Berufen qualitativ und quantitativ anders sind, werden grundsätzlich auch hier kommunikative und soziale Kompetenzen als wesentliche Elemente umfassender beruflicher Handlungsfähigkeit angesehen (vgl. Damm-Rüger/Stiegler 1996; Seyfried 1995). Dies wird z. B. in Berufen mit Kundenkontakt mit dem Ziel verstärkter Kundenorientierung im kaufmännischen Bereich (vgl. Euler 1997; van Buer 1994) oder im Hotel- und Gaststättengewerbe hervorgehoben, aber auch in industriellen Berufen, in denen durch die Veränderung der Arbeitsorganisation im Sinne der „Lean Production" neue Formen der Zusammenarbeit erforderlich werden (vgl. Lehmkuhl 1994; Markert 1997). Kommunikative und soziale Kompetenzen werden in der Berufs- und Wirtschaftspädagogik häufig nicht separat, sondern als Bestandteil umfassender (beruflicher) Handlungskompetenz betrachtet. Dieses Konstrukt wird theoretisch unterschiedlich konzeptionalisiert. So spricht z. B. Bader (1989; 1990) von Fach-, Sozial- und Humankompetenz, Reetz (1989; 1990) unterscheidet persönlich-charakterliche Grundfähigkeiten, leistungs-tätigkeits-aufgabengerichtete Fähigkeiten und sozialgerichtete Fähigkeiten. Angestrebt wird dabei die Fähigkeit des Auszubildenden, in verschiedenen (beruflichen) Situationen jeweils situationsgerechte Handlungen entwerfen zu können. Diese Fähigkeiten werden daher nicht in Bezug zu normierten Situationen, sondern persönlichkeitsbezogen definiert. Dementsprechend muß auch die Förderung der beruflichen Handlungsfähigkeit verstärkt die persönliche Entwicklung des Auszubildenden in den Blick nehmen. Methodisch werden daher handlungsorientierte Lehr-/Lernformen präferiert (vgl. Laur-Ernst 1990; Pätzold 1992; Arnold/Müller 1993; Ebner/Czycholl 1995; Seyd 1995). Die theoretische Begründung des Handlungsbegriffs ist vielfältig (vgl. Rebmann/Tenfelde/ Uhe 1997, 169 f.), gemeinsam ist diesen Begründungen aber die Annahme, daß sich Denken, Wissen und Können in der handelnden und wahrnehmenden Auseinandersetzung mit der Umwelt entwickeln und sich umgekehrt wieder im praktischen Handeln und in der denkenden Wahrnehmung und Bewältigung der Umwelt zu beweisen haben. Konkret erfordert die handlungsorientierte Gestaltung von Lehr-/Lernprozessen in der Berufsausbildung in der Schule die Integration praktischer Arbeitserfahrungen und in der betrieblichen Ausbildung die Anreicherung der Arbeitsplätze mit Lernmöglichkeiten (vgl. Reetz 1991, 271 ff.). Besondere Aufmerksamkeit wird dabei der Gestaltung von *„komplexen Lehr-/Lernarrangements"* gewidmet. Dubs (1996b) versteht darunter *„wirklichkeitsnahe Problemstellungen (...), die von verschiedenen Gesichtspunkten her beleuchtet werden können, zur Erarbeitung von strukturiertem Wissen geeignet sind und Transfermöglichkeiten eröffnen"*. Im Zusammenhang mit dem Bemühen um Handlungsorientierung ist auch die Entscheidung der Kultusministerkonferenz (vgl. Sekretariat der KMK 1996) zu sehen, wonach künftig didaktisch reflektierte (berufliche) Handlungsfelder als Lernfelder Gestaltungsgrundlage für Rahmenlehrpläne sein sollen (vgl. Bader/Schäfer 1998).

Handlungsorientierung scheint die Methode der Wahl zu sein, um so unterschiedliche Kompetenzen zu fördern, wie Fachkompetenz als die Fähigkeit und Bereitschaft, eher sachbezogene Aufgabenstellungen selbständig, fachlich richtig und methodengeleitet zu bearbeiten sowie das Ergebnis zu beurteilen, und Sozialkompetenz als die Fähigkeit und Bereitschaft, sich mit anderen Menschen rational und verantwortungsbewußt auseinanderzusetzen und zu verständigen (vgl. Bader 1989, 75). Meiner Ansicht nach werden hier die Wirkungen handlungsorientierter Lehr-/Lernprozeßgestaltung häufig überschätzt bzw. die Lernerfordernisse der einzelnen Kompetenzbereiche werden nicht genügend differenziert. Unabhängig davon, welche theoretische Perspektive dem Handlungs-begriff zugrunde gelegt wird, so richtet sich das handlungsorientierte Lehren und Lernen auf den Erwerb von Sach- und vor allem von Handlungswissen (vgl. Reetz 1996, 176 f.). Letzterem lassen sich zum einen das prozedurale Handlungswissen, das Wissen darüber, mit welchen Strategien bestimmte Situationen bewältigt werden können, und zum anderen das konditionale Wissen, die Fähigkeit zur Wahrnehmung und lösungsgerechten Interpretation beruflicher Poblemsituationen, zurechnen. Wenn Sach- und Handlungswissen vorhanden sind, so wird angenommen, sind die Auszubildenden in der Lage, berufliche Situationen adäquat zu bewältigen. Dies gilt auch für die Bewältigung sozialer Situationen, voraussetzend dafür sind z. B. Konfliktlösungsstrategien (vgl. Reetz 1996, 177). Die Erwartung, daß bei Vorliegen entsprechenden Wissens auch eine adäquate Handlung generiert wird, mag m. E. am ehesten noch bei sachbezogenen Aufgaben zutreffen, nicht aber bei der Bewältigung sozialer Situationen. Soziales und kommunikatives Handeln wird nämlich mehr noch als die Lösung sachbezogener Probleme von häufig nicht bewußten Wertentscheidungen, Bedeutungszuschreibungen, Gefühlen und persönlichen Bedürfnissen beeinflußt, welche wiederum durch die biographischen Erfahrungen einer Person geprägt sind. Um soziale Kompetenzen zu befördern, müßte ein Lernprozeß initiiert werden, bei dem eben diese Gefühle und kognitiven Vorstellungen zunächst herausgearbeitet und reflektiert werden. Erst nach deren Bewußtwerdung und Reflexion kann meiner Ansicht nach das Sach- und Handlungswissen überhaupt wirksam werden. Um einen solchen Lernprozeß zu gestalten, reicht aber das dem handlungsorientierten Lernen zugrundeliegende Persönlichkeitsmodell nicht aus, da es insbesondere den Einfluß von lebensgeschichtlich gewachsenen und nicht bewußten Wertorientierungen, Bedürfnissen und Bedeutungszuschreibungen sowie den Zusammenhang von Emotionen und Kognitionen zu wenig berücksichtigt. Mit diesem Einwand soll die Bedeutung handlungsorientierter Lehr-/Lernprozeßgestaltung nicht geschmälert werden, allerdings soll auf die Grenzen dieser Methode aufmerksam gemacht werden. Daß sie in der Berufs- und Wirtschaftspädagogik so starke Resonanz gefunden hat, läßt sich m. E. nicht zuletzt darauf zurückführen, daß in einer Vielzahl der Berufe traditionellerweise sachbezogene Aufgaben im Vordergrund stehen und daß sich dort handlungsorientiertes Lernen besonders anbietet.

Eine interessante Umsetzung des handlungsorientierten Konzepts auf Lehrplan-Ebene, also auf der Ebene der Planung und Analyse von Unterricht, stellt der Lehrplan-Baustein „Kommunikation" dar, der vom Ministerium für Bildung, Wissenschaft, Forschung und Kultur (MfBWFK) des Landes Schleswig-Holstein (1997) herausgegeben wurde. Da sich hieran außerdem Fragen der Auswahl und Strukturierung von Zielen und Inhalten diskutieren lassen, wird dieser im folgenden vorgestellt und reflektiert.

Der Lehrplan-Baustein „Kommunikation" gilt für alle Ausbildungsberufe und damit auch für die sogenannten Helferinnen-Berufe, wie Arzthelferin und Zahnarzthelferin, und muß daher notwendigerweise sehr abstrakt und allgemein bleiben. Die Struktur des Lehrplan-Bausteins wird durch sechs verschiedene „Handlungslernfelder" bestimmt, z. B. „Produktion und Analyse komplexer Denkstrukturen", „Wahrnehmung und Reaktion", „Präsentation", „Teamarbeit" usw. Die verschiedenen Handlungslernfelder sind als fakultative Module zu verstehen, wobei Auswahl und zeitliche Abfolge von Handlungslernfeldern an Vorbildung und Beruf ausgerichtet werden sollen. Im Handlungslernfeld „Wahrnehmung und Reaktion" wird das „Kunden-, Klienten- bzw. Patientengespräch" explizit aufgenommen. Mit diesem Handlungslernfeld werden die Ziele verfolgt, daß die Schülerinnen und Schüler die Notwendigkeit einer sachgerechten und durchdachten Auseinandersetzung in beruflichen, privaten und gesellschaftlichen Bereichen erkennen und angemessen auf Kommunikationssituationen und -partner reagieren können. Außerdem sollen sie die Bereitschaft entwickeln, sich mit z. T. unbewußten Einstellungen auseinanderzusetzen und dadurch z. B. Konflikte wahrzunehmen, zu formulieren und auszutragen anstatt zu verdrängen (vgl. MfBWFK 1997, 13). Als Inhalte werden in Hinblick auf grundlegende Vorgänge bei der Kommunikation z. B. die Themen Selbstwahrnehmung – Fremdwahrnehmung, eigene Stärken und Grenzen erkennen, Vorurteile erkennen und abbauen oder in Hinblick auf das Kunden-, Klienten- bzw. Patientengespräch z. B. das Thema sachgerechte und durchdachte Auseinandersetzung und in Hinblick auf Kommunikationsstörungen z. B. die Themen Vorurteile beim Gegenüber wahrnehmen und aushalten und Konflikte wahrnehmen, formulieren und austragen vorgeschlagen (vgl. MfBWFK 1997, 14 f.). Die Umsetzung des Konzepts im Unterricht soll durch die „Orientierung an Unterrichtssituationen" geleistet werden. Dabei sollen im fachbezogenen Unterricht entstandene problematische Kommunikationssituationen aufgegriffen und aufgearbeitet werden. Bei diesen Kommunikationssituationen könnte es sich nach Auffassung der Autoren z. B. um auftretende Mißverständnisse zwischen Lehrkräften und Schülern, fehlende Bereitschaft zur Teilnahme an Teamarbeit oder zur Präsentation von Ergebnissen der Gruppenarbeit und fehlende Sachlichkeit in Diskussionen handeln (vgl. MfBWFK 1997, 7).

Zusammenfassend kann festgehalten werden, daß die Ziele im Lehrplan-Baustein „Kommunikation" weitgehend formal beschrieben werden, d. h. sie werden weder im Kontext der Berufswirklichkeit noch in kommunikationstheoretischen oder berufswissenschaftlichen Erkenntnissen und Normen verankert. Bei den aufgeführten Inhalten handelt es sich eher um untergeordnete Ziele denn um Inhalte, außerdem wird die Verbindung dieser „Inhalte" zu bestimmten Wissensgebieten oder theoretischen Konzepten nicht geklärt. Dubs (1996a, 43) kennzeichnet ein solches Vorgehen als *„Rückfall in die überholte formale Bildungstheorie"*. Zumindest legt der Lehrplan eine solche formale Perspektive nahe, auch wenn die berufs- und situationsspezifische Konkretisierung wahrscheinlich von den Lehrkräften erwartet wird. Bleibt die Verankerung der Ziele und Inhalte im beruflichen Kontext aus, ist die Transferfähigkeit der erworbenen Qualifikationen auf berufliche Handlungssituationen nicht gewährleistet. Schließlich ist auch die Empfehlung, daß sich kommunikationsfördernder Unterricht an konflikthaften Unterrichtssituationen entzünden solle, kritisch zu betrachten. Die Autoren übersehen dabei, daß Unterrichtssituationen typischen Bedingungen unterliegen, die in beruflichen Situationen nicht gegeben sind und daß dies ebenfalls die Übertragung von Fähigkeiten behindert. Das Vorgehen ist gleichwohl sinnvoll, bedarf aber der Ergänzung durch die Förderung berufsspezifischer Kommunikationsfähigkeit.

Schließlich soll ein Blick auf Konzepte der allgemeinen Pädagogik bzw. Didaktik geworfen werden. Die in den 70er Jahren verstärkt diskutierte „kritisch-kommunikative Didaktik" (vgl. Schäfer/Schaller 1971; Popp 1976, Schaller 1978, Winkel 1987, 1988a) stützt sich auf die Persönlichkeitstheorie des symbolischen Interaktionismus und das von Habermas (1971) entfaltete Konzept der kommunikativen Kompetenz. Sie will kommunikative Kompetenz fördern, indem die pädagogische Kommunikation an der Maßgabe des „kommunikativen Handelns" ausgerichtet, d. h. die unterrichtliche Interaktion in einer Weise gestaltet wird, daß sowohl Lehrer als auch Auszubildende ihre Erwartungen einbringen und sich an unterrichtsbezogenen Entscheidungen beteiligen können. Aus dieser theoretischen Perspektive lassen sich wichtige Impulse für die Beziehungsgestaltung gewinnen, allerdings läßt sich auch gegen das zugrundeliegende Persönlichkeitsmodell des Symbolischen Interaktionismus einwenden, daß es die lebensgeschichtlich gewachsene innerpsychische Verarbeitung nicht genügend konzeptualisiert und daher keine Ansatzpunkte für diesbezügliche Lernprozesse liefert (s. hierzu ausführlicher Teil III Bestimmungselement „Persönlichkeitstheoretische Grundlage").

Miller (1998) entwickelt eine „Beziehungsdidaktik". Zur theoretischen Begründung seines Konzepts zieht er Grundgedanken des Konstruktivismus und der Systemtheorie heran (vgl. Miller 1998, 51 ff.). Im weiteren Verlauf des Buches werden aber außerdem implizit und explizit weitere theoretische Ansätze aufgegriffen, um Phänomene der menschlichen Beziehung zu erhellen. Im letzten Kapitel stellt Miller (1998, 163 ff.) eine Vielzahl methodischer Ansatzpunkte vor, die auf unterschiedliche lerntheoretischen Modellen basieren und zur Förderung des Beziehungslernens eingesetzt werden können, wie z. B. Themenzentrierte Interaktion, Transaktionsanalyse, Neurolinguistisches Programmieren und Gesprächstraining. M. E. informiert das Buch über viele interessante Aspekte des Beziehungslernens, eine systematische Verknüpfung dieser Aspekte zu einem verbindenden Rahmen gelingt aber nicht.

Außerdem finden sich in der allgemeinen Pädagogik verschiedene methodische Ansätze. In dem von Klippert (1998) vorgelegten „Kommunikationstraining" sollen mittels bestimmter Übungen zunächst richtungsweisende Kommunikationsregeln erarbeitet und anschließend mit weiteren Übungen trainiert werden (Klippert 1998, 43). Da auf Selbsreflexion und Selbstklärung im wesentlichen verzichtet wird, läßt sich das Konzept einem verhaltensorientierten Ansatz zuordnen, wenngleich auch einige Elemente der humanistischen Psychologie aufgenommen werden. Andere Ansätze lassen sich primär auf die theoretischen Grundlagen der humanistischen Psychologie und der Psychoanalyse zurückführen, wie z. B. Themenzentrierte Interaktion (vgl. Cohn 1975), das erfahrungsbezogene Lernen (vgl. Scheller 1981) und das Konzept der Interaktionsspiele (vgl. Pädagogik 1998; Gudjons 1995a; 1995d). Diese Ansätze liefern, wie ich später noch ausführen werde, wichtige methodische Leitlinien für die Förderung der kommunikativen Kompetenz. Sie sind aber in ein fachdidaktisches Gesamtkonzept, von dem aus Ziele, Inhalte und Methoden begründet werden können, zu überführen.

Bei resümierender Betrachtung der referierten didaktischen Konzepte können daran folgende Kritikpunkte festgehalten und Anforderungen an ein tragfähigeres didaktisches Konzept formuliert werden:

Erstens versäumen es die meisten Konzepte, das formale Ziel der „kommunikativen Kompetenz" inhaltlich im beruflichen Kontext zu verankern. Bei der Bestimmung von Zielen und Inhalten berücksichtigen sie nicht genügend die Anforderungen, die sich tatsächlich in der beruflichen Praxis stellen. Dies erschwert den Transfer der erworbenen Qualifikationen auf berufliche Handlungssituationen. Um die Transferfähigkeit zu erhöhen, sollten die Qualifikationen an denjenigen Problemen und Situationen erworben werden, die in der realen beruflichen Kommunikation bewältigt werden müssen. Diese sollten jedoch nicht zu eng und zu situationsspezifisch gefaßt werden, sondern es sollte sich um typische, sich wiederholende Probleme und Situationen handeln, weil sonst auch hier das Transferproblem gegeben wäre. Bei der Entwicklung eines fachdidaktischen Konzepts zur Förderung der kommunikativen Kompetenz stellt sich daher zunächst die Aufgabe, solche typischen Probleme und Situationen der Berufswirklichkeit zu ermitteln.

Zweitens werden bei der Bestimmung von Zielen und Inhalten normative Fragen zuwenig thematisiert. Soziales und kommunikatives Handeln ist im Unterschied zu z. B. technischen Handlungen stets normengeleitet. Ziele zur kommunikativen Kompetenz beinhalten daher immer bestimmte normative Implikationen, welche aber von den Autoren meistens nicht offengelegt werden. Diese normativen Konzepte müßten transparent gemacht und begründet werden. Außerdem müßten sie auch Gegenstand des Unterrichts sein, damit Auszubildende eigene und fremde Normen reflektieren, einen eigenen begründeten normativen Standpunkt entwickeln und normengeleitet handeln können.

Drittens berücksichtigen v. a. die pflegedidaktischen Konzepte bei der methodischen Umsetzung zuwenig die lern- und persönlichkeitstheoretischen Voraussetzungen für den Erwerb der pflegeberuflichen Handlungsfähigkeit und damit auch der kommunikativen Kompetenz. Die Berufs- und Wirtschaftspädagogik stützt sich hier vor allem auf das Konzept des handlungsorientierten Lernens. An diesem Konzept wurde bemängelt, daß ihm ein Persönlichkeitsmodell zugrundeliegt, welches nicht in der Lage ist, der Komplexität der psychischen Verarbeitung bei der Kommunikation gerecht zu werden. Insbesondere die subjektiven kognitiven und emotionalen, häufig nicht bewußten Ansprüche werden nicht in angemessener Weise konzeptualisiert. Um die Bedingungen für den Erwerb der kommunikativen Kompetenz bestimmen zu können, ist ein Persönlichkeitsmodell heranzuziehen, welches verstehen hilft, wie die Ansprüche der Realität und die inneren Ansprüche des Subjekts bei der psychischen Verarbeitung integriert werden.

Die vorliegende Arbeit hat es sich zur Aufgabe gemacht, ein didaktisches Konzept für die Krankenpflegeausbildung zu entwickeln, mit dem die Auszubildenden dazu befähigt werden können, kommunikationsbezogene Situationen so zu bewältigen, daß sie sowohl der Situation und den Patienten als auch ihrem eigenen inneren Erleben gerecht werden. Aus den genannten Kritikpunkten lassen sich die erforderlichen Schritte hierfür bestimmen. Die zu entwickelnde didaktische Konzeption wird sich auf die folgenden drei Bezugspunkte bzw. Bestimmungselemente[5] stützen.

- Bestimmungselement „Pflegewirklichkeit"
- Bestimmungselement „Pflegetheoretische Normen"
- Bestimmungslement „Persönlichkeitstheoretische Grundlagen"

Diese werden in der vorliegenden Arbeit folgendermaßen aufbereitet.

In Teil I wird das Bestimmungselement „Pflegewirklichkeit" bearbeitet. Hier werden im Anschluß an den situationsorientierten Ansatz (vgl. Robinsohn 1969) und das Konzept der „Schlüsselprobleme" (vgl. Klafki 1993, 43 ff.) typische pflegerische Kommunikationssituationen und -probleme identifiziert, die von den Pflegekräften bewältigt werden müssen. Zur Ermittlung der Schlüsselprobleme wird eine empirische Untersuchung durchgeführt, mit der die zentralen Strukturen der Pflegekraft-Patienten-Interaktion erforscht werden. Die Untersuchung orientiert sich am qualitativ-heuristischen Forschungsansatz (vgl. Kleining 1994; 1995), die Datenerhebung erfolgt v. a. durch halbstrukturierte Interviews sowohl mit Pflegekräften als auch mit Patienten und durch Tonbandaufnahmen von Gesprächen zwischen Pflegekräften und Patienten. Aus den Ergebnissen dieser Untersuchung werden zentrale Anforderungen an die kommunikative Kompetenz von Pflegekräften bzw. Schlüsselprobleme abgeleitet. Die aufgefundenen Schlüsselprobleme stellen eine berufsspezifische Konkretisierung des formalen Ziels der kommunikativen Kompetenz dar. An ihnen müssen die Fähigkeiten im Unterricht erworben werden, wenn sie auf reale Kommunikationssituationen anwendbar sein sollen.

In Teil II wird das Bestimmungselement „Pflegetheoretische Normen" entfaltet. Von der Pflegetheorie wurden zahlreiche Konzepte hervorgebracht, die Sollensvorstellungen dazu beinhalten, wie die in Teil I ermittelten problematischen Kommunikationssituationen gestaltet werden sollen. Vier dieser normativen

---

[5] Dieser Begriff ist eine Abwandlung des von Wittneben (1992) verwendeten Begriffs des „Bestim-mungsstücks". Die Änderung hat v. a. ästhetische Gründe.

Konzepte werden vorgestellt und diskutiert. Auf der Basis dieser Diskussion wird die Zielvorstellung der kommunikativen Kompetenz weiter konkretisiert: Auszubildende sollen die zuvor identifizierten Situationen in verständigungsorientierter und demokratischer Weise bewältigen können. Die normativen Konzepte bilden in der didaktischen Konzeption außerdem die inhaltliche Grundlage, auf der die normativen Vorstellungen der Auszubildenden reflektiert werden können.

Teil III widmet sich der Aufgabe, das Bestimmungselement „Persönlichkeitstheoretische Grundlage" aufzubereiten. Dieses wird Anhaltspunkte dafür aufzeigen, wie die Auszubildenden die Fähigkeit zur Bewältigung der ermittelten Problemsituationen unter Verfolgung eines verständigungsorientierten Standpunktes erlernen können. Die Persönlichkeitstheorie soll in der Lage sein, die komplexe psychische Verarbeitung der inneren Ansprüche und der Ansprüche der Realität adäquat zu fassen. Diese Anforderungen werden am ehesten von einer tiefenpsychologischen Theorie erfüllt, da diese im Unterschied z. B. zur kognitiven Handlungstheorie auch die inneren nicht bewußten Ansprüche von Individuen erfassen hilft. In Teil III werden die wichtigsten Grundgedanken der Psychoanalyse dargestellt, auf dieser Basis werden Kriterien und Voraussetzungen für die „gelungene" Bewältigung von beruflichen Kommunikationssituationen bzw. Ursachen für Kommunikationsstörungen sowie Bedingungen für den Erwerb der Voraussetzungen bestimmt.

In Teil IV werden die drei Bestimmungselemente zu einem situationsorientierten und erfahrungsbezogenen pflegedidaktischen Konzept zur Förderung der kommunikativen Kompetenz zusammengeführt. In diesem Teil werden Ziele und Inhalte ausgeführt und Ansatzpunkte für die Beziehungsgestaltung sowie die methodische Vorgehensweise beschrieben. Mit den drei Bestimmungselementen integriert das pflegedidaktische Konzept unterschiedliche Wissenschafts- und Praxisbereiche unter einer spezifischen fachdidaktischen Fragestellung (vgl. Meyer/Plöger 1994). Dies ist die besondere Schwierigkeit und zugleich die besondere Leistung der vorliegenden Arbeit.

Im Teil V Schlußbetrachtung und Ausblick werden die Schritte zur Konzeptentwicklung sowie die verwendeten theoretischen Begriffe zusammenfassend nachgezeichnet und in einen grundlegenden pflegedidaktischen Rahmen gestellt. Desweiteren werden Forschungsdesiderate benannt.

Die Ausführungen in dieser Arbeit konzentrieren sich auf die schulische Ausbildung. Da fast jede pflegebezogene Handlungskompetenz kommunikative Komponenten hat, ist das Konzept notwendigerweise als Grundlage für die gesamte schulische Ausbildung angelegt und nicht einzelnen Unterrichtseinheiten vorbehalten. Es wird aber exemplarisch am Thema „Kommunikation mit Patienten" entfaltet, die Kommunikation mit Angehörigen, anderen Pflegekräften oder anderen Berufsgruppen wird aus Gründen der Komplexitätsreduktion nicht berücksichtigt. Dabei widmet sich die Arbeit in erster Linie der verbalen Kommunikation, allerdings lassen sich verbale und nonverbale Kommunikation in der Pflege nicht immer voneinander trennen. So hat Wittneben (1991, 52) darauf hingewiesen, daß die Pflege nicht nur eine „Face-to-face"-Tätigkeit, sondern auch eine „Body-to-body"-Tätigkeit ist. In der Pflegerealität fließen beide Tätigkeits- bzw. Kommunikationsformen zusammen, was sich auch in den Untersuchungsergebnissen zeigt.

Das pflegedidaktische Konzept wird in dieser Arbeit am Beispiel der Krankenpflegeausbildung entworfen. Die Prinzipien des Konzepts und die Herangehensweise haben aber Gültigkeit für das gesamte Berufsfeld Pflege und sind somit auch übertragbar auf eine integrierte Ausbildung der bisher getrennten Ausbildungsgänge für die Kranken-, Kinderkranken- und Altenpflege.

Manche Theoretiker nehmen eine Differenzierung der Begriffe „Kommunikation" und „Interaktion" vor (z. B. Habermas 1971 oder Watzlawick 1969). In dieser Arbeit werden die Begriffe jedoch austauschbar verwandt, da die Ab-grenzung z. T. unterschiedlich und nicht eindeutig ist und sich diese Trennung in der Wirklichkeit der Kommunikation/Interaktion nicht wiederfinden läßt. Gleiches gilt auch für die Unterscheidung von „kommunikativer" und „sozialer Kompetenz". Zwar ist hier ebenfalls eine analytische Trennung möglich (vgl. Krüger/Lersch 1993, 105 ff.), da aber Kommunikation, zumindest in der Form der interpersonalen Kommunikation, nicht ohne die Gestaltung sozialer Bezie-hungen möglich ist und umgekehrt, werden kommunikative und soziale Kompe-tenz als zusammengehörig betrachtet.

Als übergreifende normative erziehungswissenschaftliche Orientierung schließe ich mich dem von Klafki bestimmten Bildungsbegriff an. Klafki (1993, 52) definiert *„Bildung als Zusammenhang von drei Grundfähigkeiten"*, nämlich Selbstbestimmungs-, Mitbestimmungs- und Solidaritätsfähigkeit. Das in dieser Arbeit entwickelte didaktische Konzept soll dazu beitragen, daß Auszubildende diesen anspruchsvollen Zielen näher kommen können.

I Bestimmungselement „Pflegewirklichkeit"

Dieser Teil der Arbeit macht es sich zur Aufgabe, die Situationen zu ermitteln, die in der pflegeberuflichen Praxis von den Pflegekräften kommunikativ zu bewältigen sind. An diesen Situationen müssen in der schulischen Ausbildung die Kompetenzen erworben werden, wenn sie auf reale berufliche Handlungssituationen übertragbar sein sollen. Die Ermittlung von beruflichen Situationen erfolgt vor dem Hintergrund des von Robinsohn 1969 in die curriculumtheoretische Diskussion eingebrachten sogenannten situationsorientierten Ansatzes. Er definierte Erziehung als *„Ausstattung zur Bewältigung von Lebenssituationen"*. Aufgabe der Curriculumforschung ist es nach seiner Auffassung, mittels objektivierter Methoden *„(Lebens-)Situationen"*, die in ihnen geforderten *„Funktionen"* sowie die zu ihrer Bewältigung erforderlichen *„Qualifikationen"* und schließlich *„Bildungsinhalte und Gegenstände, durch welche die Qualifizierung bewirkt werden soll"*, zu identifizieren (Robinsohn 1969, 45). Um eine zu starke instrumentelle Ausrichtung der Anforderungen zu vermeiden und um die Transferfähigkeit der in einer Situation zu erwerbenden Qualifikationen zu gewährleisten, sollten diese aber nicht zu eng und zu situationsspezifisch gefaßt werden (vgl. Reetz 1989, 27). Es sollten daher solche Aufgaben und Probleme identifiziert werden, die typisch sind und die in zentralen Strukturen der Pflegekraft-Patienten-Kommunikation wurzeln. Diese zentralen Probleme möchte ich in Anlehnung an Klafki (1993, 43 ff.) als „Schlüsselprobleme" bezeichnen (vgl. hierzu für die Pflege Wittneben 1993b, 79).

Wie gelingt nun die Ermittlung von „Schlüsselproblemen" der Pflegekraft-Patienten-Kommunikation? In der Berufs- und Wirtschaftspädagogik folgen die qualifikationsanalytischen Untersuchungen in den meisten Fällen einem empirisch-analytischen Wissenschaftsverständnis. Typische Erhebungsmethoden sind Experten- und Abnehmerbefragungen, Arbeitsplatzanalysen und Sachverständigenberatungen (vgl. Pampus/Benner 1988). M. E. sind bei der Erforschung von sozialen Schlüsselproblemen zwei Aspekte auseinanderzuhalten, nämlich erstens die realen Herausforderungen und Probleme der Berufspraxis und zweitens normative Vorstellungen dazu, wie die Praxis bewältigt werden soll. Diese Differenzierung läßt sich theoretisch mit den von Habermas (1988, I, 447 ff.) herausgearbeiteten Wissenstypen begründen. Demnach lassen sich den realen Bedingungen und Problemen das empirisch-theoretische Wissen und den normativen Vorstellungen das moralisch-praktische Wissen zuordnen. Die Erforschung von „Schlüsselproblemen" muß sich zunächst auf die Ermittlung empirisch-theoretischen Wissens über pflegerische Kommunikationssituationen richten. Dieses stellt die Existenz von Sachverhalten in der Welt fest und impliziert auch technisch und strategisch verwertbares Wissen. Empirisch-theoretisches Wissen über pflegerische Kommunikationssituationen ist Wissen über Tatsachen, Zusammenhänge, Strukturen usw. zur Kommunikation zwischen Pflegekräften und Patienten. Dazu zählt auch das Wissen über die Einstellungen, Erwartungen und gefühlsmäßige Lage der an der Interaktion beteiligten Personen. Dies ist gerade in der Pflege besonders wichtig, weil das Bedürfnis des Patienten ein Ausgangspunkt für die Planung von Pflegehandlungen ist (vgl. Grypdonck 1997). Forschung zur Ermittlung von „Schlüsselproblemen" muß darauf abzielen, typische problemhafte Kommunikationssituationen zu identifizieren und zwar so, wie sie sich in der Realität tatsächlich stellen. Eine solche gegenstandsnahe Erfassung der Realität erfordert, wie ich in den folgenden Kapiteln noch ausführlich begründen werde, ein Forschungsverfahren, welches sich dem qualitativ-explorativen Wissenschaftsverständnis zuordnen läßt. In einem zweiten Schritt stellt sich die Frage nach normativen Konzepten. Dieser Frage wird in Teil II der Arbeit nachgegangen.

Die Pflegewissenschaft hat v. a. im englischsprachigen Raum bereits eine Vielzahl von Erkenntnissen zur Wirklichkeit der Kommunikation zwischen Pflegekräften und Patienten hervorgebracht. Im ersten Kapitel werden diese Forschungsergebnisse zunächst dargestellt. Die Untersuchungen basieren auf unterschiedlichen wissenschaftstheoretischen Zugängen. Hier sollen drei Positionen auseinandergehalten werden, nämlich erstens empirisch-analytische, zweitens qualitativ-hermeneutische und drittens qualitativ-explorative Verfahren. Ich bin der Auffassung, daß die unterschiedlichen wissenschaftstheoretischen Positionen einander nicht ausschließen, sondern sich ergänzen und sich die Entscheidung für ein Verfahren nach der Absicht zu richten hat, die mit der Untersuchung verfolgt wird. Da die vorhandenen Untersuchungen keine geeignete Grundlage für die Ermittlung von „Schlüsselproblemen" der Pflegekraft-Patienten-Kommunikation darstellen, widmen sich die weiteren Kapitel der Darstellung einer eigenen empirischen Untersuchung. Das wissenschaftstheoretische Verständnis und der Forschungsansatz der Untersuchung werden in Kapitel 2 begründet und dargestellt. In Kapitel 3 werden Planung und Durchführung der Untersuchung beschrieben, z. B. hinsichtlich der Methoden der Datenerhebung, der Samplezusammenstellung und der Datenauswertung. Die Ergebnisse der Studie, also die ermittelten Merkmale pflegerischer Kommunikation und die problematischen Kommunikationssituationen, werden in Kapitel 4 dargestellt. Im 5. Kapitel werden die Ergebnisse zusammengefaßt, außerdem wird auf der Basis der Ergebnisse die Bestimmung von „Schlüsselproblemen" vorgenommen. In Kapitel 6 werden die Ergebnisse vor dem Hintergrund des im ersten Kapitel dargestellten Forschungsstandes diskutiert. Aus den Erkenntnissen werden im 7. Kapitel Konsequenzen für die Pflegepraxis gezogen.

1. Forschungsstand zur Pflegepersonal-Patienten-Kommunikation

An dieser Stelle sollen die vorliegenden Forschungsergebnisse zur Pflegekraft-Patienten-Kommunikation nicht in ihrer Gesamtheit dargestellt werden, beabsichtigt ist lediglich ein Überblick über die wichtigsten Stoßrichtungen dieses Forschungsbereiches, über die zugrundeliegenden wissenschaftstheoretischen Orientierungen, die verwendeten Forschungsmethoden und die zentralen Ergebnisse. Dies soll an ausgewählten Beispielen veranschaulicht werden.

Die folgende Darstellung konzentriert sich auf empirische Forschungen aus dem deutschsprachigen Raum und aus Großbritannien.[6] Grundlage für die Strukturierung der Übersicht über den Forschungsstand zur Pflegekraft-Patienten-Kommunikation bildet die jeweils zugrundeliegende wissenschaftstheoretische Orientierung. Dabei werden drei Arten von wissenschaftstheoretischen Positionen voneinander abgehoben, nämlich

- die empirisch-analytische,

---

[6] Macleod Clark (1983, 26) vertritt die Auffassung, daß die Kommunikation stark durch kulturelle Unterschiede geprägt sein dürfte. Sie beschränkt ihre Literaturübersicht zur Pflegekraft-Patienten-Interaktion daher auf Studien, die in Großbritannien durchgeführt wurden. Wenngleich auch in dieser Arbeit von erheblichen kulturellen Unterschieden ausgegangen wird, so werden dennoch auch Studien aus anderen Ländern und Kontinenten herangezogen, um ggf. die hierin aufgeworfenen Perspektiven auch für die Forschung in unserem Kulturkreis aufgreifen zu können. Darüber hinaus weichen die Ergebnisse nach Einschätzung der Forscherin nicht oder fast nicht von einheimische Verhältnissen ab.

- die qualitativ-hermeneutische und
- die qualitativ-explorative Position.[7]

1.1 Pflegekraft-Patienten-Kommunikation in der empirisch-analytischen Forschung

Unter empirisch-analytischer Forschung werden hier solche Verfahren verstanden, bei denen zu Beginn Hypothesen über den Gegenstandsbereich aufgestellt werden, die mittels quantitativer Auswertung standardisierter Befragungen oder kategorialer Beobachtung bestätigt oder falsifiziert werden. Der Großteil der Forschung zur Pflegekraft-Patienten-Interaktion beruht auf solchen Verfahren.

In Anlehnung an Macleod Clark (1985) werden vier Forschungsschwerpunkte berücksichtigt, nämlich

- erstens Studien zur Patientenzufriedenheit und Studien zu Erwartungen und Erfahrungen der Patienten hinsichtlich der Kommunikation mit den Pflegekräften,
- zweitens Interventionsstudien und quasi-experimentelle Studien, die die Vorteile verbesserter Kommunikation nachweisen wollen,
- drittens Beobachtungsstudien und
- viertens Studien zu Einflußfaktoren auf die Kommunikation zwischen Pflegekräften und Patienten.

Studien zur Patientenzufriedenheit

Die frühesten Forschungsaktivitäten zur Pflegekraft-Patienten-Kommunikation (ab 1960) richteten sich auf die Zufriedenheit der Patienten mit der erhaltenen Pflege (vgl. McGhee 1961; Cartwright 1964; Reynolds 1978). Hierzu wurden standardisierte Patientenbefragungen durchgeführt, die neben der Kommunikation meistens auch andere Aspekte von Krankenhauserfahrungen berücksichtig-

---

[7] Die Unterteilung in qualitativ-hermeneutische und qualitativ-explorative Verfahren erfolgt in Anlehnung an Kleining (1994, 12). Dieser wählt aber anstelle qualitativ-explorativ die Bezeichnung qualitativ-heuristisch und faßt darunter in erster Linie den von ihm entwickelten qualitativ-heuristischen Forschungsansatz, aber auch den Ansatz der „grounded theory" (Glaser/Strauß 1967). Mit dem Begriff qualitativ-explorativ sollen demgegenüber alle Forschungsansätze erfaßt werden, die entdeckend und zunächst induktiv vorgehen, also über die genannten hinaus z. B. auch die Ethnomethodologie oder die Konversationsanalyse.

ten. Alle Studien ergaben bei Patienten ein hohes Maß an Unzufriedenheit in Hinblick auf die Kommunikation mit Pflegenden.

In der Bundesrepublik wurde 1980 vom Bundesminister für Arbeit und Sozialordnung (BMAS 1980) eine Infas-Studie zur Humanität im Krankenhaus veröffentlicht. Die Ergebnisse dieser Studie lassen darauf schließen, daß die Gespräche zwischen Pflegekräften und Patienten eher oberflächlich sind und daß ernsthafte emotionale Probleme der Patienten nur selten Gegenstand der Kommunikation mit den Pflegekräften sind (vgl. z. B. BMAS 1980, 606 und 639). In einer Studie vom Institut für Entwicklungsplanung und Strukturforschung Hannover zum Erleben von Patienten im Krankenhaus wurde festgestellt, daß sich die meisten Patienten zwar vom Pflegepersonal freundlich und hilfsbereit behandelt fühlten, daß aber deutlich weniger Patienten individuelle Zuwendung und Gesprächsbereitschaft von Pflegekräften erfahren haben (vgl. Cramer/Holler 1983, 209).

Einige Studien konzentrieren sich in erster Linie auf die Zufriedenheit der Patienten mit der Informationsgabe im Krankenhaus. In der Bundesrepublik sind dies v. a. medizinsoziologische Studien, wie die von Raspe (1979) zur Aufklärung und Information im Krankenhaus. Die Studie bezog sich in erster Linie auf die Information durch Ärzte. Raspe (1979, 104) stellte darin erhebliche Unzufriedenheit der Patienten mit der Aufklärung fest.

In einer aktuelleren Studie kam Steininger (1996), eine Pflegelehrkraft, allerdings zu dem Ergebnis, daß Patienten mit koronarer Herzkrankheit und Bypass-Operation faktisch gut über ihre Werte, die Risikofaktoren und die Bypässe informiert waren und auch subjektiv mit dem Ausmaß an Aufklärung zufrieden waren. In der aus dem selben Jahr stammenden Untersuchung von Cortis/Lacey (1996) äußerten die Patienten ebenfalls ein hohes Maß an Zufriedenheit mit dem Ausmaß an erhaltener Information. Dies galt insbesondere für Informationen hinsichtlich chirurgischer oder technischer Maßnahmen, weniger für die nichttechnischen Aspekte der Pflege und für administrative Abläufe.

Interventionsstudien

Interventionsstudien werden in Großbritannien etwa seit 1970 durchgeführt. Sie haben quasi-experimentellen Charakter und dienen dem Nachweis von Wirkungen bestimmter Kommunikationsstrategien. Die meisten Studien konzentrierten sich auf die Informationsgabe (vgl. Boore 1979; Hayward 1975; Wilson-Barnett 1978). Dabei wurden in den meisten Fällen Patienten mit gleicher Behandlungsprozedur ausgewählt, wovon die eine Gruppe zusätzliche Informationen und Interaktionsmöglichkeiten und die andere die normalerweise übliche Information erhielt. Anschließend wurden diese Patienten hinsichtlich physiologischer und psychologischer Auswirkungen verglichen. Wilson-Barnett (1981) gibt einen Überblick über diese Forschungen. Sie unterteilt nach verschiedenen Situationen, nämlich Krankenhausaufnahme, diagnostische Tests, chirurgische Operationen und Krankenhausentlassungen, in denen jeweils die Bedeutung der Informationsgabe für Patienten untersucht wurde. Die Ergebnisse dieser Studien stimmen darin überein, daß vermehrte und verbesserte Information von Patienten vor belastenden Situationen Angst und Streß vor und während dieser Situationen reduzierten. Bei chirurgischen Operationen traten weniger Komplikationen auf und Patienten brauchten weniger Analgetika. Die Studien erbrachten außerdem Erkenntnisse über die Gestaltung einer in diesem Sinne effektiven Informationsgabe. So wurde festgestellt, daß Patienten auch und gerade über zu erwartende unangenehme Empfindungen aufgeklärt werden sollten und daß bei der Aufklärung auch die Beziehungsebene bewußt gestaltet werden sollte.

Ähnliche Untersuchungen erfolgten auch im deutschsprachigen Raum aus medizinpsychologischer oder -soziologischer Perspektive (Wimmer/Pelikan 1984, Davies-Osterkamp 1978). In der Medizinsoziologie gilt es weitgehend als unbestritten, daß eine hohe Informationsqualität den Behandlungsstreß der Patienten reduziert und positive Auswirkungen auf Behandlungsverlauf und -ergebnis hat (vgl. Siegrist 1995, 248 ff.).

Beobachtungsstudien

Seit 1970 werden auch Studien durchgeführt, die sich den tatsächlich ereignenden Interaktionen zwischen Pflegekräften und Patienten auf unterschiedlichen Stationen widmen. Während die Daten anfangs noch durch teilnehmende Beobachtung erhoben wurden, wurden später vermehrt Audio- und Videoaufzeichnungen angefertigt. Die Analyse der Daten erfolgte in den meisten Fällen auf der Grundlage von Kategorien, die von Pflegemodellen bzw. psychologischen und soziologischen Theorien abgeleitet wurden.

Den mitmenschlichen „Umgang von Krankenpflegekräften mit psychiatrischen Patienten" untersuchten Gronau et al. (1978) aus der Perspektive der humanistischen Psychologie. Hierzu fertigten sie Tonbandaufzeichnungen von Gesprächen zwischen Pflegekräften und Patienten an. Die Pflegekraftäußerungen wurden nach Merkmalen, wie Wertschätzung-Ermutigung/Geringschätzung-Entmutigung, einfühlendes nichtwertendes Verstehen der Erlebnis- und Gefühlswelt der Patienten durch die Pflegekraft, persönliches Ansprechen/sachliches Ansprechen des Patienten durch die Pflegekraft, Dirigierung-Lenkung des Patienten durch die Pflegekraft usw., auf 5- bzw. 7-stufigen Skalen eingeschätzt. Die Gruppe stellte fest, daß der zwischenmenschliche Umgang mit den Patienten in hohem Maße unpersönlicher Art war, daß die Pflegekräfte nicht auf die Interessen, Wünsche und Probleme der Patienten eingingen und sich auch nicht in deren Erlebnis- und Gefühlswelt einfühlten. Die unpersönliche Ansprache nahm zu, wenn die Patienten nicht in der Lage waren, sich verständlich mitzuteilen.

Macleod Clark (1983) fertigte eine der umfassendsten Studien zur Pflegekraft-Patienten Interaktion an, sie untersuchte die Interaktion auf chirurgischen Stationen. Das Datenmaterial bestand aus natürlichen Gesprächen zwischen Pflegekräften und Patienten, die mittels Tonbandaufnahmen gewonnen wurden. Die Analyse der Daten wurde zum einen quantitativ vorgenommen, d. h. es wurden z. B. allgemeine Merkmale, wie Länge der Gespräche, Initiativen zu Gesprächsbeiträgen und Verhältnis von Pflegekraft- zu Patienten-Beiträgen, oder spezifische Patienten- oder Pflegekraftfaktoren, wie Alter und Geschlecht, untersucht. Zum anderen wurden die Gespräche aber auch inhaltsanalytisch ausgewertet. Dabei wurden die Gesprächsbeiträge z. B. anhand von Attributen, wie präzise, bevormundend, persönlich, freundlich, oberflächlich und stereotyp, von mehreren Beobachtern eingeschätzt. Eine andere Form der inhaltlichen Auswertung bestand darin, das Material kategorial auf Interaktionsstrategien der Pflegekräfte hin zu untersuchen. Die Kategorien umfaßten zum einen negative Strategien, welche die Entwicklung eines Gesprächs behindern, wie geschlossene Fragen und negative Antworten auf direkte Fragen der Patienten, und zum anderen positive Strategien, welche die Entwicklung eines Gesprächs befördern, wie offene Fragen und Spiegelungen.

Die quantitative Analyse ergab z. B., daß 50% der Kommunikation nur aus kurzen Sequenzen mit nicht mehr als 10 Sprecherwechseln bestand, daß Pflegekräfte 2.7 mal so viel redeten wie die Patienten und daß lediglich 5.5% der Gespräche privaten Themen und 1.3% emotionalen Problemen der Patienten gewidmet waren (vgl. Macleod Clark 1983, 46).

Die bei der attributiven Einschätzung am häufigsten verwendeten Beschreibungen der Äußerungen von Pflegekräften waren: präzis, freundlich, feststellend (assertiv), aufgabenorientiert, oberflächlich, stereotyp und unbeteiligt.

1. Forschungsstand zur Pflegepersonal-Patienten-Kommunikation

Bei der kategorialen Auswertung nach Interaktionsstrategien konnte Macleod Clark feststellen, daß Pflegekräfte eine Vielzahl von Taktiken einsetzen, mit denen sie versuchen, von sich aus die verbale Interaktion zu kontrollieren. Dazu zählen z. B. die Verwendung geschlossener Fragen, die nur mit ja oder nein beantwortet werden können, eine schnelle Abfolge von Fragen und direkte Behauptungen. Eine weitere Gruppe von Strategien wird von Pflegekräften eingesetzt, wenn Patienten Fragen stellen oder Andeutungen machen. Pflegekräfte antworten darauf vielfach in negativer Weise, indem sie vage Antworten erteilen bzw. allgemeine Kommentare geben, das Thema wechseln oder die Frage übergehen. Insgesamt stellt Macleod Clark (1983, 53) fest, daß die Pflegekraft-Patienten-Kommunikation in Qualität und Quantität begrenzt ist und daß Pflegekräfte nur wenig Anstrengungen unternehmen, um Gespräche zu initiieren, sondern vielmehr Strategien einsetzen, mit denen sie Kommunikation blockieren und vermeiden.

In einer aktuelleren Studie untersuchten Armstrong-Esther et al. (1994) mittels nicht-teilnehmender, kategorialer Beobachtung von Patientenverhalten die Kommunikation von Pflegekräften mit älteren Patienten (ab 71 J.). Das Patientenverhalten wurde nach Kategorien z. B. in den Bereichen Blickverhalten (in das Gesicht einer anderen Person sehen, herumsehen, wegsehen usw.), interaktives Verhalten (verbale Initiativen, verbale Reaktionen, nicht-verbale Reaktionen usw.) und nicht-interaktives Verhalten (Essen und Trinken, Selbstpflege, Fernsehen usw.) eingeschätzt. Die Forscher ermittelten, daß außerhalb routinemäßiger Pflege kaum Gespräche zwischen Pflegekräften und Patienten stattfanden. Während der Beobachtungsperioden führten Pflegekräfte weder längere informelle Gespräche mit den Patienten noch initiierten sie soziale Aktivitäten.

Einflußfaktoren auf die Pflegekraft-Patienten Interaktion

Die Untersuchungen zu Einflußfaktoren können danach unterschieden werden, ob sie eher in der Person der Pflegekraft oder dem Patienten liegende oder eher kontextuelle Einflußfaktoren, wie Arbeitsorganisation auf der Station oder Bedingungen des Krankenhauses, fokussieren.

Paulus/Otte (1985) unternahmen eine Studie, in der sie Bezüge zwischen dem interaktiven Verhalten gegenüber Patienten und persönlichkeitspsychologischen Merkmalen von Krankenschwesternschülerinnen aufdecken wollten. In einer Fragebogenerhebung mit geschlossenen Fragen forderten sie die Schülerinnen auf zu beschreiben, wie sie sich im Umgang mit den Patienten sehen. Das interaktive Verhalten wurde dann in Beziehung gesetzt zu a. sozialbiographischen Daten der Befragten, b. persönlichkeitspsychologischen Merkmalen der Befragten, c. deren Wahrnehmung des Patientenverhaltens und d. weiteren Einschätzungen der Pflegesituation (vgl. Paulus/Otte 1985, 10). Die Forscher stellten fest, daß Pflegekräfte, die für Patienten Engagement zeigten, das Verhalten der Patienten als „zugewandt-wertschätzend" und „selbstsicher-kooperativ" wahrnahmen (vgl. Paulus/Otte 1985, 20 ff.). Pflegekräfte, die sich in der Beziehung zu Patienten als unsicher und fehlangepaßt beschrieben, schilderten das interaktive Verhalten der Patienten ihnen gegenüber eher als schwierig und problematisch. Pflegekräfte dagegen, die eine autoritär-restriktive und heilungsorientierte Beziehung zum Patienten beschrieben, nahmen die Patienten als weniger problematisch und schwierig, sondern eher als aufgeschlossen und zugewandt wahr.

In anderen Studien stand der Einfluß von Patientenmerkmalen auf die Kommunikation im Mittelpunkt. In der Untersuchung von Stockwell (1972) galten beim Pflegepersonal vor allem die Patienten als unpopulär, welche die Krankenhausroutine unterbrachen. Heyman/Shaw (1980) stellten fest, daß Pflegekräfte 80% der als negativ beschriebenen Beziehungen zu Patienten auf deren mangelnde Kooperation zurückführten. Baer/Lowery (1987) fanden heraus, daß Pflegestudenten sich am liebsten um männliche, ordentliche, fröhliche und gesprächige Patienten kümmerten (vgl. Garvin/Kennedy 1990, 227).

Weitere Studien beschäftigen sich mit kontextuellen Einflüssen auf die Pflegekraft-Patienten-Kommunikation. E. und S. Bartholomeyczik (1981) untersuchten den Zusammenhang zwischen Krankenhausstruktur, Streß und Verhalten gegenüber den Patienten. Der Einfluß der Krankenhausstruktur auf die Entstehung von Streß bei Pflegekräften wurde mittels einer strukturierten Fragebogenerhebung bei Pflegekräften, und das Verhalten der Pflegekräfte gegenüber Patienten durch eine entsprechende Fragebogenerhebung bei Patienten ermittelt. Die beiden Ergebnisse wurden anschließend miteinander in Beziehung gesetzt. Durch die Korrelation der beiden Erhebungen konnte S. Bartholomeyczik feststellen (1981, 113 ff.), daß auf Stationen, auf denen Pflegekräfte über unklare Regelungen und vorenthaltene Informationen klagten, auch durchschnittlich am wenigsten mit den Patienten geredet wurde. In einem der drei untersuchten Krankenhäuser zeigten sich außerdem Zusammenhänge zwischen der Behinderung guter Ideen, einem schlechten Verhältnis zu Vorgesetzten und einem schlechten Arbeitsklima auf der Station mit mangelnder Gesprächshäufigkeit mit den Patienten. Ähnliche Ergebnisse ergaben auch die Korrelationen von Streß und der Beurteilung psychosozialer Zuwendung (vgl. S. Bartholomeyczik 1981,

117 ff.). Insgesamt kam S. Bartholomeyczik (1981, 129) zu dem Ergebnis: *"Je mehr Einfluß die Schwestern auf die Gestaltung ihrer Arbeit ausüben können, desto weniger leiden sie unter Konflikten und Problemen in der Arbeit, um so zugänglicher werden sie von den Patienten beurteilt und um so geborgener und zufriedener fühlen sich die Patienten"*.

In einer aktuelleren Untersuchung fand Wilkinson (1991) heraus, daß die Stationsleitung und das von ihr oder ihm kreierte Stationsethos einen großen Einfluß auf die Pflegekraft-Patienten-Interaktion hat.

Zusammenfassung und Kritik

In Studien zur Patientenzufriedenheit ermittelten Forscher zunächst die grundsätzliche Unzufriedenheit der Patienten mit der Kommunikation im Krankenhaus. In aktuelleren Untersuchungen wurde zumindest die Informationsgabe von den Patienten als zufriedenstellend beurteilt. Die positiven Wirkungen der Informationsgabe wurden in zahlreichen Interventionsstudien nachgewiesen. In Beobachtungsstudien wurde festgestellt, daß die Pflegekraft-Patienten-Kommunikation qualitativ und quantitativ sehr begrenzt ist und daß sich Pflegekräfte den Patienten gegenüber eher unpersönlich verhalten. Untersuchungen zu Einflußfaktoren auf die Pflegekraft-Patienten-Kommunikation ergaben, daß sich die Zunahme der pflegerischen Einflußmöglichkeiten auf die Gestaltung ihrer Arbeit positiv auf die Kommunikation mit Patienten auswirkt.

Macleod Clark (1983, 36) faßt die Ergebnisse der bis dahin überwiegend empirisch-analytisch arbeitenden Forschungen zur Pflegekraft-Patienten-Interaktion in Großbritannien folgendermaßen zusammen:

- Pflegekräfte verbringen nur wenig Zeit mit der verbalen Interaktion mit Patienten, und wenn, dann ist sie häufig oberflächlich und aufgabenorientiert.
- Pflegekräfte verwenden eine Vielzahl von Taktiken, um Kommunikation zu vermeiden.
- Pflegekräfte versuchen, die Interaktion mit der Absicht zu kontrollieren, Qualität und Tiefe zu reduzieren.

Die Ergebnisse der referierten Forschungen werfen ein schlechtes Licht auf die kommunikativen Leistungen der Pflegekräfte. Es stellt sich jedoch die Frage, ob die Ergebnisse tatsächlich die Pflegewirklichkeit widerspiegeln und ob sie überhaupt die für die Betroffenen wesentlichen Aspekte beinhalten. Ohne Zweifel wird es einige oder vielleicht sogar viele Pflegekräfte geben, die in einer oberflächlichen Weise mit Patienten kommunizieren. Daneben gibt es aber ebenso viele Pflegekräfte, die sich um einen intensiven Kontakt mit Patienten bemühen.

I Bestimmungselement „Pflegewirklichkeit"

Meiner Ansicht nach läßt sich das ermittelte defizitäre Bild der Pflegepraxis nicht nur auf die tatsächlichen Gegebenheiten zurückführen, sondern es ist auch Ergebnis der hypothesengeleiteten Forschungsmethode.

Indem bei empirisch-analytischen Verfahren (pflege-)theoretisch gewonnene Sollensvorstellungen, wie z. B. Empathie und aktivierendes Gesprächsverhalten, an die Pflegerealität herangetragen und auf ihr Vorhandensein überprüft werden, geraten nämlich nur solche Interaktionssituationen in den Blick, die durch die Perspektive der leitenden Theorien oder Kategorien sichtbar werden können. Aspekte der Kommunikation, die pflegetheoretisch noch nicht bekannt sind oder als nicht wesentlich angesehen werden, aber vielleicht in der Praxis eine bedeutende Rolle spielen, werden so möglicherweise nicht erkannt und es entsteht ein einseitiges Bild pflegerischer Realität.[8] Glaser/Strauss (1974, 246) spitzen dieses Problem folgendermaßen zu. *„Auf logische Deduktionen verlassen kann sich allein der, der glaubt, daß die formale Theorie alle nötigen Konzepte und Hypothesen liefern kann; die Folge sind ein typisches Anpassen und Entstellen von Daten, damit diese den Kategorien der abgeleiteten substantiellen Theorie entsprechen, und die Vernachlässigung relevanter Daten, die in die vorhandenen soziologischen Kategorien nicht hineinzupassen scheinen oder nicht hineingezwungen werden können."* Das empirisch-analytische Vorgehen ist demnach also weniger geeignet, um Neues zu entdecken. Die Aufgabe einer solchen Verfahrensweise liegt vielmehr darin, unterschiedliche Ausprägungen schon bekannter Gegebenheiten zu messen (vgl. Kleining 1994, 16).

Die empirisch-analytischen Verfahren haben aber nicht nur zur Folge, daß bestimmte Kategorien nicht entdeckt werden, sondern umgekehrt erhalten andere Kategorien eine Relevanz, die ihnen von den Betroffenen selbst möglicherweise gar nicht zugestanden wird. So zweifeln Jarrett/Payne (1995) die im Resümeé von Macleod Clark enthaltene Annahme an, daß Patienten das Bedürfnis haben, mit Pflegekräften „tiefere" Gespräche zuführen und bemängeln, daß in den Un-

---

[8] Cormack (1985) weist in diesem Zusammenhang darauf hin, daß die Pflegepersonal-Patienten-Kommunikation häufig am Maßstab eines psychotherapieähnlichen Gesprächs gemessen wird. Dieses ist durch ein spezifisches, zuvor festgelegtes, i. d. R. beiden Seiten bekanntes Ziel, durch regelmäßige geplante Kontakte und durch einen strukturierten und formalisierten Ablauf gekennzeichnet. Diese Bedingungen treffen jedoch auf die Kommunikation zwischen Pflegepersonal und Patienten gar nicht zu. Cormack (1985, 109 ff.) fordert daher, in der Forschung unterschiedliche Gesprächsarten zu berücksichtigen und gerade das Besondere und die Leistungen pflegerischer Gespräche, so wie sie sich in der Realität ereignen, zu untersuchen.

tersuchungen zur Pflegekraft-Patienten-Kommunikation die Perspektive und die Bedürfnisse von Patienten viel zuwenig berücksichtigt würden.

Desweiteren werden mit empirisch-analytischen Verfahren die strukturellen Zusammenhänge nicht erfaßt, denn das Augenmerk liegt ja auf einzelnen, zuvor festgelegten Verhaltensweisen. Daher hat die hypothesengeleitete Vorgehensweise auch zur Folge, daß die ermittelten Defizite vor allem als Defizite einzelner Personen, nämlich der Pflegekräfte, erscheinen (zur Kritik an dieser „technokratischen Perspektive" bei der Untersuchung der Pflegepersonal-Patienten Interaktion siehe May 1990).[9]

1.2 Pflegekraft-Patienten-Kommunikation in der qualitativ-hermeneutischen Forschung

Hermeneutische Verfahren beabsichtigen, durch Interpretation die Bedeutung bzw. den Sinn von Texten oder von sinnlich wahrnehmbarer Wirklichkeit zu erfassen. Die Interpretation erfolgt auf der Basis eines Vorverständnisses, welches mehr oder weniger deutlich thematisiert wird. Im Unterschied zum empirisch-analytischen Wissenschaftsverständnis, nach dem Hypothesen nur verifiziert oder falsifiziert werden können, kann und soll das Vorverständnis im hermeneutischen Zirkel auch modifiziert werden, wenn gute Gründe dafür sprechen.

Winkler (1982) deutete die Pflegekraft-Patienten-Interaktion auf der Basis des transaktionsanalytischen Strukturmodells (Berne 1967 und 1972). Dabei untersuchte er typische Transaktionsketten auf psychiatrischen Stationen. Die Kommunikation zwischen einem psychotisch-erregten, krankheitsuneinsichtigen Patienten, der aufgrund eines Gerichtsbeschlusses gegen seinen Willen in ein psychiatrisches Krankenhaus eingewiesen wurde und der sich nun gegen eine pflegerische Versorgung wehrt, und den Pflegekräften, in denen Gedanken, wie „Dem müssen wir erstmal zeigen, wo es lang geht" aufkeimen, interpretierte Winkler (1982, 20) z. B. als *„Machtkampf zwischen dem rebellierenden Kind-Ich des Patienten und dem kritischen Eltern-Ich des Pflegepersonals"*.

In anderen Fällen ließen sich Transaktionen zwischen dem *„angepaßten, hilflosen Kind-Ich des Patienten und dem stützenden, fürsorglichen Eltern-Ich des Pflegepersonals"* feststellen. Daraus, so Winkler, könne sich ein für die Patienten nachteiliger In-

---

[9] Zur weiteren Kritik an quantitativen Methoden s. Lamnek (1993a).

teraktionszirkel entwickeln, der dazu führe, daß der Patient im Kindheits-Ich verharre bzw. daß das Erwachsenen-Ich des Patienten zusätzlich geschwächt werde. Solche diagonalen Komplementär-Transaktionen können sich stabilisieren, zu Symbiosen verfestigen und die Therapie unterminieren. Winkler (1982, 23) fordert daher, daß das Erwachsenen-Ich der Patienten so weit wie möglich gestärkt und gefördert werden sollte, indem den Patienten z. B. nichts abgenommen wird, was sie selbst erledigen könnten.

Stratmann (1994) zog das kommunikationspsychologische „Modell der zwischenmenschlichen Kommunikation" von Schulz von Thun (1981) zur Deutung der Pflegekraft-Patienten-Interaktion heran. Sie analysierte auf dieser Basis die Äußerung eines Patienten, der kurz vor einer Operation steht: „Meine Frau glaubt ja nicht so an die Wunder der modernen Medizin". Dabei betont Stratmann, daß der Patient mit dieser Nachricht, wenn auch sehr versteckt bzw. verdeckt, auch etwas von sich selbst preisgibt, nämlich, daß er Angst vor der Operation hat und sich hilflos und ausgeliefert fühlt. Gerade solche belastenden Gefühle werden, so Stratmann, häufig verdeckt geäußert und Ziel müsse es sein, auf solche Signale sensibel zu reagieren und dem Patienten Raum zu geben, über seine Angst zu reden.

Schneider (1987) untersuchte die Interaktion zwischen Pflegekräften und Patienten auf der Intensivstation. Die Datengrundlage bildeten Protokolle teilnehmender Beobachtung. Die Analyse erfolgte auf der Grundlage der „strukturalen Hermeneutik" von Oevermann (vgl. Oevermann et al. 1979). Mit dieser Methode wird die Rekonstruktion der objektiven latenten Sinnstruktur von Interaktionen beabsichtigt. Dabei wird kein eindeutig expliziertes Vorverständnis an den Text herangetragen, sondern es wird angestrebt, die latente Sinnstruktur durch sorgfältige, extensive, unterschiedliche Deutungsmöglichkeiten berücksichtigende Auslegung von Texten zu ermitteln. Schneider setzte sich zum Ziel, die Implikationen der intensivmedizinischen Behandlungs- und Versorgungssituation für die Interaktion von Pflegepersonal und Patienten und die damit verbundenen Sinnstrukturen zu rekonstruieren. Er arbeitete heraus, daß mit dem Helfen unter extrem asymmetrischen Bedingungen auf Intensivstationen eine spezifische Interaktionslogik des Helfens verbunden ist (vgl. Schneider 1987, 260 ff.). Die Genese dieser Interaktionslogik ist nach seinen Erkenntnissen in einer Phase der Patientenlaufbahn zu lokalisieren, in der der Patient über minimalste eigenständige Handlungsfähigkeiten verfügt und ein extremes Ausmaß an Hilflosigkeit aufweist. Der Kern der Interaktionslogik besteht darin, *„immer das Wichtigste und das Beste im Sinne des Patienten zu tun"* und *„weitgehend unabhängig vom Patienten* *stellvertretend zu identifizieren und festzulegen, was das Beste für ihn ist"* (Schneider 1987, 278). Diese Interaktionsstruktur reicht häufig auch in Situationen hinein, in denen ein Patient die Phase extremster Hilflosigkeit bereits überwunden hat oder von vornherein über ein größeres Ausmaß an Handlungsfähigkeit verfügt. Der Interaktionsmodus wirkt dann infantilisierend und passivierend (vgl. Schneider 1987, 280 ff.). Vor diesem Hintergrund erklärt Schneider z. B. die Verweigerung von Patientenwünschen durch Pflegekräfte oder die Beobachtung, daß es für Patienten schwierig ist, inadäquate Hilfe (Unterforderung) zurückweisen.

Je selbständiger der Patient wird, desto eher besteht die Gefahr der Mißachtung der verbliebenen Autonomie des Patienten, wenngleich Schneider dem Pflegepersonal zugesteht, daß es sich in den meisten Fällen auch auf die gesteigerten Fähigkeiten des Patienten einstellt und Selbständigkeit fördert.

Die Struktur der Interaktionslogik in der helfenden Beziehung ist, so Schneider, außerdem durch spezifische Phänomene der Reziprozität geprägt, denn der Patient kann der Pflegekraft nicht dasselbe zurückgeben, was er selbst empfangen hat. Die Gegenleistungen des Empfängers bestehen üblicherweise darin, seine Dankbarkeit zum Ausdruck zu bringen oder dem Geber gegenüber Nachsicht zu üben. Der Patient kann seine Dankbarkeit direkt artikulieren oder in Form materieller Zuwendung zum Ausdruck bringen, er hat außerdem die Möglichkeit der „unsichtbaren Mitarbeit" und der „Unterlassung von Hilfsanforderungen". Letztere Realisierungsformen von Dankbarkeit zeigen sich z. B. darin, daß Patienten die Artikulation von Wünschen unterlassen.

Zusammenfassung und Kritik

Die einem hermeneutischen Wissenschaftsverständnis folgenden Untersuchungen lenken die Aufmerksamkeit auf mögliche Hinter- und Beweggründe der Pflegekraft-Patienten-Kommunikation. Die meisten Untersuchungen deuten die Kommunikation vor dem Hintergrund psychologischer Theorien. Problematische Kommunikationssituationen werden z. B. als Konflikte zwischen dem Kindheits-Ich des Patienten und dem Erwachsenen-Ich der Pflegekräfte interpretiert. Die Auffassung der Helfer, selbst am besten zu wissen, was gut für den Patienten ist, wurde als Interaktionslogik der helfenden Beziehung identifiziert.

Die Ergebnisse der hermeneutischen Untersuchungen können den Pflegekräften helfen, ihr Verhalten in kommunikativen Problemsituationen besser zu verstehen und zu verändern. Dies würde allerdings voraussetzen, daß sie den Deutungen zustimmen. Dies ist aber nicht unbedingt der Fall, denn die Deutungen werden aus Sicht der Forschungsperson und ggf. einer leitenden Theorie unterstellt. Die Sicht der Beteiligten wird dabei oft gar nicht berücksichtigt und in einigen Fällen ausdrücklich als ungenügend betrachtet (z. B. in der objektiven Hermeneutik). Eine solche Haltung, bei der die Forschungsperson der Ansicht ist, die Bedeutungen besser erkennen zu können als die Beteiligten selbst, impliziert paternalistische Tendenzen. M. E. sollten Bedeutungen entweder durch Befragung der Beteiligten oder durch gemeinsame Deutung ermittelt werden, andernfalls müßten die Deutungen unter ausdrücklichem Vorbehalt erfolgen.

Desweiteren läßt sich gegen das hermeneutische Verfahren einwenden, daß durch das mehr oder weniger offengelegte Vorverständnis, welches die Deutungen leitet, die Erkenntnis neuer Strukturen erschwert ist. Zwar kann sich dieses Vorverständnis in der Bewegung des hermeneutischen Zirkels auch wandeln, vor allem werden aber solche Bedeutungen erfaßt, die sich im zuvor explizierten Wahrnehmungshorizont der Forschungsperson befinden. Kleining (1995, 157 ff.) bemängelt daher die „Subjektivität" der Hermeneutik. Dies gilt sowohl für Verfahren, die ihre Deutungen auf der Basis des „intuitiven Regelwissens" der Forschenden vornehmen (vgl. Oevermann et al. 1979), als auch für Verfahren, bei denen schon vorhandene theoretische Kategorien an die Daten herangetragen werden.

1.3 Pflegekraft-Patienten-Kommunikation in der qualitativ-explorativenForschung

Die in diesem Abschnitt beschriebenen Studien zielen auf die Generierung neuer Theorien. Im Unterschied z. B. zum qualitativ-hermeneutischen Verfahren wird dabei angestrebt, sich des vorhandenen Vorverständnisses weitgehend zu entledigen, die theoretischen Kategorien aus den Daten heraus zu entwickeln und die *„Wirklichkeit möglichst vorurteilsfrei zu erfassen"* (Lamnek 1993a, 58).

Im folgenden werden die Untersuchungen von Glaser/Strauss (1974) zur Interaktion von Sterbenden, von Strauss et al. (1980) zur Gefühlsarbeit und von Weinhold (1996) zum sprachlichen Verhalten von Pflegekräften und Patienten im Krankenhaus vorgestellt.

1965 veröffentlichten Glaser und Strauss ihre noch heute wegweisende Forschungsarbeit zur Interaktion mit Sterbenden (dt. Übersetzung 1974). Die Untersuchung wurde gemäß den Vorgaben des von den beiden Forschern entwickelten Forschungsansatzes der „grounded theory" durchgeführt, d. h. Auswertung und Datenerhebung erfolgten parallel, die Konzepte und Kategorien wurden im Verlauf des Forschungsprozesses in einem Wechselspiel von Induktion und Deduktion gebildet (zur Forschungsmethode vgl. Glaser/Strauss 1967; Strauss 1994). Glaser/Strauss (1974, 15 ff.) stellten fest, daß die Interaktion mit Sterbenden entscheidend durch „Bewußtheits-Kontexte" geprägt ist, also dadurch, was der Sterbende selbst über seinen bevorstehenden Tod weiß, was andere an der Sterbesituation beteiligte Personen darüber wissen und was alle Beteiligte über das jeweils beim anderen vorhandene Wissen wissen. Vier Bewußtheits-Kontexte wurden von Glaser/Strauss unterschieden, nämlich erstens geschlossene Bewußtheit, wenn der Patient ahnungslos ist, zweitens argwöhnische Bewußtheit, wenn der Patient einen Verdacht verfolgt, drittens die Bewußtheit der wechselseitigen Täuschung, wenn alle Beteiligten Bescheid wissen, es sich aber nicht eingestehen, und viertens offene Bewußtheit, wenn der Patient seinen Zustand kennt (vgl. Glaser/Strauss 1974, 17 f.). Im Zusammenhang mit den Bewußtheits-Kontexten haben die Forscher mehrere Aspekte untersucht, wie z. B. die Folgen der verschiedenen Bewußtseins-Kontexte und die damit verbundene Interaktion. Der geschlossene Bewußtheits-Kontext hat z. B. für den Patienten zur Folge, daß er sein Leben so weiterführt, als habe er noch sein ganzes Leben vor sich und daß er nicht die Gelegenheit erhält, sein Leben nach seinen eigenen Vorstellungen zu beenden (vgl. Glaser/Strauss 1974, 43 ff.). Für Pflegekräfte bedeutet der geschlossene Bewußtheits-Kontext eine große Belastung, da sie ständig für dessen Aufrechterhaltung sorgen müssen. Aber auch der offene Bewußtheits-Kontext bringt Probleme mit sich (vgl. Glaser/Strauss 1974, 97 ff.). Zwar bietet er den Patienten die Möglichkeit, sich auf den Tod vorzubereiten, andererseits führt das Wissen um den bevorstehenden Tod bei Patienten aber zu Bestürzung und Angst. Für Pflegekräfte ist der offene Bewußtheits-Kontext ebenfalls problematisch, denn damit ist die Herausforderung verbunden, daß einige Patienten auch über ihren bevorstehenden Tod reden möchten. Pflegekräfte setzen unterschiedliche Taktiken ein, um diese Gespräche mit Patienten zu vermeiden.

Im Zusammenhang mit einer umfangreichen Studie über den Einfluß medizinischer Technologie auf das Krankenhaus entwickelten Strauss und Mitarbeiter die Idee der Gefühlsarbeit[10] (vgl. Strauss et al. 1980). Als Gefühlsarbeit definieren die Forscher die Arbeit, *„die speziell unter Berücksichtigung der Antworten der bearbeite-*

---

[10] Eine Übersicht über die Soziologie der Emotionen liefert Gerhards (1988), siehe auch Dunkel (1988).

ten Person oder Personen geleistet wird und die im Dienst des Hauptarbeitsverlaufs erfolgt" (Strauss et al. 1980, 629). Die Untersuchung folgte ebenfalls dem Forschungsansatz der „grounded theory". Die Datenerhebung wurde mittels Feldbeobachtungen und Interviews vorgenommen

Strauss et al. (1980, 637 ff.) konnten mehrere Typen von Gefühlsarbeit herausarbeiten, die von Pflegekräften, aber auch z. B. von Angehörigen oder Ärzten, geleistet wird, nämlich Trostarbeit, Identitätsarbeit, Fassungsarbeit, biographische Arbeit, Berichtigungsarbeit und Vertrauensarbeit. Die Typen der Gefühlsarbeit sind bestimmten Situationen zuzuordnen, z.T. auch bestimmten Phasen der Krankheitsverlaufskurve. Gefühlsarbeit wird interaktiv vermittelt, zu einem großen Teil nonverbal, aber auch verbal. Unter Fassungsarbeit z. B. verstehen Strauss et al. (1980, 638) Gefühlsarbeit, die dazu dient, dem Patienten zu helfen oder ihn anzuhalten, z. B. in physisch belastenden Situationen, wie dem „Hautablösen" bei Patienten mit Verbrennungen, Fassung zu wahren. Verbal drückt sich dies in Äußerungen der Pflegekräfte aus, mit denen sie den Patienten auffordern, den Mut nicht zu verlieren, mit denen sie die Bedeutsamkeit eines schmerzhaften Eingriffs erläutern oder mit denen sie den Patienten loben, wenn dieser die Haltung behält.

Die Folgen der Gefühlsarbeit für den Patienten sind je nach Typus unterschiedlich (vgl. Strauss et al. 1980, 647 ff.). Trostarbeit hat zum Beispiel Auswirkungen auf die innere Ruhe und Spannung des Patienten, Fassungsarbeit wirkt unmittelbar auf die Interaktionsbeziehung. Grundsätzlich erleichtert die Gefühlsarbeit die Nicht-Gefühlsarbeit bzw. den Hauptarbeitsverlauf. Wird sie nicht geleistet, führt dies bei Patienten zu einem Gefühl der Erniedrigung, der Beleidigung, der verletzten Privatsphäre, des physischen und psychischen Unbehagens und zu dem Gefühl „wie ein Objekt" behandelt zu werden. Strauss et al. (1980, 648) führen den Mangel an Gefühlsarbeit sowohl auf Fahrlässigkeit und Inkompetenz des Personals als auch auf die stationsspezifische Arbeitsorganisation zurück.

Weinhold (1996) führte eine Untersuchung des sprachlichen Verhaltens von Patienten und Pflegepersonal im Krankenhaus aus gesprächsanalytischer[11] Perspektive durch. Hierzu fertigte sie Transkripte authentischer, auf Tonband aufgenommener Gespräche an. Weinhold entwickelt durch die Analyse des Materials eine Typisierung von Kommunikationsbereichen und -situationen. Sie

---

[11] Das Vorgehen von Weinhold (1996) läßt sich nicht uneingeschränkt der qualitativ-explorativen Forschung zuordnen, sondern integriert sowohl qualitativ-hermeneutische als auch qualitativ-explorative Anteile.

1. Forschungsstand zur Pflegepersonal-Patienten-Kommunikation

unterscheidet Eröffnungsphasen, Beendigungsphasen, Befindensfragen, Informationsgabe, tätigkeitsbegleitende Kommunikation und den homileischen Diskurs[12]. Innerhalb dieser Situationen bestimmte sie einzelne problematische Aspekte. Bei der Betrachtung der Befindensfragen stellte sie u. a. fest, daß Befindensfragen z. B. nach Übelkeit oder Schmerzen ein effektives Mittel darstellen, um Information über den körperlichen Zustand des Patienten zu erhalten und daß diese auch häufig von Pflegekräften eingesetzt werden (vgl. Weinhold 1996, 87 ff.). Allgemeine Befindensfragen, wie „Wie geht es Ihnen?", werden, wenn sie in der Eröffnungsphase gestellt werden, häufig als alltagsweltliches Begrüßungsritual interpretiert. Erfolgen sie dagegen im Hauptteil der Gespräche, so fassen die Patienten diese Fragen als echte Fragen auf, die durch ihre Offenheit die Gelegenheit zur eigenen Auswahl von Themen ermöglichen. Patienten antworten daraufhin gelegentlich mit der Schilderung ihrer emotionalen und häufiger ihrer körperlichen Befindlichkeit.

Zusammenfassung und Kritik

In den hier beschriebenen Studien wurden neue Aspekte der Pflegekraft-Patienten-Interaktion ermittelt. So entdeckten Glaser/Strauss (1974) die Bedeutung des „Bewußtheits-Kontextes" und damit der Informationsgabe in der Interaktion von Pflegekräften mit Sterbenden und Strauss et al. (1980) die interaktiv vermittelte Gefühlsarbeit. Weinhold (1996) erfaßt die thematische und funktionelle Vielfalt der Pflegekraft-Patienten-Kommunikation mit einer Typisierung der Kommunikationsbereiche und identifiziert einzelne problematische Aspekte. Diesen Untersuchungen ist gemeinsam, daß sie die Daten weitgehend unabhängig von theoretischen Sollensvorstellungen oder Deutungen bearbeiten. Mittels dieses induktiven Verfahren gelingt es, einzelne Kommunikationsprobleme zu entdecken, die sich in der pflegerischen Praxis tatsächlich stellen.

Das Forschungsinteresse der vorliegenden Arbeit richtet sich darauf, typische problemhafte Situationen bzw. Schlüsselprobleme in der Kommunikation zwischen Pflegekräften und Patienten zu ermitteln, die in den zentralen Strukturen der Pflegekraft-Patienten-Kommunikation wurzeln. Die hier beschriebenen Untersuchungen folgten anderen Interessen und erforschten entweder lediglich

---

[12] Darunter werden in der Linguistik Gespräche verstanden, die den Funktionen einer Institution scheinbar nicht entsprechen (vgl. Weinhold 1996, 9), wie z. B. private Gespräche.

bestimmte Ausschnitte oder Bereiche der Kommunikation (Glaser/Strauss 1974 und Strauss et al. 1980) oder berücksichtigten zwar die Gesamtheit der Kommunikation, ermittelten aber eher vereinzelte Probleme und bringen diese nicht in eine zusammenhängende Struktur (Weinhold 1996). Sie sind daher als Grundlage für die umfassende Ermittlung von Qualifikationsanforderungen nicht brauchbar.

2. Wissenschaftstheoretische Basis und Forschungsansatz

Mit der vorliegenden Studie wird eine gegenstandsnahe Erfassung der zentralen Strukturen und Schlüsselprobleme der Pflegekraft-Patienten-Kommunikation beabsichtigt. Bereits in der Diskussion der pflegewissenschaftlichen Ergebnisse zur Pflegekraft-Patienten-Kommunikation wurden die spezifischen Einsatzfelder der unterschiedlichen wissenschaftstheoretischen Positionen aufgezeigt. In Kap. 2.1 wird die Entscheidung für einen qualitativ-explorativen Forschungsansatz noch einmal zusammenfassend begründet. Innerhalb dieses wissenschaftstheoretischen Rahmens kommen unterschiedliche Forschungsansätze in Frage. Die Wahl des Forschungsansatzes ist Gegenstand von Kap. 2.2, die Darstellung des qualitativ-heuristischen Ansatzes erfolgt in Kap. 2.3.

2.1 Wahl und Darstellung der wissenschaftstheoretischen Basis

Ziel der Studie ist es, die Wirklichkeit pflegerischer Kommunikation mit ihren zentralen Strukturen und problematischen Situationen möglichst gegenstandsnah zu erfassen. Sowohl das empirisch-analytische als auch das qualitativ-hermeneutische Wissenschaftsverständnis sind, wie im folgenden zusammenfassend begründet wird, hierfür nicht geeignet.

Die Kritik am empirisch-analytischen Wissenschaftsverständnis richtet sich in erster Linie dagegen, daß durch die zuvor aufgestellten Hypothesen, die mittels quantitativ ausgewerteter standardisierter Befragungen und kategorialer Beobachtungen bestätigt oder falsifiziert werden sollen, die Forschungsergebnisse stark durch die theoretischen Vorannahmen des Forschers geprägt werden (vgl.

Lamnek 1993a, 16). Lamnek faßt diesen Einwand unter der Überschrift „*Forschungsperspektive als Oktroy*" zusammen (ebd.). Die sogenannte quantitative Forschung ist daher nicht in der Lage, neue, bislang noch nicht bekannte Zusammenhänge zu entdecken. Ihr Einsatzfeld ist eher das Messen von Ausprägungen schon bekannter Merkmale und Bezüge (vgl. Kleining 1994, 16). Quantitative Forschung setzt damit qualitative Forschung bereits voraus, sie ist ihr zeitlich nachgeordnet.[13]

Auch der qualitativen Hermeneutik ist vorzuwerfen, daß durch das Vorverständnis, auf dessen Grundlage die Daten interpretiert werden, der Wahrnehmungshorizont der Forschungsperson bereits stark eingeschränkt und die Erkenntnis neuer Bezüge erschwert ist. Mit Kleining (1995, 157 ff.) läßt an der Hermeneutik ihre „Subjektivität" bzw. die mangelnde Objektivität im Sinne von Intersubjektivität kritisieren.

Wenn auch die Leistungen der Hermeneutik für die Entdeckung unbekannter Bezüge kritisch betrachtet werden müssen, so können aber durch die hermeneutische Methode des Verstehens auch Gegebenheiten, wie Normen und Bedeutungen, erschlossen werden, die mit anderen Verfahren nicht zugänglich sind. Das Verhältnis von qualitativ-hermeneutischer und qualitativ-explorativer Forschung läßt sich analog zum Verhältnis von Hermeneutik und Phänomenologie bestimmen. Hierbei kann der Ansicht Danners (1989, 114) gefolgt werden, wonach die Hermeneutik die Phänomenologie voraussetzt, „*um überhaupt einen Gegenstand vorliegen zu haben*", denn die Hermeneutik beschäftigt sich mit etwas „*Vorgegebenem*". Aufgabe der Phänomenologie ist es dabei, die Phänomene und die Struktur der Wirklichkeit zu erfassen und zu beschreiben, welche dann hermeneutisch gedeutet werden können.

Die gegenstandsnahe Beschreibung von Strukturen, Merkmalen und Problemen der Kommunikation zwischen Pflegekräften und Patienten kann am besten auf der Basis eines qualitativ-explorativen Wissenschaftsverständnisses bewerkstelligt werden, welches das Ziel verfolgt, neue Bezüge zu entdecken und „*durch objektive Erkenntnis das Wesen einer Sache, d. h. das Allgemeine, Invariante, zu erfassen, wobei die untersuchten Phänomene (Erscheinungen) so betrachtet werden, wie sie 'sind' und nicht,*

---

[13] Zur Definition des Verhältnisses und der Aufgaben von qualitativer zu quantitativer Forschung entwickelt Kleining (1994, 13 ff.) die These von der „*Einheit der Methoden*", wonach sowohl qualitative als auch quantitative Methoden aus den Erkenntnis generierenden Alltagstechniken hervorgehen, wobei die qualitativen durch Abstraktion aus den Alltagstechniken und die quantitativen wiederum durch Abstraktion aus den qualitativen entstanden sind.

wie sie aufgrund von Vorkenntnissen, Vorurteilen oder Theorien erscheinen mögen" (Lamnek 1993a, 59).

Indem die qualitativ-explorative nicht auf bereits vorhandene Theorien zurückgreift, sind darauf beruhende Verfahren besonders für eine junge wissenschaftliche Disziplin, wie die Pflegewissenschaft, die sich erst noch zu einer eigenständigen Wissenschaft mit eigenen theoretischen Konzepten über Pflege entwickeln will, besonders geeignet (vgl. Lorenz-Krause 1989, 294). Außerdem ist es in einer personenbezogenen Wissenschaft, wie der Pflege, notwendig, daß auch tatsächlich diejenigen Kategorien aufgenommen werden, die für die Betroffen im Feld bedeutungsvoll sind und nicht die vorgefertigten Annahmen der Forschungsperson (vgl. Wittneben 1998, 6; Miller/Cabtree 1998).

2.2 Wahl des Forschungsansatzes

Einem qualitativ-explorativen wissenschaftstheoretischen Verständnis lassen sich u. a. die Forschungsansätze der „grounded theory" (vgl. Glaser/Strauss 1967; Glaser/Strauss 1993; Strauss 1994) und der „qualitativ-heuristischen" Methodologie (vgl. Kleining 1994, 1995) zuordnen.

Glaser/Strauss (1993, 92) betrachten ihr Verfahren der „grounded theory" als Strategie zur Entdeckung gegenstandsbezogener Theorien. Im Verlauf des Forschungsprozesses finden Datensammlung und -analyse gleichzeitig statt. Die Bildung von Kategorien erfolgt durch ein Wechselspiel von Induktion und Deduktion, d. h. der Forscher entwickelt im Kontakt mit den Daten vorläufige Hypothesen, die er mittels weiterer, gezielt erhobener Daten zu überprüfen sucht. Eine Kritik an diesem Forschungsansatz richtet sich gegen das Auswertungsverfahren. Methodisch erfolgt die Auswertung nach dem *„Konzept-Indikator-Modell"* (vgl. Strauss 1994, 54 ff.). Indikatoren sind für Strauss konkrete Daten aus dem Text, wie Verhaltensweisen oder Ereignisse, die auf ein bestimmtes Konzept verweisen, das die Forschungsperson zunächst vorläufig und später mit mehr Sicherheit aus den Daten ableitet. Zwar gibt Strauss sehr viele praktische Hinweise zur Ermittlung von Indikatoren, letztlich ist das Vorgehen bei der Analyse aber eher willkürlich und unsystematisch. Die Intersubjektivität der auf diese Weise entdeckten Theorien ist daher fraglich.[14]

---

[14] Weitere Kritikpunkte an der „grounded theory" aus der Sicht der qualitativ-heuristischen Forschung sind bei Kleining (1995, 37) zu finden.

Dieses Problem nimmt Kleining (1994; 1995) auf und entwickelt in Anschluß an Glaser/Strauss die qualitativ-heuristische Forschungsmethode. Vier Handlungsanweisungen (Offenheit der Forschungsperson, Offenheit des Forschungsgegenstandes, Maximale strukturelle Variation der Perspektiven und Analyse der Daten auf Gemeinsamkeiten) und drei Entdeckungsstrategien (Maximierung/Minimierung, Testen der Grenzen und Anpassung der Gedanken an die Tatsachen) sollen den Forschungsprozeß steuern und die Intersubjektiviät und das Überschreiten subjektiver Deutungen besser gewährleisten. Grundsätzlich liegen diese beiden Forschungsansätze aber, dies wird auch von Kleining hervorgehoben, sehr nah beieinander.

2.3 Grundlagen des qualitativ-heuristischen Forschungsansatzes

Die qualitativ-heuristische Forschung richtet sich auf die Entdeckung bislang unentdeckter, objektiv vorhandener Strukturen und zwar auf Beziehungen, Verhältnisse, Verbindungen, Bezüge und Relationen (vgl. Kleining 1994, 20). Diese objektiven Strukturen existieren, so Kleining, unabhängig von den subjektiven Interpretationen Einzelner, letztere sollen vielmehr im Verlauf des Forschungsprozesses überwunden werden. Objektivität ist für Kleining, und damit hebt er sich von einem naturwissenschaftlichem Objektivitätsbegriff ab, Intersubjektivität. Als objektiv gilt für ihn das, was verschiedenen subjektiven Interpretationen gemeinsam ist. Insofern ist qualitativ-heuristische Erkenntnis auch historisch und gesellschaftlich bezogen und gebunden (vgl. Kleining 1995, 283 ff.). Die entdeckten Strukturen gelten jeweils nur für einen bestimmten räumlich und zeitlich begrenzten Bereich, für ein „System", wobei die Systemgrenzen ebenfalls von der Forschung zu entdecken sind (vgl. Kleining 1994, 20). Das Forschungsverfahren selbst enthält keine normativen Aspekte. Der Erkenntnisprozeß kann aber insofern als kritisch bezeichnet werden, als das vorher Angenommene, die Alltagsdeutung, durch das Erkannte in Frage gestellt wird (vgl. Kleining 1995, 326). Diese Kritik ist dann gegenstandsimmanent.

Die Methodik der heuristischen Forschung beruht auf Alltagsverfahren. Im Unterschied dazu erfolgt in der wissenschaftlichen Heuristik aber die Entwicklung und Anwendung von Entdeckungsverfahren in regelgeleiteter Form.

| Bestimmungselement „Pflegewirklichkeit"

Zentrales Instrument zur Gewinnung neuer Erkenntnisse ist in der heuristischen Forschung das Dialogprinzip (vgl. Kleining 1994, 47 ff.). Der Forscher tritt mit dem Untersuchungsgegenstand in einen Dialog, der dem Frage-Antwort-Muster folgt. Dabei lassen sich zwei Forscheraktivitäten unterscheiden, zum einen stellt der Forscher aktiv Fragen an den Gegenstand, zum anderen nimmt er eher rezeptiv die im Gegenstand enthaltenen Antworten auf. Diese beiden Seiten des Dialogprinzips spiegeln sich auch in den beiden grundlegenden Erhebungsmethoden, dem Experiment und der Beobachtung, wider. Die Erkenntniskraft der Frage-Antwort-Dialektik beruht darauf, daß Frage und Antwort nie identisch sind, sondern daß der Informationsgehalt der Antwort stets über die mit der Frage verbundenen Antizipationen hinausgeht. Durch diesen Überschuß an Informationen entsteht neue Erkenntnis.

Kleining hat vier grundlegende „Regeln" aufgestellt, die aus dem Dialogprinzip hervorgehen und den qualitativ-heuristischen Forschungsprozeß leiten sollen. Die ersten beiden Regeln schaffen die Voraussetzung für die *„Anpassung der epistemischen Struktur des Forschers an die gefundene, erforschte des Gegenstandes"* (Kleining 1994, 25).

Die Regel von der Offenheit des Forschungsgegenstandes bzw. des Objektes beruht auf der Auffassung, daß der Forschungsgegenstand überhaupt erst dann definiert werden kann, wenn er „entdeckt", d. h. wenn der Forschungsprozeß weitgehend abgeschlossen ist (vgl. Kleining 1995, 233 ff.). Solange dieses Stadium nicht erreicht ist, ist das Wissen des Forschers über den Gegenstand als vorläufig zu betrachten und die Definition des Forschungsgegenstandes immer wieder an die neue Erkenntnislage anzupassen. Im Unterschied zu hypothesengeleiteten Verfahren, die mit einer exakten Bestimmung des Forschungsgegenstandes beginnen, arbeitet der heuristische Forschungsansatz daher zunächst mit einer vagen und offenen Definition. Diese bewegt sich auf der Konkretisierungsebene von Formulierungen, wie *„Wir wollen XY untersuchen"* oder *„wir vermuten irgend eine Besonderheit bei Z"* (Kleining 1994, 26). Das Vorwissen dient dazu, die Fragestellung unter theoretischen Perspektiven zu umreißen, es werden aber keine Hypothesen entwickelt und an der Empirie überprüft.

Die Regel von der Offenheit der Forschungsperson verlangt von der Forschungsperson die Fähigkeit, sich das eigene Vorverständnis sowie die eigenen Grundüberzeugungen und deren Einfluß auf den Forschungsprozeß bewußtmachen und sich davon distanzieren zu können (vgl. Kleining 1995, 231 ff.). M. E. wird sich der subjektive Einfluß auf die Erkenntnisgewinnung nie vollständig aus-

2. Wissenschaftstheoretische Basis und Forschungsansatz

schalten lassen. Ziel muß es jedoch sein, diese Beeinflussungen so weit wie möglich zu reduzieren und offen für Neues zu sein.[15]

Die dritte Regel von der maximalen strukturellen Variation der Perspektiven leitet die Datenerhebung. Sie beruht auf der Ansicht, daß das, was möglichst vielen und möglichst unterschiedlichen Sichtweisen bei der Betrachtung eines Gegenstandsbereichs gemeinsam ist, dessen objektive Struktur darstellt. Würde nur eine Perspektive berücksichtigt, so bliebe die Erkenntnis subjektiv (vgl. Kleining 1996, 228). Das Prinzip der maximalen strukturellen Variation der Perspektiven findet sich in anderen Arbeiten zur qualitativen Forschung unter dem Begriff der Triangulation[16] (vgl. Denzin 1989, 234 ff., Lamnek 1993, 245 ff., Marotzki 1995, 75 ff.). Denzin (1989, 234 ff.) unterscheidet (1) Daten-Triangulation, (2) Forscher-Triangulation, (3) Theorien-Triangulation und (4) Methoden-Triangulation. In der Triangulation sieht er zum einen eine Möglichkeit zur Überwindung der Schwächen einzelner Forschungsmethoden und zum anderen eine Strategie, um die Tiefe und Breite der Analyse zu erweitern (vgl. Denzin 1989, 246 f.). Auch für Marotzki (1995, 79 f.) besteht die Aufgabe der Triangulation in der Pluralisierung und Perspektivierung der Analyse. Übereinstimmend erklären beide Forscher, daß „objektive Wahrheit" auch auf diese Weise nicht erreicht werden könne, sie sei überdies nicht das Ziel qualitativer Forschung. Für Kleining dagegen stellt die Variation der Perspektiven die Voraussetzung dafür dar, um sich von den unterschiedlichen Sichtweisen der Subjekte lösen und so den „objektiven" Kern im Sinne von „Intersubjektivität" erkennen zu können (vgl. Kleining 1995, 242).

Praktisch bedeutet die dritte Regel, daß sich die Forschungsperson zu Beginn des Forschungsprozesses fragt, welche Personen, sozialen Gruppen und gesellschaftlichen und persönlichen Umstände den Gegenstand oder das Bild vom Gegenstand beeinflussen könnten (vgl. Kleining 1995, 237). Bei der Datenerhebung müssen dann diese unterschiedlichen Perspektiven berücksichtigt werden. Wenn

---

[15] Auch Kleining gesteht zu, daß die Offenheit einer Person nur begrenzt möglich ist und Datenerhebung und -auswertung durch die Subjektivität des Forschers geprägt werden. Um auch hier Intersubjektivität zu gewährleisten, schlägt er die Zusammenarbeit von zwei bis drei Forschungspersonen vor (vgl. Kleining 1995, 238).

[16] Der Begriff der Triangulation stammt aus dem Vermessungswesen. Er bezeichnet eine Methode, bei der mit Hilfe von drei bekannten Festpunkten die geographische Lage beliebiger Punkte ausgerechnet werden kann. Übertragen auf Forschungsverfahren hieße dies, daß durch z. B. unterschiedliche Methoden ein genaueres Bild des Forschungsgegenstandes ermittelt werden kann.

I Bestimmungselement „Pflegewirklichkeit"

beispielsweise vom Geschlecht ein Einfluß auf das Ergebnis vermutet wird, dann sollten bei der Datenerhebung sowohl Männer als auch Frauen einbezogen werden. Die Regel von der maximalen Variation der Perspektiven bezieht sich u. a. auf die Methoden, – hier sollten nach Kleining mindestens zwei eingesetzt werden –, auf die Samplezusammenstellung, – hier könnten das Geschlecht, das Alter, die soziale Stellung usw. variiert werden –, und auf die Aspekte innerhalb der Methoden, – hier könnten z. B. bei Interviews die Fragen verändert werden.

Die Datenauswertung soll, so die vierte Regel, durch Analyse auf Gemeinsamkeiten erfolgen. Die Gemeinsamkeiten, also die Aspekte, in denen die aus unterschiedlichen Perspektiven gewonnen Daten übereinstimmen, stellen die Struktur des Forschungsgegenstandes dar (vgl. Kleining 1995, 228).

Ziel der Datenauswertung ist es, aus dem konkreten Datenmaterial zunehmend abstraktere Strukturen zu gewinnen. Die gewonnenen Abstraktionen werden im nächsten Schritt wieder auf das Konkrete bezogen, dieses wird dadurch zum „geordneten" Konkreten. Indem der Forscher so auf einer höheren Stufe wieder zu seinem Ausgangspunkt zurückkehrt, kann der Entdeckungsprozeß als zirkulär bezeichnet werden. Dieser zirkuläre Prozeß wird im Verlauf der Forschung immer wieder durchlaufen, wobei von Durchlauf zu Durchlauf ein höherer Abstraktionsgrad erreicht wird.

Die zunehmende Abstraktion kann in Form eines Dreiecks dargestellt werden (vgl. Abbildung 1).

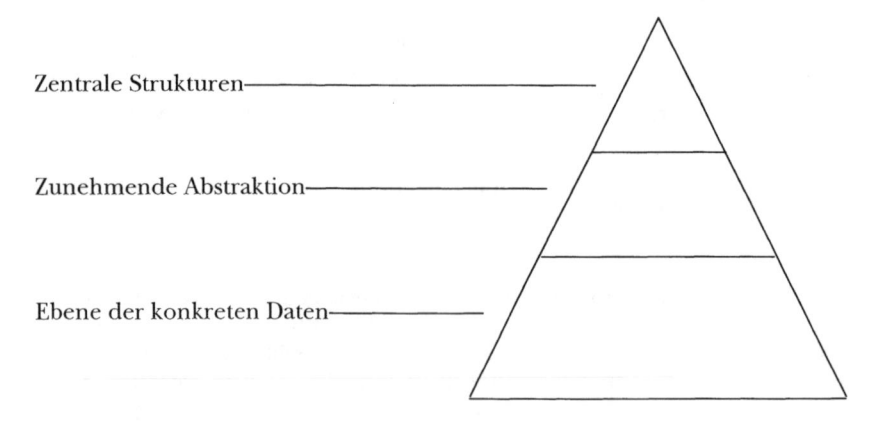

Abbildung 1: Zunehmender Abstraktionsgrad im Verlauf des qualitativ-heuristischen Forschungsprozesses

Die Zirkularität bedeutet auch, daß eine Gliederung des Forschungsverlaufs in Phasen nicht vorgenommen werden kann, sondern daß alle Forschungsaktivitäten, wie Datenerhebung und -auswertung, prinzipiell gleichzeitig stattfinden. So kann es auch keine abgeschlossene Planung geben, da sich der Forschungsprozeß an den sich herauskristallisierenden Gegenstand anpassen, immer wieder reflektiert und ggf. verändert werden muß (vgl. Kleining 1995, 270 f.).

Bei der Rückkopplung der Abstraktionen mit den konkreten Daten können Diskrepanzen zutagetreten, die zu neuen Erkenntnissen führen können. Zum einen könnten zu einigen Strukturelementen die dazu passenden Daten fehlen. Durch das Identifizieren solcher Leerstellen können mögliche soziale Gegebenheiten entdeckt werden, die bislang noch nicht bekannt oder zwar bekannt, aber nicht verwirklicht sind (vgl. Kleining 1995, 270). Zum anderen könnte es aber auch möglich sein, daß nicht alle Daten in die Strukturen eingeordnet werden können. In diesem Fall kann die Forschung noch nicht beendet werden. Die sogenannte 100%-Regel besagt nämlich, daß „alle" Daten die Analyse bestätigen müssen, oder in umgekehrter Form, daß kein Datum der Analyse widersprechen darf (0 %-Forderung) (vgl. Kleining 1995, 271 ff.). Eine weitere Voraussetzung für den Abschluß der Forschungsarbeit besteht darin, daß die angewandten Methoden zur Datenerhebung und -auswertung keine neuen Erkenntnisse mehr hervorbringen.

In der heuristischen Forschung sind drei Gültigkeitskriterien von Bedeutung, nämlich Verläßlichkeit (Reliabilität), Gültigkeit (Validität) und Geltung (Reichweite) (vgl. Kleining 1995, 273 ff.). Da die Prüfkriterien den heuristischen Verfahren immanent sind, gewährleistet die regelgerechte Anwendung der Forschungsmethode die Gültigkeit der Ergebnisse. Dies verlangt jedoch die Offenlegung des Vorgehens durch die Forschungsperson.

3. Durchführung der Untersuchung

Da sich der qualitativ-heuristische Forschungsprozeß immer wieder an den sich herausschälenden Forschungsgegenstand anpassen muß, kann die Darstellung des Prozesses nicht wie bei empirisch-analytischer Forschung nach Planung und Durchführung der Untersuchung unterteilt werden, sondern die forschungsbezogenen Entscheidungen können nur aus rückblickender Perspektive beschrieben werden. Dabei werden folgende Aspekte berücksichtigt: Perspektivenzusammenstellung (3.1), Feldzugang (3.2), Merkmale der Krankenhäuser und der

Stationen (3.3), Methoden (3.4), Samplezusammenstellung (3.5) und Auswertung (3.6). Da die Entscheidungen zu diesen unterschiedlichen Bereichen wechselseitig voneinander abhängig sind, sind bei der folgenden Darstellung Redundanzen unumgänglich.

3.1 Perspektivenzusammenstellung

Entsprechend des Prinzips von der maximalen strukturellen Variation der Perspektiven bestand der erste Schritt der Forschungsplanung in der Zusammenstellung von Sichtweisen bzw. Faktoren, die Einfluß auf die Betrachtung der Pflegepersonal-Patienten-Kommunikation haben können (vgl. Abbildung 2).

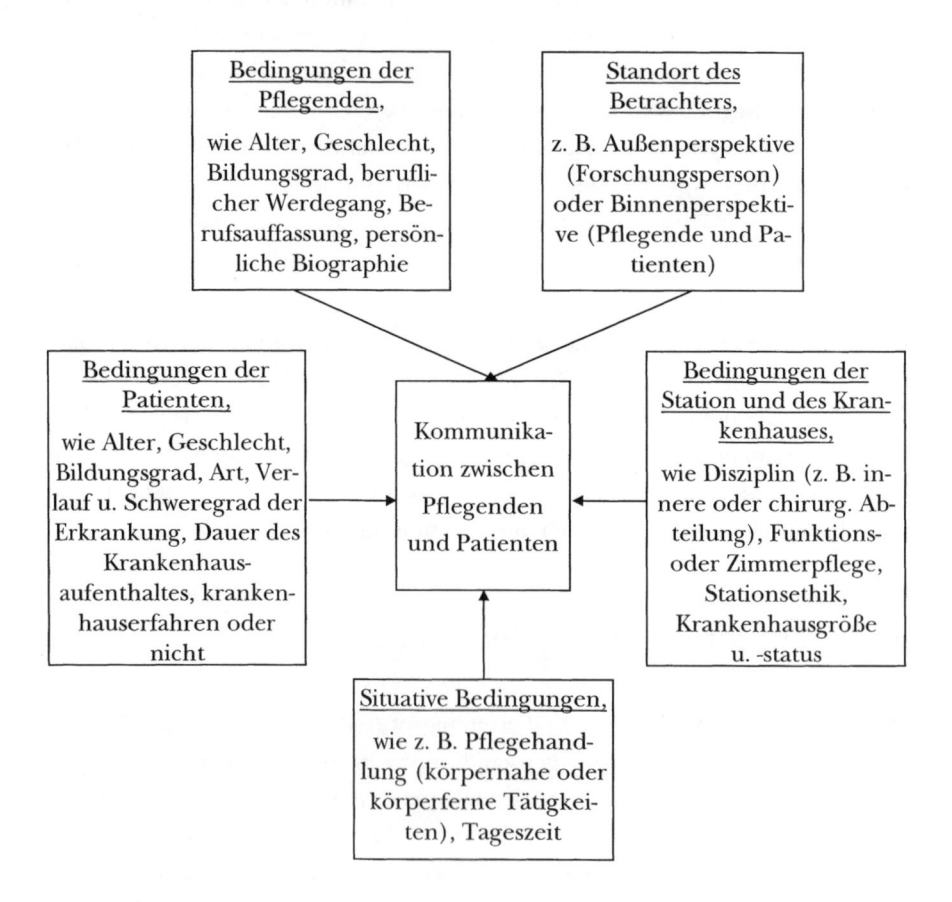

```
┌─────────────────────┐        ┌─────────────────────┐
│  Bedingungen der    │        │    Standort des     │
│    Pflegenden,      │        │    Betrachters,     │
│                     │        │                     │
│ wie Alter, Geschlecht,│      │ z. B. Außenperspektive│
│ Bildungsgrad, berufli-│      │  (Forschungsperson) │
│ cher Werdegang, Be-  │       │ oder Binnenperspekti-│
│ rufsauffassung, persön-│     │ ve (Pflegende und Pa-│
│  liche Biographie   │        │      tienten)       │
└─────────────────────┘        └─────────────────────┘
            ↘                       ↙
┌──────────────────────┐  ┌──────────────┐  ┌─────────────────────┐
│  Bedingungen der     │  │              │  │  Bedingungen der    │
│    Patienten,        │  │ Kommunika-   │  │ Station und des Kran-│
│                      │  │ tion zwischen│  │    kenhauses,       │
│ wie Alter, Geschlecht,│ →│  Pflegenden │← │ wie Disziplin (z. B. in-│
│ Bildungsgrad, Art, Ver-│ │ und Patienten│  │ nere oder chirurg. Ab-│
│ lauf u. Schweregrad der│ │              │  │ teilung), Funktions-│
│ Erkrankung, Dauer des│  │              │  │ oder Zimmerpflege,  │
│ Krankenhaus-         │  └──────────────┘  │    Stationsethik,   │
│ aufenthaltes, kranken-│         ↑          │ Krankenhausgröße    │
│ hauserfahren oder    │                    │     u. -status      │
│       nicht          │                    │                     │
└──────────────────────┘                    └─────────────────────┘
                      ┌─────────────────────┐
                      │ Situative Bedingungen,│
                      │                     │
                      │ wie z. B. Pflegehand-│
                      │ lung (körpernahe oder│
                      │ körperferne Tätigkei-│
                      │  ten), Tageszeit    │
                      └─────────────────────┘
```

Abbildung 2: Perspektivenzusammenstellung

3. Durchführung der Untersuchung

Bei der Datenerhebung wurden diese unterschiedlichen Perspektiven so weit wie möglich berücksichtigt, z. B. der Standort des Beobachters bei der Entscheidung für unterschiedliche Methoden, die Bedingungen der Pflegenden und der Patienten bei der Zusammenstellung des Samples, die Bedingungen der Station und des Krankenhauses bei der Auswahl der Untersuchungsstationen und die situativen Bedingungen bei der Auswahl der Beobachtungseinheiten.

3.2 Feldzugang

Die Datenerhebung wurde im wesentlichen auf einer internistischen Intensivstation und einer peripheren urologischen Station in zwei verschiedenen Krankenhäusern vorgenommen. Der Zugang gestaltete sich jeweils unterschiedlich. Auf der internistischen Intensivstation war die Forscherin zeitweise als Krankenschwester im Rahmen der Tätigkeit für eine Zeitarbeitsfirma beschäftigt. Bei einer Stationsbesprechung wurde der Plan für die Untersuchung zunächst mit den Mitarbeitern besprochen. Nach deren grundsätzlicher Zustimmung wurde Kontakt mit der Pflegedienstleitung aufgenommen, die das Vorhaben genehmigte.

Der Kontakt zu der peripheren urologischen Station verlief genau umgekehrt. Hier wurde zunächst ein Gespräch mit der Pflegedienstdirektorin des Krankenhauses geführt, die dann die Abteilungsleitungen ansprach und diese wiederum eruierten die Bereitschaft auf den Stationen. Zunächst wurde der Forscherin eine allgemeinchirurgische Station vorgeschlagen. Daraufhin stellte die Forscherin dieser Station das Projekt vor, allerdings waren die Mitarbeiter sehr skeptisch und lehnten die Teilnahme ab. Die Argumente lauteten z. B., daß das Personal auf der Station sowieso schon stark belastet sei und sich nicht noch zusätzlich mit der Untersuchung auseinandersetzen könne, daß das Hauptproblem bei der Kommunikation die mangelnde Zeit sei und dies Problem werde sich durch die Untersuchung nicht ändern, daß durch die Untersuchung den Pflegekräften ein schlechtes Gewissen gemacht werde und daß die Untersuchung eigentlich nicht erforderlich sei, da die Forscherin als erfahrene Pflegekraft eigentlich wissen müsse, welches die wesentlichen Probleme in der Kommunikation seien. Schließlich wurde der Forscherin von einem Abteilungsleiter eine urologische Station genannt. Die Forscherin kündigte das Projekt dort zunächst schriftlich an und nach einem Gespräch mit dem Personal wurde vereinbart, daß die Forscherin drei Tage auf der Station mitarbeitet, damit die Mitarbeiter die Gelegenheit haben, sie kennenzulernen. Erst dann sollte eine endgültige Entscheidung fallen.

I Bestimmungselement „Pflegewirklichkeit"

Letztlich stimmten die Mitarbeiter grundsätzlich zu. Sie legten Wert darauf, daß die Tonbänder nach Abschluß der Analyse vernichtet werden.

Die Einwilligung der einzelnen Pflegekräfte erfolgte auf beiden Stationen jeweils im Einzelgespräch. Dabei wurde auch vereinbart, an welchem Tag die Datenerhebung stattfinden sollte. Auch die Einwilligung der Patienten wurde im Einzelgespräch eingeholt (s. Anhang: Einverständniserklärung Patienten/Pflegekräfte).

3.3 Merkmale der Krankenhäuser und der Stationen

Die Datenerhebung im Krankenhaus erfolgte in zwei Phasen, von Mai 1995 bis September 1995 und von Oktober 1995 bis Januar 1996.

Das Beobachtungsfeld während der ersten Phase stellte eine internistische Intensivstation in einem staatlichen Krankenhaus mit ca. 1000 Betten dar. Die Station hatte 16 Betten, davon 8 Überwachungsbetten und 8 Intensivpflegeeinheiten mit Beatmungsmöglichkeit. Die Betten waren auf vier Vierbettzimmer aufgeteilt. Wie im allgemeinen auf Intensivstationen üblich wurde in der Organisationsform der Zimmerpflege gearbeitet. In der Frühschicht waren dort wochentags durchschnittlich etwa sechs examinierte Pflegekräfte eingesetzt. Auf der Station fanden einmal pro Monat Stationsbesprechungen und jede Woche freiwillige Supervisionssitzungen statt.

In der zweiten Phase wurden das Krankenhaus, die erforderliche Pflegeintensität, die Fachdisziplin und die Arbeitsorganisationsform variiert. Hier wurde eine periphere urologische Station in einem anderen staatlichen Krankenhaus mit ebenfalls ca. 1000 Betten ausgewählt. Die Station hatte 21 Betten in 11 Zimmern, darunter Ein-, Zwei und Dreibettzimmer. Die Arbeit wurde nach Funktionen aufgeteilt. In der Frühschicht arbeitete wochentags regelmäßig eine examinierte Pflegerin als Stationssekretärin sowie außerdem durchschnittlich etwa drei Pflegende, darunter auch Auszubildende oder eine Krankenpflegehelferin. Einmal pro Monat wurden Stationsbesprechungen abgehalten.

3.4 Methoden

Entsprechend dem Prinzip der maximalen strukturellen Variation der Perspektiven und dem bei der Perspektivenzusammenstellung ermittelten Einflußfaktor des Beobachterstandortes wurden in erster Linie zwei unterschiedliche Methoden der Datengewinnung eingesetzt, nämlich die nicht-teilnehmende, offene und unstrukturierte Beobachtung der Kommunikation zwischen Pflegenden und Patienten und halb-strukturierte, qualitative Interviews mit den beiden Betroffenengruppen. Durch die Beobachtungen, die durch die Tonbandaufzeichnung der Kommunikation zwischen Pflegenden und Patienten erfolgten, wurden in der vorliegenden Untersuchung die sich tatsächlich ereignenden verbalen Kommunikationsprozesse erhoben (vgl. Lamnek 1993b, 244). Mit den Interviews wurden die Deutungen und Bewertungen von Pflegenden und Patienten, also ihre Sichtweise von den gemeinsamen Gesprächen, erkundet (vgl. Lamnek 1993b, 243).

Im weiteren Verlauf der Untersuchung wurden außerdem Gedächtnisprotokolle von Gesprächen der Forscherin mit ehemaligen Patienten sowie mit ehemaligen und noch praktizierenden Pflegekräften sowie von eigenen Beobachtungen und Erfahrungen der Forscherin im Krankenhaus angefertigt. Desweiteren wurden veröffentlichte Berichte von ehemaligen Pflegekräften und Patienten über ihre Erfahrungen mit der Pflegekraft-Patienten-Interaktion sowie weitere Textdokumente, wie z. B. eine Broschüre, einbezogen.

3.4.1 Beobachtung

In der vorliegenden Untersuchung erfolgte eine unstrukturierte und offene Beobachtung im Feld. Die Beobachtungsdaten, nämlich die Gespräche zwischen Pflegenden und Patienten, wurden per Tonband aufgezeichnet. Es handelte sich um eine nicht-teilnehmende Beobachtung, denn die Forscherin hat zwar auf den Stationen mitgearbeitet und z. T. auch an Interaktionssituationen teilgenommen, doch die Teilnahme diente nicht der Erhebung weiterer Daten, sondern dazu, die Glaubwürdigkeit und Akzeptanz der Forscherin auf den Stationen zu erhöhen.

Die unstrukturierte Form ist bereits durch die Regeln der Offenheit von Forschungsgegenstand und Forschungsperson vorgegeben, die Kategorien wurden erst später aus den Daten entwickelt.

I Bestimmungselement „Pflegewirklichkeit"

Die offene Beobachtungsform erklärt sich aus der ethischen Notwendigkeit, die Patienten vorab zu informieren und sie um Einverständnis zu bitten. In Hinblick auf die Pflegenden hat die Offenlegung des Forschungsvorhabens außerdem die Wirkung, daß Pflegende sich mit Pflegeforschung auseinandersetzen und sie u. U. zum Anlaß nehmen, ihre eigene Berufspraxis zu reflektieren (zu ethischen Fragen ICN 1996 und Käppeli 1984). Die Beobachteten haben jeweils schriftlich ihr Einverständnis erklärt.

Das Beobachtungsfeld, also der räumliche und soziale Bereich, in dem beobachtet wurde, wurde entsprechend der zu Anfang identifizierten unterschiedlichen Perspektiven variiert. So wurden zwei Stationen mit unterschiedlichen Disziplinen (chirurgisch und intern) und unterschiedlicher Pflegeorganisationsform (Funktionspflege und Zimmerpflege) ausgewählt.

Als Beobachtungseinheit bzw. als Aufnahmeeinheit wurden zunächst Gespräche während der Unterstützung bei der Körperpflege gewählt, da während der Körperpflege ein längerer Kontakt zwischen Pflegenden und Patienten stattfindet und dabei intensive Gespräche möglich sind. Da auf der Intensivstation eher integrativ gearbeitet wird, waren in den Aufnahmen auch Gespräche während anderer Pflegehandlungen, wie z. B. Verbandswechsel, Vitalzeichenkontrolle und Versorgung mit Frühstück, enthalten. Um mögliche Unterschiede zwischen den Gesprächen bei Pflegehandlungen mit längeren und körpernahen Kontakten, wie der Körperpflege, und Gesprächen bei Pflegehandlungen, mit kurzen und z. T. eher körperfernen Kontakten, wie der Vitalzeichenkontrolle, zu erfassen, wurden auf der urologischen Station zwei zusätzliche Beobachtungseinheiten bzw. Beobachtungssituationen aufgenommen, nämlich Gespräche während des Verbandswechsels und während der Vitalzeichenkontrolle. Eine tageszeitliche Variation wurde nicht vorgenommen, alle Gespräche fanden vormittags statt. Die Gespräche ereigneten sich zum Teil in Einbett-, zum Teil in Mehrbettzimmern.

Bei dem Aufnahmegerät handelte es sich um einen Walkman mit Aufnahmefunktion, der jeweils möglichst unauffällig deponiert wurde. Auf der ersten Station bediente die Forscherin das Aufnahmegerät selbst. Es wurde an eine Stelle deponiert, an der es nicht unmittelbar ins Auge fiel. Auf der zweiten Station übernahmen die Pflegekräfte die Bedienung des Gerätes. Mehrere Pflegekräfte und Patienten berichteten, daß ihnen die Aufnahmesituation zu Beginn der Gespräche noch bewußt war, daß sie dies nach wenigen Minuten aber vergessen hätten. Eine Pflegekraft gab an, daß sie die ganze Zeit daran habe denken müssen.

3.4.2 Interviews

Sowohl mit Pflegekräften als auch mit Patienten wurden halb-strukturierte Interviews geführt. Den Interviews lag ein Interviewleitfaden mit offenen Fragen zugrunde. Der Erzählfluß wurde durch erzähl- und verständnisgenerierende Interviewstrategien und einen weichen Kommunikationsstil unterstützt.

Die Entscheidung für halb-strukturierte Interviews wurde zum einen von der Vermutung geleitet, daß sich viele der Befragten mit ihrer Kommunikation möglicherweise bisher nur wenig bewußt auseinandergesetzt haben und daß daher eine Förderung ihrer Reflexionen durch vorgegebene Strukturen bzw. Fragen erforderlich ist, um möglichst viele Informationen zu erhalten. Für leitende Fragen spricht auch das bereits vorhandene themenzentrierte Forschungsinteresse. Zum anderen sollte aber die Prädetermination der Antworten durch die Fragen möglichst gering gehalten werden. Halb-strukturierte Interviews stellen einen Kompromiß zwischen strukturierten und nicht-strukturierten Interviews dar. Sie gewährleisten auf der einen Seite, daß bestimmte, die Forschungsperson interessierende Fragen angesprochen werden und ermöglichen auf der anderen Seite die flexible Anpassung an die von den Befragten gesetzten Schwerpunkte.

In den Interviews wurden offene Fragen eingesetzt. Offene Fragen geben den Befragten die Möglichkeit, die Antworten selbst zu strukturieren und darin ihre Deutungsmuster und Wirklichkeitsstrukturierungen zum Ausdruck zu bringen.

Der Interviewleitfaden (s. Anhang) bildete das Rahmengerüst für das Interview. In ihm spiegelt sich das thematische Interesse der Forscherin wider. Das thematische Interesse bezog sich

- auf die die Kommunikation leitenden Erwartungen und Ziele von Pflegekräften und Patienten,
- auf die von Pflegekräften und Patienten erfahrenen Extremsituationen in der Kommunikation, denn wie Kleining (1994, 30) ausführt, kann am *„Extremfall"* das Charakteristische einer sozialen Situation am besten untersucht werden und
- auf die wünschenswerten kommunikativen Fähigkeiten von Pflegekräften.

In den Interviews wurden neben den Fragen des Interviewleitfadens erzähl- und verständnisgenerierende Interviewstrategien, wie Nachfragen, Verständnisfragen, Paraphrasen und vorsichtiges Interpretieren, verwendet. Diese sollten die Gesprächsbereitschaft der Befragten fördern und der Klärung inhaltlicher Unklarheiten sowie mehrdeutiger oder oberflächlicher Antworten dienen. Darüber hinaus wurden aber zum Teil auch neue inhaltliche Fragen gestellt, die sich entweder aus der Interviewsituation ergaben oder die durch die Analyse der bereits vorhandenen Daten entstanden waren.

Die Interviews mit den Patienten fanden in den jeweiligen Patientenzimmern, die mit den Pflegekräften in den meisten Fällen in einem Besprechungszimmer statt.

Der Kommunikationsstil der Interviews war zum Teil dadurch geprägt, daß die Forscherin als Krankenschwester auf den Stationen mitgearbeitet hat, d. h. die Befragten sahen in der Interviewerin nicht nur die Interviewerin, sondern die Patienten sahen in ihr auch die Pflegekraft, die Pflegekräfte die Kollegin. Diese natürliche Situation erleichterte die Herstellung eines Vertrauensverhältnisses, wodurch die wahrheitsgetreue, zuverlässige und gültige Beantwortung der Fragen eher wahrscheinlich ist. Dies ist gerade bei persönlichen Themenbereichen von großer Bedeutung, da hier häufig Hemmungen bestehen, sich zu öffnen. Allerdings sind damit auch Schwierigkeiten verbunden, so begannen z. B. einige Patienten von ihren Sorgen zu berichten. In diesen Fällen ließ die Forscherin den Bedürfnissen der Patienten für einige Zeit Raum und lenkte dann die Aufmerksamkeit wieder zurück auf die Fragen.

3.5 Sample

Eine gezielte Auswahl der Personen nach Extremgruppen war nicht möglich, da die Forscherin auf die freiwillige Mitarbeit von Pflegenden und Patienten angewiesen war. Die Zusammenstellung ist daher eher zufällig entstanden, trotzdem lassen sich Variationen erkennen. An den Gesprächen während der Körperpflege waren 15 Pflegende, darunter ein Auszubildender, und 15 Patienten, an den Gesprächen während des Verbandswechsels und der Vitalzeichenkontrolle 22 weitere Patienten sowie zwei Krankenpflegeschülerinnen beteiligt. Einige Patienten haben mehrmals, d. h. in Gesprächen mit verschiedenen Pflegenden und bei unterschiedlichen Pflegehandlungen, teilgenommen. Interviews wurden mit denjenigen Pflegekräften und Patienten geführt, die an den Gesprächssituationen während der Körperpflege beteiligt waren, es liegen daher Interviews mit 15 Pflegenden und mit 14 Patienten vor. Die 15. Patientin war nach der Körperpflege nicht mehr in der Lage, ein Interview zu führen, da sie ein starkes Schmerzmittel erhalten hatte. Angaben über die soziodemographischen Merkmale der Beteiligten können der Tabelle 1 entnommen werden.

3. Durchführung der Untersuchung

Tabelle 1: Übersicht über das Sample

Pflegende	
Alter:	22-47 Jahre
Berufserfahrung:	2. Ausbildungsjahr bzw. 4 Jahre (einschl. der Ausbildung) bis 20 Jahre
Bildungsstand:	mittlere Reife, Fachabitur, Abitur
Geschlecht:	neun weibliche und sechs männliche Pflegende
Familienstand:	verheiratet und ledig, mit Kinder und ohne
Berufszeit auf der Station:	6 Monate bis 10 Jahre bzw. beim Auszubildenden 5 Wochen
Patienten[17]	
Alter:	48 bis 84 Jahre
Geschlecht:	acht weibliche und sieben männliche Patienten
Beruf:	Akademiker, Angestellte und Arbeiter
Dauer des Krankenhausaufenthaltes zum Zeitpunkt der Datenerhebung:	1 Tag bis 2 Monate
Schweregrad, Art und Verlauf der Erkrankung:	<ul><li>schwerkranke Patienten, z. B. mit Krebserkrankungen oder dekompensierter Herzinsuffizienz</li><li>chronisch kranke Patienten, z. B. eine querschnittsgelähmte Patientin</li><li>Patienten nach leichten oder schweren Herzinfarkten</li><li>Patienten nach größeren Operationen, wie z. B. Operationen am Herzen</li><li>Patienten nach kleineren Operationen, wie z. B. transurethraler Prostataresektion</li></ul>

Bei der Zusammenstellung des Samples wurde auch auf die Kombination der Geschlechter geachtet. Dabei kommen sämtliche Variationsmöglichkeiten vor,

---

[17] Die Angaben über die Patienten beziehen sich nur auf die Patienten, die an Gesprächen während der Körperpflege teilgenommen haben bzw. mit denen Interviews geführt wurden. Aus pragmatischen Gründen wurden nur von diesen Patienten die soziodemographischen Daten systematisch erhoben.

nämlich Pflegerin-Patient, Pfleger-Patientin, Pflegerin-Patientin und Pfleger-Patient.

Ein Defizit bei der Auswahl des Samples stellt die geringe Variation des Alters dar. Hier fehlen ältere Pflegende und jüngere Patienten. Allerdings waren bei den Gesprächen während des Verbandswechsels auch jüngere Patienten (circa 30 Jahre alt) beteiligt, sie wurden jedoch nicht interviewt. Dies hängt damit zusammen, daß nur Patienten interviewt wurden, die zuvor bei der Körperpflege unterstützt werden mußten. Junge Patienten, bei denen dies der Fall war, befanden sich jedoch während des Erhebungszeitraumes nicht auf den ausgewählten Stationen.

Die älteste Pflegende in der Untersuchung ist nur 47 Jahre alt und damit genau ein Jahr jünger als der jüngste teilnehmende Patient. Auch wenn dieses Alter im Vergleich zu dem der Patienten relativ jung erscheinen mag, so handelte es sich aber um die älteste Pflegende, die auf den beiden Stationen arbeitete. Insofern wurde hier die größtmögliche Variation erreicht.

Dadurch, daß die Forscherin auf die freiwillige Mitarbeit der Pflegekräfte angewiesen war, ist im Sample eine gewisse Selektivität gegeben. Es kann vermutet werden, daß nur diejenigen bereit sind, an einer solchen Untersuchung teilzunehmen, die davon überzeugt sind, daß sie sich mit ihrem Verhalten zeigen können und nichts zu verbergen haben. Dies könnte dazu führen, daß von Pflegenden negativ bewertete Verhaltensweisen in den Beobachtungsdaten nicht oder kaum vorkommen. Um diesem Defizit zu begegnen, wurde in den Interviews insbesondere auch nach Konfliktsituationen und negativen Erfahrungen gefragt.

3.6 Auswertung der Daten

Das Material wurde vollständig transkribiert. Die gesprochene Sprache wurde mittels Standardorthographie rekonstruiert und auch paralingusitische Äußerungen (hm, äh, Pausen usw.) wurden registriert (zu Transkriptionsverfahren Fuchs 1984, 269 ff.). Im Verlauf der Analyse stellte sich allerdings heraus, daß eine so aufwendige Transkription nicht erforderlich gewesen wäre. Für die Analyse wurde das verschriftlichte Material kopiert.

Die Auswertung erfolgte bereits parallel zur Datenerhebung. Die jeweils neu erhobenen Daten wurden in die Analyse einbezogen. Zu Beginn wurde also zunächst mit einer kleineren Datenmenge gearbeitet, die nach und nach anwuchs. Insgesamt zog sich die Auswertung über einen relativ langen Zeitraum hin (ca. 2,5 Jahre). Der Prozeß verlief nicht linear, zwischendurch verfolgte die Forscherin unterschiedliche Fragen, die sich z. T. als nicht fruchtbar erwiesen und die dann wieder verworfen wurden. Ideen für Kategorien entstanden manchmal sehr plötzlich. Wittneben (1993, 204) kennzeichnet diese Art von Erkenntnisgewinn in Anschluß an Quinn (1986) als *„educated hunches"* oder *„professionelle Gedankenblitze"*. Zahlreiche weiterführende Fragen und Erkenntnisse wurden durch die Diskussion mit anderen Forscherinnen gewonnen. Die vielen gedanklichen Bewegungen können zwar nicht im einzelnen beschrieben werden, folgende Darlegungen sollen aber einen Eindruck von der Arbeitsweise vermitteln.

Für die erste Durchsicht der Daten war die Frage leitend, welche Themen in den Daten angesprochen bzw. welche Handlungen/Ziele damit verfolgt werden. Entsprechend der thematischen Struktur wurde das Material in Sequenzen unterteilt und auseinandergeschnitten. Die Sequenzen erhielten jeweils eine kurze Überschrift, wie z. B. „Ankündigung Elektroden", „private Kommunikation über Tochter der Patientin", „Pat über ihre Brüste: negative Einstellung", „Ankündigung Betten".

Im nächsten Analyseschritt wurden die Sequenzen nach Themenbereichen geordnet. Dabei wurden vier Themenbereiche identifiziert, nämlich erstens Handlungsplanung, zweitens Pflegeprobleme, drittens Information und viertens emotionale Beziehungen. Bei Betrachtung der Themenbereiche wurde festgestellt, daß beide Beteiligte in den vier Bereichen jeweils Vorstellungen davon zum Ausdruck bringen, was sie selbst tun möchten und davon, was sie von anderen erwarten. Daraus entwickelten sich die Fragen, wie Pflegekräfte und Patienten auf das Verhalten des jeweils anderen Einfluß zu nehmen versuchen bzw. wie sie versuchen, ihre Vorstellungen von ihrem eigenen Handeln beim anderen durchzusetzen. Durch diese neuen Fragen wurden die Sortierung nach Themenbereichen wieder aufgelöst.

Die Antworten auf diese Fragen wurden im nächsten Schritt auf Gemeinsamkeiten untersucht. Dies soll beispielhaft an der Frage, wie Pflegekräfte ihre Vorstellungen von dem, was sie selbst am Patienten tun möchten, durchsetzen, und wie Patienten darauf reagieren, demonstriert werden. Auf diese Frage fanden sich in den Daten z. B. folgende Antworten:[18]

---

[18] Zeichenerklärung und Abkürzungen s. S. 61.

I Bestimmungselement „Pflegewirklichkeit"

nichts ansagen

> PK: /.../ also wichtig ist, finde ich, und das, man man äh verlernt, kann es schnell wieder verlernen, daß das, was man Patienten oder mit dem Patienten machen möchte, daß man das vorher ansagt, oder so ne. Daß man das mit ihm so bespricht meinetwegen, ne. Und das vergißt man ja ganz schnell, man prrr, Decke weg, Spritze rein, <.> /.../. (Int PK M)

Ankündigung PK: Waschen des Genitalbereichs

> PK: So denn wasch ich Sie mal unten rum.
> Pat: Ja.
> (..)
> (Komm F1)

PK fragt Pat um Einverständnis: Abführzäpfchen

> PK: Frau F?
> Pat: Ja.
> PK: Ist es Ihnen recht, wenn ich Ihnen heute morgen zwei Abführzäpfchen gleich gebe?
> Pat: Warum?
> PK: Weil Sie schon vier Tage keinen Stuhlgang hatten.
> Pat: Dann hab ich auch nichts drin.
> PK: (lacht) Da wär ich nicht so überzeugt von. (..) Wollen wir das gleich nachm Waschen machen?
> Pat: Ja.
> (Komm F2)

PK kündigt Rasur an/Patient weigert sich

> PK: Und wenn ein Mann sagt, er will sich nicht rasieren (lassen), obwohl er sonst überhaupt keinen Bart hat, dann <.> sich nicht rasieren, dann ist das seine Entscheidung. /.../ Man kann drauf hinweisen und sagen, wenn heute nicht rasiert wird, morgen wird das schwieriger, dann sind die Stoppeln hart, dann tuts sicherlich weh. Und wenn man nicht son leistungsstarken Rasierapparat auf Station hat, dann muß dem Patienten das aber klar sein. Aber wenn er sich entschiedet, ich laß mich heute nicht rasieren, dann <..>. (Int PK L, Einschub I. D.)

3. Durchführung der Untersuchung

Patienten, die irgendwelche Dinge nicht einsehen

> *PK: Es gibt natürlich Patienten, die irgendwelche Dinge nicht einsehen wollen ähm und auch schwer davon zu überzeugen sind, puh, auch wenn mans ihnen noch so geduldig erklärt hat und der Doktor vielleicht auch noch irgendwas erklärt hat, dann äh find ich das schwierig, wenn die Patienten das immer noch nicht einsehen und immer noch so handeln wie vorher und dann ihre Erkrankung vielleicht nicht besser wird, ha, denkt man sich so im Hinterkopf, naja gut, die sind ja selber schuld, nach dem. Und dann wandelt sichs auch so, auch wenn mans verstecken will oder wenn man, wenn man das immer son bißchen runterschluckt oder unterdrücken will, wandelt sich auch son bißchen das Verhältnis zu dem Patienten mehr in eine noch etwas eisigere Stimmung. (Int PK J)*

Welches sind nun die Gemeinsamkeiten dieser Textsequenzen in Hinblick auf die Frage, wie Pflegekräfte ihre Vorstellungen von dem, was sie am Patienten tun möchten, durchsetzen? Die Sequenzen wirken auf den ersten Blick widersprüchlich. In der ersten Sequenz macht die Pflegekraft etwas am Patienten, ohne diesen vorher darauf vorzubereiten („nichts sagen"), in zwei Sequenzen kündigt die Pflegekraft ihr Vorhaben an („Ankündigung PK: Waschen des Genitalbereichs", „PK kündigt Rasur an/Pat weigert sich"), in einer Sequenz wird ausdrücklich um die Zustimmung der Patientin gebeten (PK fragt Pat um Einverständnis: Abführzäpfchen") und in einer Sequenz wird das Vorhaben vermutlich auch angekündigt und in einem Gespräch erklärt („Patienten, die irgendwelche Dinge nicht einsehen"). Nachdem der Patient in der letzten Sequenz die Mitarbeit weiterhin verweigert, wird die „Stimmung" „eisiger", offenbar reduziert die Pflegerin daraufhin ihre emotionale Zuwendung. Auch dies kann als Versuch angesehen werden, den Patienten doch noch zu einer Änderung seines Verhaltens zu bewegen. Die Sequenzen „PK kündigt Rasur an/Pat weigert sich" und „Patienten, die irgendwelche Dinge nicht einsehen" zeigen, daß Patienten durchaus nicht immer einverstanden sind mit dem, was Pflegekräfte tun wollen und daß sie die Vorhaben der Pflegekräfte auch zurückweisen. Darüber hinaus machen sie darauf aufmerksam, daß eigentlich jede Handlung, die an Patienten durchgeführt wird, ihrer Zustimmung bedarf und umgekehrt, daß Patienten fast jede Handlung auch ablehnen könnten. Die Strategien der Pflegekräfte, ihre Vorhaben durchzusetzen, können daher unter der Perspektive betrachtet werden, wie sie mit diesem Umstand umgehen, ob sie den Patienten tatsächlich ermöglichen, eine selbstbestimmte Entscheidung zu treffen oder nicht. Aus dieser Perspektive wurden im Verlauf der Analyse die Handlungsmuster der Pflegekräfte „Entscheidungsfreiheit ermöglichen" und „Entscheidungsfreiheit behindern" entwickelt.

I Bestimmungselement „Pflegewirklichkeit"

Die Handlungsmuster sind bereits Kategorisierungen auf einem relativ hohen Abstraktionsgrad. Mehrere Handlungsmuster von Pflegekräften und Patienten wurden dabei zu einer zentralen Kategorie zusammengeführt. So wurden die Handlungsmuster der Pflegekräfte „Eigenverantwortung ermöglichen" und „Eigenverantwortung behindern" gemeinsam mit den Handlungsmustern der Patienten „kooperativ sein", „kooperativ sein, aber nicht kooperativ sein wollen", „scheinbar kooperativ sein" und „Erwartungen der Pflegekräfte zurückweisen" zur Kategorie „Entscheidungsfreiheit der Patienten" zusammengeführt. Auf diese Weise konnten insgesamt vier zentrale Strukturen entdeckt werden, nämlich

- Macht der Pflegekräfte,
- Entscheidungsfreiheit der Patienten,
- Druckmittel der Patienten,
- Entscheidungsfreiheit der Pflegekräfte.

Die Kategorien „Macht der Pflegekräfte" und „Druckmittel der Patienten" setzen sich jeweils aus zwei Subkategorien zusammen, nämlich die Kategorie „Macht der Pflegekräfte" aus der „Zwingenden Macht" und der „Verweigernden Macht" und die Kategorie „Druckmittel der Patienten" aus dem „Druckmittel der Bestrafung" und dem Druckmittel „Der Patient als Kunde".

Zentrale Strukturen
(z. B. „Entscheidungsfreiheit der Pat")

Subkategorien
(Nur bei „Macht der PK" und „Druckmittel der Pat")

Handlungsmuster der PK/
Handlungsmuster der Pat
(z. B. PK: „Entscheidungsfreiheit ermöglichen"
    Pat: „kooperativ sein")

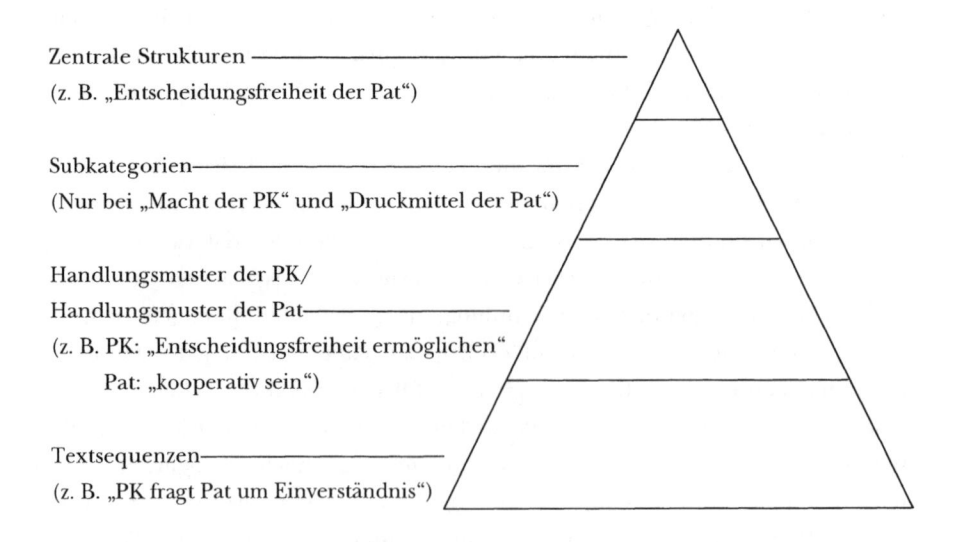

Textsequenzen
(z. B. „PK fragt Pat um Einverständnis")

Abbildung 3: Zunehmende Abstraktion der Analyse in der vorliegenden Untersuchung

4. Ergebnisse

In der Kommunikation zwischen Pflegekräften und Patienten konnten vier zentrale Kategorien bzw. Strukturen identifiziert werden, nämlich erstens „Macht der Pflegekräfte", zweitens „Entscheidungsfreiheit der Patienten", drittens „Druckmittel der Patienten" und viertens „Entscheidungsfreiheit der Pflegekräfte". Die Kategorien wurden durch die Zusammenführung von Textsequenzen zu Handlungs- bzw. Kommunikationsmustern und durch die Zusammenführung der Handlungs- und Kommunikationsmuster zu eben diesen Kategorien gewonnen. Die Kategorien „Macht der Pflegekräfte" und „Druckmittel der Patienten" bestehen jeweils aus zwei Subkategorien, nämlich die Kategorie „Macht der Pflegekräfte" aus den Kategorien „zwingende Macht" und „verweigernde Macht" und die Kategorie „Druckmittel der Patienten" aus den Kategorien „Druckmittel der Bestrafung" und Druckmittel „Der Patient als Kunde".

Der folgende Text ist so aufgebaut, daß zunächst Kommunikations- bzw. Handlungsmuster der Pflegekräfte und der Patienten beschrieben und mit Beispielen aus dem Datenmaterial[19] veranschaulicht werden. Nach der Beschreibung der Handlungs- bzw. Kommunikationsmuster werden deren Gemeinsamkeiten herausgearbeitet. Die gemeinsamen Merkmale der zu einer zentralen Kategorie zusammengeführten Kommunikations- bzw. Handlungsmuster stellen die Kennzeichen der übergeordneten Kategorien dar. Abschließend wird das Verhalten der Pflegekräfte und der Patienten innerhalb einer Kategorie zusammenfassend dargestellt. Die Gliederung zeigt bereits das Analyseergebnis, denn sie beginnt mit der Benennung der zentralen Struktur, der ein Handlungsmuster zugeordnet ist.

---

[19] Transkriptionsregeln und Abkürzungen:

PK B, C, ...P	= Pflegekräfte
Pat B, C,....P	= Patienten
F	= Frage der Interviewerin
Int	= Ausschnitt aus einem Interview
Komm	= Ausschnitt aus einem Gespräch
Komm K, VW	= Gespräch, das während des Verbandswechsels stattfindet und von Pflegekraft K geführt wird, entsprechend bei anderen Pflegekräften
Int Pat B	= Interview mit Patientin B
(...)	= Pause, ein Punkt entspricht jeweils einer Sekunde
(10 sec)	= 10 sec Pause bzw. je nachdem, was angegeben ist
<...>	= unverständlich, Länge entsprechend wie bei den Pausen
/.../	= Auslassung

I Bestimmungselement „Pflegewirklichkeit"

Die zentralen Kategorien stehen für Bedingungen, die in Kommunikationssituationen zwischen Pflegekräften und Patienten wirksam sind. Die Handlungs-/Kommunikationsmuster stellen typische Bewältigungsformen dieser Bedingungen dar.

Den folgenden Kapiteln 4.1 bis 4.4 (entsprechend der vier zentralen Kategorien bzw. Strukturen) werden zur besseren Übersichtlichkeit jeweils eigene Gliederungen vorangestellt.

4.1 Macht der Pflegekräfte
4.1.1 Zwingende Macht der Pflegekräfte
4.1.1.1 Handlungs- und Kommunikationsmuster der Pflegekräfte

In Vertretung und respektvoll handeln
  „Und alles gemacht und getan"
  „Liebevolle Behandlung"

Zwingend handeln
  „Ich entscheide mich für subtilere Rachemethoden"
  „Fixieren von Leuten"
  „Irgendwie kriegst Du sie ja immer ruhiggestellt"
  „Einzelhaft in der Psychiatrie"
  „Manche Pflegekräfte sind son bißchen robust"

4.1.1.2 Handlungs- und Kommunikationsmuster der Patienten

Hinnehmende Haltung
  „Sich alles gefallen lassen"

Aufbegehrende Haltung
  „Da hab ich so meine entsprechende Antwort gegeben"

4.1.2 Verweigernde Macht der Pflegekräfte
4.1.2.1 Handlungs- und Kommunikationsmuster der Pflegekräfte

Bedürfnisse erfüllen
  „Ja" (Das kann ich für Sie tun)
  „Soll ich Ihnen...?"
  „Ihm (das) dann zu erklären"

Bedürfniserfüllung offen verweigern
  „Nein, Sie haben so und so lange zu liegen"
  „Das muß so sein."
  „Die vertrösten einen immer"

„Laß mich in Ruh"

Bedürfniserfüllung verdeckt verweigern
„Schnelle und hektische Art"
„Das glaub ich Ihnen"
„Du machst dann einfach nur was, um den Patienten zu beruhigen"
„Und denn möchte ich die ja nicht entmutigen"
„Ich versuch da einfach drumrum irgendwie zu schiffen"

4.1.2.2 Handlungs- und Kommunikationsmuster der Patienten

Wünsche bittend äußern und danken
„Jetzt habe ich wieder eine Bitte"
„Ich bin ja sehr vorsichtig mitm Klingeln"
„Die sind so dankbar"

Wünsche gar nicht oder indirekt äußern
„Die Schwester habe sich das ja denken können"
„Sich-Anstellen"

Kindliches Verhalten
„Wie son kleines Kind"

Auf Wünschen bestehen
„Fordernde Leute"
„Da muß man ja mal..."
„Ich fand das nicht gut"

4.1.3 Zusammenfassung
4.1.3.1 Bedingungen der Kategorie „Macht der Pflegekräfte"
4.1.3.2 Verhalten von Pflegekräften und Patienten unter den Bedingungen der Kategorie „Macht der Pflegekräfte"

4.1 Macht der Pflegekräfte

4.1.1 Zwingende Macht der Pflegekräfte

Diese Machtform besteht bei der Pflege von Patienten, die aufgrund körperlicher und/oder geistiger Beeinträchtigung nicht in der Lage sind, eigenverantwortlich pflegebezogene Entscheidungen zu treffen und z. B. Pflegebedürfnisse zu äußern oder sich gegen entsprechende Entscheidungen der Pflegekräfte, mit denen sie nicht einverstanden sind, zu wehren. Dies betrifft insbesondere die

I Bestimmungselement „Pflegewirklichkeit"

Pflege auf Intensivstationen, aber auch grundsätzlich die Pflege Schwerkranker, oft die Pflege alter Menschen und unter bestimmten Bedingungen die Pflege geistig beeinträchtigter Personen. Sie beruht außerdem darauf, daß Pflegekräfte über Machtmittel verfügen, mit deren Hilfe sie Patienten zu Handlungen nötigen können. Schließlich betrifft zwingende Macht die Art und Weise der Durchführung von Pflegehandlungen, d. h. sie ist in jeder Situation gegeben, in der Pflegekräfte an Patienten Handlungen vollziehen.

4.1.1.1 Handlungs- bzw. Kommunikationsmuster der Pflegekräfte

Zur Machtform „zwingende Macht" wurden zwei Handlungs- und Kommunikationsmuster der Pflegekräfte zusammengefaßt, nämlich „in Vertretung und respektvoll handeln" und „zwingend handeln".

In Vertretung und respektvoll handeln

In diesem Handlungsmuster handeln die Pflegekräfte stellvertretend im Sinne der Patienten, d. h., daß sie für die Patienten Pflegehandlungen vollziehen, die diese, wenn sie bei voller geistiger und körperlicher Leistungsfähigkeit wären, so veranlassen oder selbst so ausführen würden.

„Und alles gemacht und getan"

Dieses Handlungsmuster wird deutlich, wenn Patienten im Interview hervorheben, daß sie sich während der Durchführung der Pflegehandlungen wohl und sicher gefühlt haben.

> Pat: Den (Pfleger, I. D.) fand ich ast, astrein. Nech, bemüht, vorsichtig, und der merkte ja mit einem Mal, daß ich denn wieder leicht wegtrat. Ich sag, Mensch, jetzt muß ich mich hinsetzen, und sagt er, komm denn gleich ins Bett. <.> und so weiter und so fort, hier wieder her, und alles gemacht und getan, nee also, gegen den Pfleger kann man absolut nicht sagen. Das hat er alles fantastisch gemacht. (...) Der schrubbte meinen Rücken, holte die Seife und so weiter, nech. (Int Pat N)

> Pat: Ich hab mich wohlgefühlt. Ja, vor allen Dingen, nech, sie sie hat <.> , die Handgriffe sitzen. (...) Sie, sie versteht es, sag ich mal, das, den Ablauf so zu gestalten, daß man sich selber wohlfühlt, sicher fühlt, nech, sie fragt ja auch dauernd nach, ist auf Sicherheit sehr bedacht, nech, daß sie gleich immer, daß sie gleich, sagen Sie Bescheid, wenn was ist, nech und so. (Int Pat I)

„Liebevolle Behandlung"

Alle Patienten, mit denen nach der Körperpflege Interviews geführt wurden, äußerten sich sehr zufrieden insbesondere auch mit der Art der Beziehungsgestaltung durch die an der Untersuchung beteiligten Pflegekräfte.

> *Pat: Nech, denn die Schwester E war nun eine, eine der besten, was Kommunikation und liebevolle Behandlung anbelangt (Int Pat E).*

> *Pat: Gelassenheit haben andere auch, aber, ich weiß auch nicht, was für eine Ausstrahlung und irgendwie eine Ruhe und äh „So schlimm ist das ja alles nicht", ich meine, also ich find das ganz toll. Auch wenn man das bei einigen anderen auch findet, aber in ganz anderer Form. (Int Pat G)*

Pflegekräfte handeln nicht nur „in Vertretung und respektvoll", indem sie die Pflegehandlungen in einer angenehmen Weise durchführen, sondern auch, indem sie bei Patienten, die nicht in der Lage sind, selbst Entscheidungen zu treffen, von sich aus Pflegemaßnahmen ergreifen, die nach ihren Antizipationen im Sinne der Patienten sind. Auf diese Weise handeln Pflegekräfte in zahlreichen Situation „in Vertretung": sie führen die Körperpflege durch, sie wenden Prophylaxen an, sie führen ärztliche Anordnungen durch, sie sorgen für die Ernährung und die Ausscheidung der Patienten, sie kümmern sich um Hygiene und die Sicherheit technischer Geräte u. v .m.

Zwingend handeln

In diesem Handlungsmuster handeln Pflegekräfte nicht stellvertretend im Sinne des Patienten, d. h., daß Patienten mit der Handlung an sich oder mit der Art und Weise der Durchführung nicht einverstanden sind oder wären. „Zwingende" Handlungen können sowohl gegen den vermutlichen Willen eines Patienten als auch gegen den explizit geäußerten Willen vorgenommen werden. Der Einsatz von Machtmitteln, wie Fixierungsmitteln, mit denen Patienten zu Handlungen gezwungen werden können, ist unter bestimmten rechtlichen Bedingungen legitim, z. B. wenn erhebliche Gefahren für den Patienten oder für Dritte nur auf diese Weise abgewendet werden können.

In den von der Autorin im Krankenhaus erhobenen Interviews und in den aufgezeichneten Gesprächen werden von den Pflegekräften solch „zwingende" Handlungen, bei denen sie mehr oder weniger bewußt an Patienten gegen deren Willen etwas tun bzw. dies in einer Art tun, die nicht dem Willen des Patienten entspricht, kaum thematisiert bzw. nur im Zusammenhang mit legitimen Machtmitteln, wie fixieren und sedieren. Dies könnte damit zusammenhängen, daß die bewußte Durchführung „zwingender" Handlungen zwar erfolgt, Pflegende darüber aber nicht offen sprechen und dies nicht zugeben, weil dies eigentlich pflegerischen Normen widerspricht und sie sich nicht bloßstellen wollen.

„Ich entscheide mich für subtilere Rachemethoden"

Das folgende Beispiel für eine „zwingende" Handlung stammt daher nicht aus den im Rahmen der vorliegenden Studie geführten Interviews mit Pflegekräften, sondern aus dem Bericht eines Zivildienstleistenden (23 J.), der seine Erfahrungen bei einem ambulanten Pflegedienst in der Wochenzeitung „Die Zeit" (Temsch 1994) und später in einem Buch (Temsch 1996) veröffentlichte. Zwar hat der Zivildienstleistende in der ambulanten Pflege gearbeitet, der geschilderte Sachverhalt hätte sich aber durchaus auch im Krankenhaus ereignen können. Der Zivildienstleistende beschreibt zunächst die körperliche und geistige Verfassung eines Patienten.

> *Ein anderer liegt den ganzen Tag in einem Bademantel gewickelt auf seiner Couch und liest die Bild – Zeitung. Das heißt, er schaut sich die blanken Brüste an. Er stinkt bestialisch ungewaschen und sträubt sich mit Haut und Haaren gegen Wasser. Manchmal haut er mit dem Stock nach mir und grölt heiser: „Was geht denn nun los? Spinnt Ihr denn alle miteinander? So was tut man doch nicht, verdammt noch mal!" Und ich erkläre ihm jeden Tag aufs neue, wer ich bin und was ich will. (Temsch 1994)*

Der Patient ist offenbar geistig verwirrt und nicht mehr in der Lage, sich selbst zu versorgen. In dieser Situation leistet der Pfleger Hilfe, d. h. er pflegt den Patienten. Stellvertretend für den Patienten übernimmt er die Körperpflege und er tut dies auch gegen den Widerstand des Patienten, weil er antizipiert, daß der Patient dieses wollen würde, wenn er bei klarem Verstand wäre. Der Patient versucht, sich körperlich dagegen zu wehren, kann sich aber nicht durchsetzen, weil er dazu vermutlich zu schwach dafür ist. Während die Handlung des Pflegers unter Beachtung der eingeschränkten Entscheidungsfähigkeit des Patienten auch als stellvertretende Handlung interpretiert werden kann, ist aber die folgende Handlung mit Sicherheit nicht im Sinne des Patienten.

> *Ich könnte ihn mit bloßen Händen erwürgen. Ich entscheide mich aber für subtilere Rachemethoden. Normalerweise benutzen wir immer zwei Waschlappen – einen hellen für Gesicht und Oberkörper, einen dunklen für Beine und Genitalien. Er allerdings bekommt von mir nur den dunklen Waschlappen, für Arsch und Gesicht, für sein Arschgesicht. (Temsch 1994)*

Der Pfleger verwendet beim Waschen von Gesicht und Oberkörper den Waschlappen, der eigentlich für Genitalien und Unterkörper bestimmt ist. Ob der Patient diese „*subtile Rachemethode*" überhaupt bemerkt, bleibt offen. Dennoch: der Pfleger handelt aktiv gegen den antizipierten Willen des Patienten.

„Zwingend" handeln Pflegekräfte z. B. auch, wenn sie Patienten bei der Körperpflege nackt liegen lassen, die Patienten dabei grob anfassen oder hygienische Regeln mißachten.

„Manche Pflegekräfte sind son bißchen robust"

Nicht nur die Pflegekräfte, auch Patienten berichten in den Interviews kaum über „zwingende Handlungen". Am ehesten lassen sich Klagen über die Art der Beziehungsgestaltung und die Art der Durchführung von Pflegehandlungen dieser Kategorie zuordnen. Die Patienten bemängeln dabei unfreundliche und schroffe Umgangsformen.

> *Pat: /.../ manche (Pflegekräfte, I. D.) sind son bißchen robust, so möchte ich das ausdrücken. Richtig so robust. (Int Pat I)*

> *Pat: /.../ eine war mal da, die machte das auch immer rabiat. Wenn denn irgendwas passierte, was Sie auch nicht wollten, aber dann doch vorgekommen ist, also, nech, denn, und passense doch mal auf, nech, so, so, so geht das doch nicht, nech, äh, drehen sich mal rechts rüber, drehen sich links rüber (Pat imitiert Tonfall der PK). (Int Pat I)*

> *Pat: /.../ da muß man dann als Patient auch in ner furchtbaren Lage, fand ich jedenfalls. /.../ Daß man denkt, man macht das ja nicht mit Absicht oder so, daß da noch irgendwie was war oder noch nicht sauber genug war oder, ne. (Int Pat G)*

Bei der Durchführung von Pflegehandlungen nehmen einige Pflegekräfte nach Wahrnehmung der Patienten nur wenig Rücksicht auf die Situation und die Schamgefühle der Patienten, verwenden einen befehlenden Tonfall und vermitteln den Eindruck, Patienten würden eine Last darstellen, zumal wenn zusätzliche Tätigkeiten z. B. aufgrund der mangelnden Kontrolle über Körperfunktionen erforderlich werden.

„Fixieren von Leuten"

In den Interviews berichten Pflegekräfte von eigenen „zwingenden" Handlungen nur im Zusammenhang mit dem Einsatz von „Mitteln zur Zwangsausübung", also Mitteln, die ihnen helfen, Patienten zu Handlungen zu nötigen, wie Fixierungsmittel und Sedativa. In einigen Situationen dürfen diese gesetzlich legitimiert eingesetzt werden, z. B. wenn nur auf diese Weise Gefahr für den Patienten abgewendet werden kann. Die Frage, ob der Einsatz solch „zwingender" Mittel gerechtfertigt ist oder nicht, kann aber nicht immer eindeutig beantwortet werden. Erstens können die Erwartungen und Bedürfnisse von Patienten, die nicht in der Lage sind, sich verbal oder nonverbal zu äußern, meistens nicht eindeutig ermittelt werden und Pflegekräfte sind hier auf ihre Vermutungen angewiesen, die solange Vermutungen bleiben, wie die mangelnde Kommunikationsfähigkeit des Patienten bestehen bleibt. Zweitens kann die Einsichtsfähigkeit des Patienten nicht immer sicher diagnostiziert werden und selbstbestimmte Patientenentscheidungen, die nicht den Erwartungen der Pflegekräfte entsprechen, könnten z. B. als „verrückt" fehlgedeutet werden. Diese Unsicherheit kommt auch im folgenden Interviewausschnitt zum Ausdruck.

> *PK: /.../ was ich auch sehr ungern mache, ist eben Fixieren von Leuten, das ist, find ich, auch ätzend, aber in manchen Fällen geht das ja eben nicht anders, wenn die auch über die Bettbretter rüberturnen, ne, oder oder anfangen zu schlagen oder so, oder, ja, sich geblockte Katheter ziehen und so, ne, auch nicht ganz ungefährlich für die. (Int PK N)*

Um die Patienten und andere Personen vor Schäden zu schützen, hält der Pfleger in dieser Situation die Fixierung der Patienten für unausweichlich. Auch wenn die Argumente des Pflegers plausibel erscheinen, so ist diese Situation für den Pfleger offenbar mit unangenehmen Gefühlen verbunden, denn, wie er sagt, fixiere er Patienten *„sehr ungern"*. Dies könnte mit den eingangs erwähnten Schwierigkeiten, die Einsichtsfähigkeit von Patienten zu diagnostizieren, zuammenhängen.

„Irgendwie kriegst Du sie ja immer ruhiggestellt"

Auch Sedativa stellen Mittel zur Zwangsausübung dar. Mit ihrer Hilfe können Pflegekräfte Patienten *„ruhigstellen"* und dafür sorgen, daß Patienten schlafen und nicht etwa Dinge tun, die sie nach Ansicht der Pflegekräfte nicht tun sollen.

> *PK: Das ist ja, Du bist ja in einer starken Position, gerade auf ner Intensivstation, die können sich ja irgendwie, die können ja machen, was sie wollen. Äh, irgendwie kriegst Du sie ja immer ruhiggestellt. (Int PK H)*

Diese Interviewäußerung macht deutlich, daß die Verfügung über Machtmittel ihre Anwendung auch dann möglich macht, wenn Voraussetzungen für ihren legitimen Gebrauch gar nicht gegeben sind, also wenn z. B. einsichtsfähige Patienten nicht mit dem Einsatz einverstanden sind und auch kein rechtfertigender Notfall besteht. Der Zugriff auf Sedativa wird von dem Pfleger explizit als Möglichkeit dargestellt, sich gegenüber dem Patienten durchzusetzen. Dabei wird weder die Angemessenheit und Rechtmäßigkeit des eigenen Handelns in Frage gestellt, noch werden Gründe für das Patientenverhalten erwogen. Gerade Sedativa oder andere Medikamente mit beruhigender Wirkung sind prädestiniert für einen mißbräuchlichen Einsatz, da ihre Verabreichung stets mit – möglicherweise vorgeschobenen – therapeutischen Erfordernissen begründet werden kann. Die Äußerung des Pflegers erinnert zudem daran, daß Patienten im Krankenhaus bei der Applizierung von Medikamenten generell darauf vertrauen müssen, daß sie von Pflegekräften die richtigen Medikamente erhalten. Während Patienten auf peripheren Stationen noch insofern Kontrolle darüber haben, als sie die oralen Medikamente immerhin noch selbst einnehmen müssen, ist dies auf Intensivstationen, wo viele Medikamente intravenös verabreicht werden, noch schwieriger zu durchschauen und zu überprüfen.

„Einzelhaft in der Psychiatrie"

Ein aus ihrer Sicht illegitimer Gebrauch von Mitteln zur Zwangsausübung schildert eine betroffene Patientin, welche zugleich Krankenschwester ist und auf einer geschlossenen psychiatrischen Abteilung in ihrer Bewegungsfreiheit eingeschränkt wurde. Der Bericht wurde in der Fachzeitschrift des Deutschen Berufsverbandes für Pflegeberufe (DBfK) „Pflege Aktuell" (1997, 530) mit der Überschrift *„Einzelhaft in der Psychiatrie"* veröffentlicht.

> *Wie würde sich wohl ein normaler Zeitgenosse fühlen, wenn er/sie wie ich über mehrere Tage, fast eine ganze Woche, in einem Raum eingesperrt wäre, der nur ein Krankenhausbett, einen Stuhl und Toilettenstuhl enthält? Dazu durch eine riesige Glasscheibenwand unter Dauerbeob-achtung steht und das ohne zu wissen, was jetzt noch auf sie/ihn zukommt. /.../ Für eine anstehende, aber von mir verweigerte körperliche Untersuchung wurde ich einmal sogar mit einem Netz und dazugehörigen Gurten auf das Bett gefesselt. Mehrmals auf das Bett gefesselt wurde auch eine Mitpatientin im gegenüberliegenden Waschzimmer, was ich teilweise mitbekam. Eine solche Erfahrung würde ich meinem ärgsten Feind nicht wünschen. /.../ Auch Hinweise auf unser Grundgesetz nützten da nichts. (Eine betroffene Krankenschwester 1997)*

Die vorhergehende Interviewäußerung des Pflegers und der Bericht der betroffenen Krankenschwester machen darauf aufmerksam, daß die Verfügung über Mittel zur Zwangsausübung stets die Gefahr beinhaltet, damit mehr oder weniger bewußt gegen den (mutmaßlichen) Patientenwillen zu handeln. Diese Gefahr ist

I Bestimmungselement „Pflegewirklichkeit"

u. a. deswegen gegeben, da die Voraussetzungen für den legitimen Gebrauch interpretationsbedürftig sind und daher die Möglichkeit der unangemessenen Interpretation besteht. Während bei der Einschränkung der persönlichen Bewegungsfreiheit gesetzliche Kontrollmechanismen vorgesehen sind, haben Pflegekräfte beim Einsatz von Medikamenten einen größeren Entscheidungs- und damit Machtspielraum und können diese ohne genaue Prüfung der Voraussetzungen anwenden.

4.1.1.2 Handlungs- und Kommunikationsmuster der Patienten

Die meisten Patienten, die zwingenden Pflegehandlungen ausgesetzt sind, zeigen eine „hinnehmende Haltung", nur wenige eine „aufbegehrende Haltung".

Hinnehmende Haltung

„Hinnehmende Haltung" bedeutet, daß Patienten sich den Pflegehandlungen der Pflegekräfte fügen, auch wenn sie selbst diese nicht so durchführen oder nicht so veranlassen würden.

„Sich alles gefallen lassen"

Zwei Patienten berichten im Interview, daß sich nach ihrer Beobachtung viele Patienten von den Pflegekräften *„alles gefallen lassen"* und sich nicht wehren. Dabei handelt es sich, nach Angaben der Patienten, v. a. um ältere Patienten und um Patienten, die *„down"* sind, also niedergeschlagen oder körperlich und geistig nicht stark genug.

> *Pat: /.../, also gerade Leuten gegenüber, sag ich mal, mit mir hätten sie das nicht machen können, hätte ich mich dagegen gewehrt, nech. Aber Leuten gegenüber, die das nicht mehr können oder irgendwie down waren, daß sie das sowieso nicht mehr geschafft hätten. /.../ (Int Pat I)*

> *Pat: Das stößt den Patienten ab, es gibt ja Leute in meinem Alter, die sich nicht mehr gerade machen mögen, die sich alles gefallen lassen, nech. Und die haben Kummer, wenn sie sich, wenn einer sie so behandelt, das ist unangenehm sowas, nech. (Int Pat O)*

Die betroffenen Patienten leiden unter der Behandlung durch die Pflegekräfte, sie bereitet ihnen *„Kummer"*. Aus diesen Interviewausschnitten geht außerdem hervor, daß viel Kraft erforderlich ist, um sich gegen zwingende Handlungen zur Wehr zu setzen und daß viele Patienten diese Kraft nicht aufbringen.

Aufbegehrende Haltung

Manche Patienten finden sich nicht mit den „zwingenden" Handlungen der Pflegekräfte ab. Ein Patient berichtet, wie er sich gegen Pflegekräfte, die sich ihm gegenüber „*fix übertrieben*" und „*rabiat*" verhalten hatten, zur Wehr setzte.

„Da hab ich so meine entsprechende Antwort gegeben"

> Pat: /.../ den Pfleger, den ich meine, und der denn also sagte, also der war so, ich hab ja Ahnung. War alles Quatsch, fix übertrieben. Er war son bißchen, na so direkt, nech, so <.>, da war ich genauso, nech. Nech, da hab ich so meine entsprechende Antwort gegeben. Aber am Ende wars so, weil er die ganze Zeit mein Pfleger war, paar Tage lang, haben wir uns gut verstanden. Da hat sich das so alles kompensiert, ja. Ich hab so geantwortet, <.>, nech, wenn er <.> und er hat es auch richtig verstanden am Ende /.../. (Int Pat I)

> Pat: /.../ doch eine war mal da, die machte das auch immer rabiat. Wenn denn irgendwas passierte, was Sie auch nicht wollten, aber dann doch vorgekommen ist, also, nech, denn und passense doch mal auf, nech, so, so, so geht das doch nicht, nech, äh, drehen sich mal rechts rüber, drehen sich links rüber (Pat imitiert den Tonfall der PK). <...>. Ich habs aber denn, ich bin ´n Mensch, der sagt das, also ich leb nicht mit ner Situation, mit der ich nicht zufrieden bin. (Int Pat I, Einschub I. D.)

Der Patient spricht das ihn störende Verhalten der Pflegekräfte an oder hält durch „*entsprechende Antworten*" dagegen. Diese Reaktion setzt bei Patienten das Vorhandensein kommunikativer Kompetenz voraus und ist damit – zumindest teilweise – auch vom Bildungsniveau der Patienten abhängig. Es ist daher vermutlich kein Zufall, daß es sich bei diesem Patienten um einen Maschinenbauingenieur in Frührente handelt.

4.1.2 Verweigernde Macht der Pflegekräfte

Diese Machtform beruht auf der Pflegebedürftigkeit von Patienten und der Fähigkeit von Pflegekräften, diese Bedürftigkeit zu befriedigen. Dieser Kategorie lassen sich nur solche Pflegebedürfnisse zuordnen, die auch vom Patienten selbst wahrgenommen werden. Dies ist deswegen von Bedeutung, da Patienten von außen aus pflegerischer Perspektive definierte Pflegebedürfnisse möglicherweise selbst gar nicht als solche ansehen und sich dann auch nicht von Pflegekräften abhängig fühlen. Zu den Pflegebedürfnissen zählt auch das Bedürfnis nach Information.

4.1.2.1 Handlungs- und Kommunikationsmuster der Pflegekräfte

Der „verweigernden Macht" der Pflegekräfte wurden die Muster „Bedürfnisse erfüllen" und „Bedürfniserfüllung offen verweigern" sowie „Bedürfniserfüllung verdeckt verweigern" zugeordnet. Der Unterschied zwischen „offen" und „verdeckt verweigern" besteht darin, daß im ersten Fall die „Verweigerung" offen mitgeteilt wird, im zweiten Fall handeln die Pflegekräfte zwar auch „verweigernd", darüber wird aber nicht gesprochen.

Bedürfnisse erfüllen

In diesem Handlungsmuster reagieren Pflegekräfte auf die von Patienten artikulierten Wünsche und Pflegebedürfnisse mit deren Erfüllung bzw. Befriedigung.

„Ja" (Das kann ich für Sie tun)

Die sprachliche Umsetzung erfolgt mittels einer Patienteninitiative, mit der die Patienten ihre Pflegebedürftigkeit und ihre Vorstellungen von deren Befriedigung äußern, und einer zustimmenden Antwort der Pflegekraft.

> *Pat: Isses unangenehm, wenn Sie mir meine Söckchen wieder anziehen? Ich hab immer 'n bißchen kalte Füße.*
> *PK: Nö. Das is mir eigentlich...*
> *Pat: Die liegen hier hinten.*
> *PK: Ja.*
> *(Komm B)*

In diesem Gesprächsausschnitt resultiert die Pflegebedürftigkeit aus der Wahrnehmung der Patientin, daß sie kalte Füße habe. Die Patientin kann die Handlung nicht selbständig bewerkstelligen, da sie krankheitsbedingt das Hüftgelenk nicht beugen kann und darf.

„Soll ich Ihnen...?"

In vielen Fällen antizipieren bzw. diagnostizieren Pflegekräfte Pflegebedürfnisse der Patienten und initiieren deren Verbalisierung, indem sie Patienten daraufhin befragen oder ihnen Pflegehandlungen anbieten. Dabei kann es sich auch um Angebote handeln, worum die Patienten vielleicht von sich aus nicht gebeten hätten.

> PK: Soll ich Ihnen die Beine nochmal eincremen mit irgendwas?
> Pat: Ja.
> PK: Haben Sie selber was da...
> Pat: Ja.
> PK:...oder soll ich was von uns nehmen?
> Pat: Ich hab sone Lotion.
> (Komm G)

Mit ihrer Frage erhebt die Pflegekraft ausdrücklich das Bedürfnis der Patientin, ihre eigenen (pflegerischen) Ziele betont sie nicht.

In den meisten Situationen handeln Pflegekräfte bedürfnisgemäß, so z. B. wenn sie Patientenwünsche in Hinblick auf Körperpflege, Kleidung, Lagern, neue Antithrombosestrümpfe, Bekämpfung von Schmerzen oder anderen Beschwerden, spezielle Nahrungsmittel, in Hinblick auf Ausscheidungen oder auf Gegenstände, wie Taschentücher oder Toilettenartikel, befriedigen.

Das Handlungsmuster „Bedürfnisse erfüllen" bezieht sich auch auf die von Patienten gestellten medizin- oder pflegebezogenen Fragen. Informationen lassen sich nach Vollständigkeit und Wahrheit beurteilen. Informationen im Kommunikationsmuster „Bedürfnisse erfüllen" sind demnach vollständig und wahrheitsgemäß.

„Ihm (das) dann zu erklären"

Im folgenden Gesprächsausschnitt fragt ein Patient nach der Wirkung der Tropfen, die ihm gerade von der Pflegekraft gereicht wurden. Die Pflegekraft erläutert daraufhin ausführlich die Bedeutsamkeit des Analgetikums.

> Pat: Und wogegen sind die?
> PK: Gegen die Schmerzen im Brustkorb.
> Pat: Ach so. Das ist ja gut.
> PK: Ne, gegen die....
> Pat: Hm. <..>.
> PK: ...Schmerzen nach der OP. Das ist einfach nur...
> Pat: Ja.
> PK: ...daß Sie besser durchatmen können.
> Pat: Ja. Ja.
> PK: Das ist natürlich jetzt sehr wichtig.
> Pat: Genau.
> PK: Wenn man Schmerzen hat, dann atmet man immer sehr flach.
> Pat: Ja.

I Bestimmungselement „Pflegewirklichkeit"

> *PK: Und denn ist die Lunge in Gefahr.*
> *Pat: Hm. (.) Hm.*
> *PK: Ne, und deswegen sollen Sie schmerzfrei sein, daß Sie gut durchatmen können.*
> *Pat: Ja.*
> *PK: Sonst bekommen Sie womöglich noch ne Lungenentzündung, das wollen wir nun nicht haben.*
> *Pat: Ja, <..>.*
> *PK: Das bekommen Sie jetzt vorm Waschen, damit Sie vorm Waschen jetzt schmerzfrei sind und sich (.) richtig waschen können und dann bekommen Sie heute vormittag nochmal welche, ne. Fünfmal am Tag oder (..) sechsmal sogar kriegen Sie die. (...) Sechsmal sogar.*
> *(Komm I)*

Im Interview begründet die Pflegekraft ihre Motivation für die von ihr gelieferte ausführliche Information. Sie möchte den Patienten dadurch davon überzeugen, daß es sinnvoll und unverzichtbar ist, in seiner Situation ein Schmerzmedikament zu nehmen. Seine Frage nach der Wirkung der ihm verabreichten Tropfen hat sie als Hinweis dafür interpretiert, daß er der Einnahme von Medikamenten kritisch gegenübersteht.

> *PK: /.../ irgendwie ich mag auch nicht gerne Medikamente nehmen und wenn man sowieso schon so krank ist und Medikamente nehmen muß, was einem ja immer viel vorkommt und dann noch zusätzlich irgendwas zu nehmen, das versucht man ja wahrscheinlich eher son bißchen abzublocken. Aber das, ihm dann zu erklären, daß daran nicht gespart werden wollte, so an Schmerzmedikamenten, daß das auch okay ist, daß man davon nicht abhängig wird und daß das nicht schlimm ist für den Körper, wenn man son begrenzten Zeitraum <.>. (Int PK I, 47)*

Insgesamt kann festgehalten werden, daß Patienten auf ihre Fragen in den aufgenommenen Gesprächen in vielen Fällen vollständige und wahrheitsgetreue Antworten erhalten. Allerdings muß hier einschränkend berücksichtigt werden, daß die Fragen der Patienten sich häufig auf kleinste Informationen beziehen, wie z. B., wann die Fäden gezogen werden, wie der Blutdruckwert ist u. ä.. Aus diesen Fragen resultieren häufig nur kurze Gesprächssequenzen.

Bedürfniserfüllung offen verweigern

In einigen Situationen handeln Pflegekräfte auf die von Patienten geäußerten Pflegebedürfnisse und Wünsche nicht wunschgemäß, sondern sie lehnen die Befriedigung der von den Patienten gewünschten Handlungen ab.

„Nein, Sie haben so und so lange zu liegen"

Der Bericht einer ca. 50-jährigen querschnittsgelähmten Patientin im Interview gibt ein Beispiel für „verweigerndes" Handeln der Pflegekräfte.

> *Pat: Eins hätte ich noch, das war allerdings ne examinierte Schwester. Wir wurden da immer gelagert. Und ich hatte einmal nachts geklingelt, ich bin sehr vorsichtig mitm Klingeln, ich überleg ja ganz lange, nech. (..) Ich konnte absolut nicht mehr liegen. Die war allgemein nicht so <4 sec>, und dann hab ich darum gebeten, ob sie mich jetzt schon umdreht. „Nein, Sie haben so und so lange zu liegen" <5 sec>. (..) Und denn hab ich schließlich gedacht, wie kannst Du denn <...> und hab denn versucht, das alles rauszuzerren und hab mich irgendwie selber auf den Rücken gedreht. Und als sie denn wieder kam <..>, <...>. „Denn können Sie das jetzt immer selber machen". Und hat auch bei der Übergabe das wohl angegeben und hat denn, (..) auch die anderen haben mich denn den ganzen nächsten Tag in dem Glauben gelassen, ich müßte mich jetzt alleine lagern und abends auch, auch zur Nacht. Da hab ich mich den ganzen Tag drüber aufgeregt, weil ich das ja nicht konnte, ne. (Int Pat M)*

Den Wunsch der Patientin verweigert die Pflegerin mit der Äußerung *„Sie haben so und so lange zu liegen"*. Damit ignoriert sie die Not der Patientin, die nicht mehr auf der Seite liegen kann und nun noch länger Schmerzen aushalten müßte, wenn es ihr nicht doch noch mit Mühe gelungen wäre, sich selbst auf den Rücken zu drehen. Zwar könnte man an dieser Stelle für die Entscheidung der Pflegerin anführen, daß sie wahrscheinlich pflegerische Gründe für ihre Entscheidung gehabt hat (Dekubitusprophylaxe). Allerdings geht aus dem Bericht der Patientin nicht hervor, daß die Pflegerin überhaupt argumentiert hat. Sie hat lediglich auf eine gegebene Regelung verwiesen, nicht aber deren Sinnhaftigkeit dargelegt. Als die Pflegerin bemerkt, daß die Patientin sich ihren Vorgaben widersetzt hat, geht sie zur totalen „Verweigerung" der stellvertretenden Pflegehandlung „Lagern" über. Für die Patientin war dies psychisch sehr belastend, sie hat sich *„den ganzen Tag drüber aufgeregt"*.

„Das muß so sein"

Im folgenden Interviewausschnitt wird eine ähnliche Situation beschrieben. Die Patientin berichtet von einer Situation, die sich ereignete, nachdem ihr ein Zugang aus der Leistenarterie entfernt worden war.

> *Pat: Nein, den, den den, die Sperre rauskriegte und dann wurde ziemlich lange gedrückt und dann kriegte ich einen Druckverband. Und <.> mir den Druckverband*

> *draufmachte, habe ich gesagt, ich hab das schon so oft gehabt, aber so weh hat es mir noch nie getan. Da kriegte ich zur Antwort, das muß so sein. (Int Pat P)*

Die Pflegekraft ging anscheinend davon aus, daß ein gewisses Maß an Schmerzen bei der Maßnahme zu erwarten und normal ist und hat darüber hinaus die Erwartung, daß die Patientin diese Schmerzen, die sie wohl als nicht besonders stark erachtet, ertragen müsse (*„Das muß so sein"*). Daß die Patientin angibt, daß die Schmerzen außergewöhnlich stark seien, glaubt die Pflegekraft ihr offenbar nicht. Indem sie die Wahrnehmung der Patientin bezweifelt, weist sie auch das Pflegebedürfnis nach schmerzlindernden Maßnahmen zurück und „verweigert" die gewünschte Pflegehandlung. Auch hier wird nicht der Maßstab der Patientin, sondern der der Pflegekraft zugrundegelegt, der, wie sich später herausstellt, auch aus medizinischer Sicht falsch war, denn es entwickelte sich an der Punktionsstelle ein massives Hämatom.

Den beiden letzten Beispielen ist gemeinsam, daß die Pflegekräfte bei ihrer Weigerung, die Bedürfnisse der Patienten zu erfüllen, keine stichhaltigen Argumente für ihre Entscheidungen anführen, sondern auf stereotype Regeln verweisen (*„Sie haben so und so lange zu liegen". „Das muß so sein".*). Diesen starren Regeln ordnen die Pflegekräfte die individuellen Patientenbedürfnisse unter. Die Verweigerung von Pflegehandlungen ist für die Patienten nicht nur mit negativen Gefühlen verbunden, sondern sie hat in einigen Fällen auch physische Schäden zur Folge, wenn z. B. aufgrund der Verweigerung Pflegeprobleme nicht rechtzeitig erkannt werden.

„Bedürfniserfüllung offen verweigern" kann auch bedeuten, daß Pflegekräfte den Patienten gewünschte Informationen vorenthalten, d. h., daß Informationen entweder unvollständig oder nicht wahrheitsgemäß sind.

„Die vertrösten einen immer"

In manchen Fällen bleibt eine Antwort auf die Fragen der Patienten vollständig aus oder die Antwort wird für einem späteren Zeitpunkt versprochen.

> *Pat: Die, die sagen immer, sie haben keine Ahnung, die vertrösten einen immer auf den Arzt oder auf´n anderen oder sie kommen in mein Zimmer, wenn Sie aufm Flur fragen, ich komm nachher in Ihr Zimmer und so weiter und da <..> hat man immer das Gefühl, man wird sehr dumm gehalten von den Pflegern und Pflegerinnen, nech, und das ist doch etwas, was stört. Man fr, man fragt ja nicht Unmögliches, nech zum Beispiel, ich wollt wissen, ob ich ne Spritze krieg oder ne Tablette, nech, und*

dann krieg ich zur Antwort, bitte gehen Sie in Ihr Zimmer, ich komm gleich und das find ich nicht gut. (Int Pat N)

„Laß mich in Ruh"

Der Patient vermutet, daß der Grund für die Verweigerung der Informationen darin besteht, daß die Fragen den Pflegekräften lästig seien und sie in Ruhe gelassen werden wollten.

> *Pat: /.../ und dann krieg ich zur Antwort, bitte gehen Sie in Ihr Zimmer, ich komm gleich und das find ich nicht gut. /.../ viel eher nach dem Motto, laß mich in Ruh. Nech, also ich hab genug zu tun, also, da kann, wenn da jeder nun kommt, natürlich ist da Verständnis für, wenn jeder kommt und alle zwei Minuten irgendwas fragt, son Mädchen dann oder son Pfleger, son Menschen, laß mich mal langsam in Ruh, nech. <.> wissen, das kriegst Du noch früh genug Bescheid, oder so. (Int Pat N)*

Die Interpretation des Patienten „*kriegst Du noch früh genug Bescheid*" erinnert an die Verweigerung von Pflegehandlungen durch die Pflegekräfte. Ebenso wie dort, hat auch hier die Befolgung von Regeln, nämlich die Erledigung des normalen Arbeitslaufs, Priorität gegenüber dem aktuellen, aber nicht in den Ablauf passenden Informationsbedürfnis des Patienten.

Bedürfniserfüllung verdeckt verweigern

Die Interaktion zwischen Pflegekräften und Patienten wird bei Handlungen, die nicht den Willen der Patienten entsprechen, also sowohl bei „zwingenden Handlungen" als auch bei der „Verweigerung der Bedürfniserfüllung", u. a. davon geprägt, ob Pflegekräfte ihr Handeln explizit offenlegen oder verdecken. Im ersten Fall teilen Pflegekräfte explizit mit, daß sie nicht im Sinne der Patienten handeln, im zweiten Fall wird dies nicht ausdrücklich angezeigt. Wird die Verweigerung offen mitgeteilt, wie im Beispiel der querschnittsgelähmten Patientin, bei der sich die Pflegerin weigert, sie vor der üblichen Zeit zu lagern, so erhalten die Patienten dadurch die Möglichkeit, sich zumindest verbal dagegen zu wehren. Der Zivildienstleistende z. B. teilt dem Patienten nicht mit, daß er für das Gesicht den eigentlich für den Genitalbereich vorgesehenen Waschlappen verwendet. Dadurch nimmt der Patient dies wahrscheinlich gar nicht wahr und infolgedessen kann er sich dem auch nicht widersetzen und ein entsprechende Streitgespräch bleibt aus.

I Bestimmungselement „Pflegewirklichkeit"

Bei den verdeckten Formen der „verweigernden" Handlungen lassen sich sehr subtile Arten beobachten. Einige davon sollen im folgenden beispielhaft dargestellt werden.

„Schnelle und hektische Art"

Als eine Form, die Bedürfnisbefriedigung „verweigerndes" Handeln zu verdekken, kann die Strategie von Pflegekräften betrachtet werden, zu verhindern, daß Patienten überhaupt Pflegebedürfnisse äußern.

> *PK: Man kann das natürlich, Entschuldigung, man kann das natürlich äh durch diese schnelle hektische Art unterbinden, jegl, jegliches Gespräch. Im Grunde äh wendet man das unbewußt ja auch oft an, wenn es sehr stressig ist, sehr viel zu tun ist, daß man quasi versucht, die Kommunikation etwas kurz zu halten, indem man dann eben, ähm was weiß ich, schon mal die Hand, die die Klinke in der Hand hat oder ähm eben nur sagt, messen und so weiter und so fort und nicht sich ruhig hinstellt und dem Patienten in die Augen guckt oder so, also dadurch, das steuert man selbst damit ja auch. (Int PK J)*

Die Anwesenheit der Pflegekräfte im Zimmer könnte die Patienten dazu veranlassen, ein Pflegebedürfnis zu äußern oder ein Gespräch zu beginnen. Nonverbal, durch Vermeidung von Blickkontakt, indem sie die Hand auf die Türklinke legen, durch kurz angebundene Äußerungen und eine *„schnelle, hektische Art"* vermitteln Pflegekräften die Information „Ich bin sehr beschäftigt" und signalisieren den Patienten dadurch, daß sie nicht bereit sind, auf die Pflegebedürftigkeit einzugehen.

„Das glaub ich Ihnen"

Verdeckte Kommunikation kann aber auch nach expliziten Bitten und Aufforderungen der Patienten beobachtet werden.

> *Pat: Denn tut auch der Nacken weh vom ganzen Liegen, ohh.*
> *PK: Ja. Das glaub ich Ihnen. (..) Wie lange sind Sie denn schon im Krankenhaus?*
> *(Komm F 1)*

In dieser Gesprächssequenz klagt die Patientin über Nackenschmerzen, indirekt äußert sie damit, wie aus dem weiteren Verlauf des Gesprächs hervorgeht, den Appell an die Pflegekraft, schmerzlindernde Maßnahmen zu ergreifen. Die Pflegekraft signalisiert der Patientin, daß sie ihr glaubt, allerdings veranlaßt sie dies nicht dazu, tatsächlich etwas gegen die Schmerzen der Patientin zu unternehmen. Die Äußerung der Pflegekraft kann als Versuch, Mitgefühl und Anteilnahme auszudrücken, gedeutet werden. In Hinblick auf den indirekten Appell der Patientin, auf ihre Pflegebedürftigkeit zu reagieren, stellt diese Reaktion eine „Verweigerung" dar, die durch die anteilnehmende Äußerung verdeckt wird.

„Du machst dann einfach nur was, um den Patienten zu beruhigen"

Eine weitere Möglichkeit, die „Verweigerung" von Pflegehandlungen zu verdekken, besteht darin, Pflegeleistungen zur Befriedigung der Patientenbedürfnisse – im folgenden Beispiel schmerzbekämpfende Maßnahmen – zwar anzukündigen und auch durchzuführen, jedoch im Bewußtsein, daß diese nicht helfen werden.

> *PK: /.../ wo ähm Du ständig wieder hin mußt und ähm Du weißt genau, an sich kannst Du gar nichts machen, und Du machst dann einfach nur irgendwas, um den Patienten erstmal sozusagen zu beruhigen. Das (.) finde ich auch immer eher unangenehm, weil ich dem Patienten auch nicht sagen mag, nee, nun kann ich doch auch nichts machen, und <.> nun hören Sie doch mal auf zu klingeln, also. Sie müßten doch jetzt begriffen haben, daß das nichts ändert, wenn ich dies oder jenes mach. Oder das ist, einfach nur ne psychologische Beruhigung irgendwie. (Int PK P, 103)*

Es wird die Einleitung beschwerdelindernder Maßnahmen also nur vorgetäuscht, tatsächlich werden unwirksame Maßnahmen ergriffen. Damit handelt sich um eine Problemlösung, die keine ist, um eine „Pseudoproblemlösung".

Im letzten Interviewausschnitt benennt der Pfleger den Grund seines Verhaltens, es ist ihm unangenehm, dem Patienten zu sagen, daß er nichts gegen seine Schmerzen tun kann. Stattdessen hofft er, daß der Patient selbst bemerkt, daß der Pfleger nichts tun kann und ihn dann nicht mehr behelligt. Es ist aber ziemlich unwahrscheinlich, daß der Patient, der ja schließlich starke Schmerzen hat, sich damit zufrieden geben würde, daß nichts gegen seine Schmerzen zu machen ist. Vermutlich würde er, wenn er wüßte, daß der Pfleger unwirksame Maßnahmen ergreift, darauf bestehen, daß alles getan wird, um wirksamere Möglichkeiten zur Schmerzbekämpfung zu finden, die es nach Einschätzung der Forscherin in diesem Fall auch durchaus gegeben hätte. Indem der Pfleger zuversichtliche Aktivität vortäuscht, braucht er diese für ihn möglicherweise unbequeme Auseinandersetzung, aus der außerdem zusätzliche Handlungserfordernisse resultieren könnten, nicht führen. Aus diesem unehrlichen Verhalten rührt aber ein unangenehmes Gefühl, jedesmal wenn er zu dem Patienten gerufen wird. Das hier deutlich werdende Bedürfnis, Kontroversen und zusätzliche Unannehmlichkeiten zu vermeiden, könnte auch bei anderen Pflegekräften das Motiv für den Gebrauch subtiler Formen von „verdeckter Verweigerung" sein.

Die Pflegekräfte verweigern außerdem auch in verdeckter Weise die Befriedigung von Informationsbedürfnissen der Patienten. Sie verwenden dabei unterschiedliche Strategien, wie z. B. so tun, als ob sie die Frage nicht richtig verstanden hätten, Informationen fragmentieren und in kleinen Portionen geben, vom Thema ablenken und verschleiern. Verschleiern bezieht sich auf den reduzierten Wahrheitsgehalt der Antwort, d. h. es wird eine Antwort gegeben, die nicht der Wahrheit entspricht oder die nicht den Kern der Wahrheit trifft. Ein Beispiel für verschleiernde Information ist folgende Gesprächssequenz. Die Patientin leidet aufgrund eines Herzfehlers unter Schmerzen im Brustbereich und erheblicher Luftnot. Wegen ihres schlechten Allgemeinzustandes konnte sie bislang noch nicht operiert werden.

> *Pat: Ich glaub, jetzt geht's mit der Luft wohl schon ´n bißchen besser <.>.*
> *PK: Na, schön.*
> *Pat: Woher kommt denn sowas?*
> *(..)*
> *PK: Das ist sicher auch tagesformabhängig.*
> *Pat: Ja.*
> *PK: Mal besser, mal schlechter.*
> *(Komm F1)*

Die Pflegekraft richtet ihre Antwort auf einen Teilaspekt der Wirklichkeit, nämlich darauf, daß sich der Zustand der Patientin im Verlauf eines Tages verändern kann. Der Ausdruck „Tagesform" wird in der Alltagssprache zur Beschreibung der allgemeinen Befindlichkeit einer Person verwendet. Veränderungen in der Tagesform meinen leichte Schwankungen in der allgemeinen Befindlichkeit, schwerwiegende Beeinträchtigungen werden damit nicht beschrieben. Die Verwendung des Ausdrucks „Tagesform" zur Erläuterung von Beschwerden, die im Zusammenhang mit einer lebensbedrohlichen Erkrankung auftreten, ist daher bagatellisierend. Darüber hinaus gibt die Pflegekraft keine Erklärung dazu, wie die Luftnot grundsätzlich zu erklären ist. Bei der Patientin besteht die Gefahr, daß sich ihr Zustand, da sie ja nicht operiert werden kann, weiter verschlechtern wird und daß daher Phasen mit stärkerer Luftnot immer häufiger auftreten werden. Darum ist es keinesfalls nur auf eine normale Schwankung der Befindlichkeit zurückzuführen, wenn die Atemsituation der Patientin sich verschlechtert, sondern dies ist Ausdruck der zunehmenden Dekompensation des Herzens. Vor diesem Hintergrund kann die Antwort der Pflegekraft als verschleiernd beurteilt werden.

Für das verdeckte Verweigern von Informationen nennen die Pflegekräfte unterschiedliche Gründe. Ein Grund hängt mit dem Inhalt der Information zusammen. So geben einige Pflegekräfte an, daß sie Schwierigkeiten haben, Patienten Informationen zu geben, von denen sie meinen, daß sie für die Patienten unangenehm und belastend sind.

„Und denn möchte ich die ja nicht entmutigen"

Eine Pflegekraft berichtet im Interview, daß es ihr schwer falle, auf die Fragen tumorerkrankter Patienten nach ihren (Überlebens-)Chancen zu antworten.

> *PK: Ja, wenn die Patienten jetzt erzählen, ja, jetzt hab ich ′n Tumor oder was muß ich jetzt weiter machen, wie stehen die Chancen? Und denn möchte ich die ja nicht entmutigen, wenn ich weiß, die Chancen stehen schlecht. Denn erzählen die meistens von sich selber und ich hör denn erstmal lieber zu und überlege denn, was ich eventuell sagen könnte. <.> (leise). Das fällt mir dann schon ′n bißchen schwer, mit denen dann da drüber zu reden. (Int PK K)*

Diese Pflegerin hebt hauptsächlich darauf ab, daß sie bei Patienten keine negativen Gefühle hervorrufen möchte und daher eine Antwort zu vermeiden versucht. Im Zusammenhang mit Gesprächen über die Sorgen der Patienten geben andere Pflegekräfte aber auch an, daß sie sich selbst nicht in der Lage fühlen, darauf angemessen einzugehen oder daß sie selbst mit Themen, wie Tod und Sterben, nicht umgehen können und deswegen solche Gespräche unterlassen. Dieser Aspekt dürfte auch bei der Informationsgabe eine Rolle spielen. Bei den ungünstigen Nachrichten oder belastenden Themen kann es sich z. B. wie im vorangehenden Gesprächsausschnitt um die lebensbedrohlichen Folgen einer Erkrankung handeln oder um die negativen Folgen therapeutischer Maßnahmen.

„Ich versuch da einfach drumrum irgendwie zu schiffen"

Pflegekräfte erklären ihre mangelnde Informationsbereitschaft außerdem damit, daß die Aufklärung selbst dem Arzt vorbehalten ist und sie nicht immer wissen, welche Informationen dem Patienten eigentlich schon bekannt sind. Auch ist die Aufklärung durch die Ärzte oft nicht hinreichend und die Patienten wenden sich dann mit ihren Fragen an die Pflegekräfte, die sich dabei in einer ungünstigen Vermittlerposition befinden.

> *PK: Also Du trittst hier sehr häufig in Fettnäpfchen, die Dir von den Ärzten gestellt werden, weil die Leute auch nicht aufgeklärt sind über ihre Sachen. /.../ Ja, ich ver-*

> such da einfach drumrum irgendwie zu schiffen, um, um vor allem nicht in so nen Konflikt zu kommen. Also ich meine, wie steht der dann da, ne, der eine erzählt ihm so und der nächste erzählt ihm das so, was soll er denn dann nun denken. Also, da glaube ich, daß, daran muß auch noch viel gearbeitet werden, daß die (Ärzte, I. D.) das ebend richtig machen. (Int PK O)

Pflegekräfte geraten dabei in einen Konflikt, da sie den Angaben der Ärzte nicht widersprechen wollen, aber gleichzeitig unwahre oder unvollständige Angaben nicht bestätigen möchten.

4.1.2.2 Handlungs- und Kommunikationsmuster der Patienten

Die Möglichkeit der Pflegekräfte zu „verweigernden" Handlungen hat auch auf Patientenseite bestimmte Handlungs- und Kommunikationsmuster zur Folge. Vier Handlungsmuster wurden identifiziert, nämlich „Wünsche bittend äußern und danken", „Wünsche gar nicht oder indirekt äußern", „kindliches Verhalten" und „auf Wünschen bestehen".

Wünsche bittend äußern und danken

In den meisten Fällen nehmen Patienten die Möglichkeit der Pflegekräfte, die Befriedigung von Pflegebedürfnissen zu verweigern, hin und passen sich an. Dies zeigt sich u. a. darin, wie sie ihre Bedürfnisse vorbringen und wie sie auf die Erfüllung ihrer Wünsche durch die Pflegekräfte reagieren.

„Jetzt habe ich wieder eine Bitte"

In den meisten Fällen geben die Patienten ihren Wunschäußerungen bzw. der Äußerung von Pflegebedürftigkeiten eine bittende, höfliche Form, indem sie sie in Frageform kleiden, den Konjunktiv verwenden („Würden Sie bitte xy für mich tun?") oder durch Gebrauch des Wortes „bitte". In manchen Fällen kündigen die Patienten ihre Bitte sogar ausdrücklich an.

> Pat: Jetzt hab ich wieder eine Bitte. (Komm B)
> Pat: Ich möchte Sie bitten, <.> einmal quer. Nur mal so und so, die Kotletten. (Komm I)
>
> Pat: Und dann hätte ich nochmal eine Bitte. (Komm E)

Mit einer Bitte wird dem Empfänger ausdrücklich die Möglichkeit eingeräumt, den Wunsch abzulehnen, d. h. die Erfüllung der Bitte ist freiwillig. Erfüllt der Empfänger die Bitte, so ist dies als Entgegenkommen seinerseits zu betrachten. Wird dem Sender die Bitte erfüllt, so ist dieser zu Dankbarkeit verpflichtet. Durch die Verwendung der Form einer Bitte bei der Bedürfnisäußerung bringen die Patienten also zum Ausdruck, daß sie die Möglichkeit der Pflegekräfte, ihnen die Befriedigung des Pflegebedürfnisses zu verweigern, akzeptieren und anerkennen.

„Ich bin ja sehr vorsichtig mitm Klingeln"

Patienten überlegen sich nicht nur, wie sie ihre Wünsche vorbringen, sondern wie aus den Interviews hervorgeht, prüfen sie auch die Notwendigkeit eines Wunsches genau, d. h. sie schätzen die Dringlichkeit ihres Pflegebedürfnisses ab.

> *Pat: Und ich hatte einmal nachts geklingelt, ich bin sehr vorsichtig mitm Klingeln, ich überleg ja ganz lange, nech. (Int Pat M)*

Auch der Zeitpunkt, wann das Pflegebedürfnis geäußert wird, wird kalkuliert.

> *Pat: Naja, man muß dann doch irgendwann. Aber, ich könnt mir vorstellen, also ich bin eigentlich auch nicht der Typ, der wegen jedem Mist in Anführungsstrichen klingeln möchte. Ich versuch dann auch das abzupassen, wenn die Schwester sowieso da ist oder der Pfleger, wer das da nun grade ist und das dann mit vorzubringen, ne. /.../ Nee, sonst kommt man vielleicht doch noch „Ach der schon wieder", ne. (Int Pat E)*

Insgesamt machen sich viele Patienten Gedanken darüber, ob und wann sie ein Pflegebedürfnis äußern und was sie den Pflegekräften zumuten können. Hintergrund dieser Überlegungen ist, wie aus dem letzten Zitat hervorgeht, daß Patienten die Pflege- bzw. Hilfsbereitschaft der Pflegekräfte nicht über Gebühr beanspruchen und sich die Sympathie der Pflegekräfte erhalten möchten. Zu häufiges Klingeln, so offenbar die Befürchtung der Patienten, führt dagegen zu einem negativen Image bei den Pflegekräften. Die Inanspruchnahme der Pflege- bzw. Hilfsbereitschaft reservieren sie eher für spezielle Notfälle.

Wurde ein Pflegebedürfnis befriedigt, bedanken sich die meisten Patienten bei den Pflegekräften hierfür und bringen damit ebenfalls zum Ausdruck, daß sie die Pflegeleistungen der Pflegekräfte nicht als selbstverständlich ansehen. Auf diese Weise sind die Patienten im Laufe eines Tages ständig dabei, sich zu bedanken.

I Bestimmungselement „Pflegewirklichkeit"

„Die sind so dankbar"

Je pflegebedürftiger die Patienten, d. h. je mehr sie von der Pflegebereitschaft der Pflegekräfte abhängig sind, desto höher ist nach Eindruck einer Pflegerin das Ausmaß an Dankbarkeit, das die Patienten den Pflegekräften entgegenbringen.

> PK: *Die anderen, da hab ich die Erfahrung gemacht, die, die wirklich fest liegen, die sind so dankbar, wenn man ihnen was bringt, also da ist die Problematik nicht so. (Int PK L)*

Deutliche Dankbarkeit, der Einsatz von Bitten sowie Zurückhaltung bei der Äußerung von Wünschen können als Anzeichen für die Akzeptanz der „verweigernden Macht" der Pflegekräfte gewertet werden. Während die Patienten in diesem Handlungsmuster ihre Wünsche bzw. Pflegebedürfnisse in einer zwar zurückhaltenden und demütigen, aber dennoch direkten Form vorbringen, verzichten andere Patienten auf die direkte Formulierung ihrer Wünsche.

Wünsche gar nicht oder indirekt äußern

Diesem Handlungsmuster wurden Kommunikationsweisen zugeordnet, bei denen Patienten ihre Bedürfnisse nicht direkt und offen zum Ausdruck bringen, sondern z. B. darauf warten, daß Pflegekräfte die Pflegebedürfnisse antizipieren und von sich aus erfüllen oder ihre Anliegen indirekt äußern, indem sie z. B. ihr Leiden deutlich hervorkehren.

„Die Schwester habe sich das ja denken können"

Im folgenden Gedächtnisprotokoll wird eine Patientin beschrieben, die trotz starker Schmerzen nicht um ein wirksames Schmerzmittel bittet.

> *Ich besuchte eine Verwandte (ca. 60 Jahre), die nach einer Handgelenksfraktur operiert worden war, im Krankenhaus. Sie erzählte mir, daß sie in der Nacht zuvor, der ersten postoperativen Nacht, starke Schmerzen gehabt habe. Die Schwester habe sich kaum sehen lassen und daraufhin habe sie geklingelt und um ein neues Kühlelement gebeten. Die Schwester habe das aber vergessen und sie habe nochmals klingeln müssen. Aber auch das Kühlelement habe nicht geholfen und sie habe wegen der Schmerzen kaum schlafen können. Nachdem sie dies erzählt hatte, fragte der Ehemann sie, warum sie der Schwester denn nicht von ihren Schmerzen berichtet und um ein Schmerzmittel gebeten habe? Daraufhin erwiderte seine Frau, daß die Schwester sich das ja habe denken können und daß sie erwartet habe, daß diese sie danach frage. (Gedächtnisprotokoll eines Gesprächs mit einer Patientin und deren Ehemann)*

Die Patientin ist zur Bekämpfung ihrer Schmerzen auf die Pflegekraft angewiesen. Sie teilt der Pflegekraft aber weder deutlich ihre Beschwerden mit noch bittet sie um Schmerzlinderung, sondern erwartet, daß die Pflegekraft ihr Pflegebedürfnis antizipiert und ihr freiwillig ein Pflegeangebot unterbreitet.

Mit dieser abwartenden Haltung geben die Patienten die Verantwortung für ihre Befindlichkeit komplett in die Hände der Pflegekräfte. In der Perspektive der beschriebenen Patientin trägt die Pflegekraft die Schuld an ihrer negativen Befindlichkeit, während sie selbst Opfer der mangelnden Fürsorge ist. Die Patientin nimmt die Schmerzen in Kauf und erkennt nicht ihre eigene Verantwortung, in dieser Situation für die Durchsetzung ihrer Erwartungen zu sorgen.

„Sich-Anstellen"

Während diese Patientin den Pflegekräften ihre Beschwerden gar nicht erst mitteilt, stellen manche Patienten, zumindest nach Wahrnehmung der Pflegekräfte, ihre Beschwerden in übertriebener Weise dar.

> *PK: Oder was auch manchmal schwierig ist, wenn Patienten sehr wehleidig sind.(...) Nur, es lohnt sich nicht, ne Diskussion über dieses berühmte Sich-Anstellen zu führen. Das ist dummes Zeug, das vergeudet, da vergeudet man sinnlose, wertvolle Zeit. Also, ich denk, da muß man sich auch nicht <.>. Aber da bin ich ehrlich, das ist ein Problem. (Int PK L)*

Wenngleich diese Äußerung die subjektive Deutung der Pflegerin widerspiegelt und nicht nachgeprüft werden kann, ob die betreffenden Patienten tatsächlich starke Schmerzen hatten oder besonders wehleidiges Verhalten an den Tag legten, so kann aber die betonte oder vielleicht sogar übertriebene Darstellung von Leiden als indirekter Wunsch der Patienten nach einem höheren Maß an Rücksichtnahme und Fürsorge, ggf. auch nach Schmerzlinderung, verstanden werden. Auch diese Patienten drücken ihre Pflegebedürfnisse und Erwartungen nicht direkt aus, sondern suchen ihr Ziel manipulativ zu erreichen, indem sie mit ihrem Leiden bei Pflegekräften ein Gefühl des Mitleids provozieren, das diese möglicherweise eher dazu veranlaßt, schmerzlindernde oder andere fürsorgliche Maßnahmen zu ergreifen als der direkte Appell. Bei Pflegekräften ruft das *„Sich-Anstellen"* aber offenbar wenig Verständnis, sondern vielmehr Ablehnung hervor. Möglicherweise kann dies gerade auch mit dem Eindruck der Pflegekräfte, manipuliert zu werden, erklärt werden.

I Bestimmungselement „Pflegewirklichkeit"

In den letzten beiden Sequenzen verzichten die Patienten darauf, ihre Pflegebedürfnisse offen zu äußern und um ihre Befriedigung zu bitten. Solche verdeckten Appelle sind in Hinblick auf das Ziel, z. B. Schmerzlinderung zu erhalten, häufig nicht wirksam, da der Empfänger bei verdeckten Appellen die Möglichkeit hat, mangelndes Verständnis vorzugeben.

Kindliches Verhalten

Die Reaktionen mancher Patienten auf die Zurückweisung ihrer Wünsche durch Pflegekräfte erinnern diese an kindliche Verhaltensweisen.

„Wie son kleines Kind"

> PK: Und dann hab ich diesem Patienten mal das Essen, irgendwie 'n Mittagessen gebracht und. Er kam später, war was zurückgestellt und er wollte Fleisch haben und es war irgendwie nun mal kein Fleisch da, <.> immer zwei Essen und haben wir was anderes zurückgestellt. Ich sag, es tut mir leid, wir haben kein Fleisch mehr dagehabt, ähm müssen Sie das essen, wir hatten nichts anderes mehr. Und dann hat er die Gabel genommen und auf den Tisch geworfen, richtig geschmissen und gesagt, dann ess ich nichts, das gibt's ja wohl nicht, ich will das so haben. Wie son kleines Kind. Da hab ich gesagt, das tut mir leid, da, ich kann mir das nicht aus den Rippen schneiden. (PK lacht) Weil ich <.>, finde ich 'n bißchen albern, so reagiert man als erwachsener Mensch normalerweise nicht und er war auch nicht irgendwie verwirrt oder so, er war ein normal denkender Mensch. Und ähm, der Patient hat dann gar nichts zu mir erst gesagt und dann bin ich raus und dann kam der Sohn und hat uns dementsprechend wieder angeschrien. (Int PK K)

Auf die Verweigerung der Pflegekraft, die ihm zwar ein Essen anbieten kann, aber nicht das von ihm gewünschte, reagiert der Patient zunächst aggressiv, indem er die Gabel auf den Tisch wirft, dann trotzig, als er sagt, er wolle dann gar nichts essen und schließlich wird er nach der Entgegnung der Pflegerin sprachlos. Indem der Patient schließlich sogar verstummt, begibt er sich tatsächlich zumindest mit seinem sprachlichen Verhalten in die Rolle eines noch nicht sprachfähigen Kleinkinds. Besonders brisant ist in diesem Zusammenhang, daß es sich bei dem Pflegebedürfnis des Patienten um ein existentielles Grundbedürfnis, nämlich Ernährung, handelt und der Patient, wie ein Kind, bei dessen Befriedigung von den Pflegekräften abhängig ist. Die Beurteilung der Pflegekraft, daß manche Patienten sich wie Kinder verhalten, korrespondiert mit dem Empfinden einiger Patienten. Zwei Patienten vergleichen in den Gesprächen mit Pflegekräften ihre hilflose Lage mit der eines „Babys".

> *Pat: Och Gott, wie´n Baby. (Komm F1)*
> *Pat: Wien Baby, gewickelt und gepudert und getan. (Komm H)*

Dieses Empfinden der Patienten könnte dazu führen, daß sie in Konfliktsituationen mit Pflegekräften ein dazu passendes Verhalten an den Tag legen. Die interviewte Pflegekraft nimmt den Patienten nicht ernst, bezeichnet sein Verhalten als *„albern"* und *„nicht normal"*. Auch mit einigem Abstand kann sie sich die Reaktion des Patienten nicht erklären.

Den Handlungsmustern „Wünsche gar nicht oder indirekt äußern" und „Kindliches Verhalten" ist gemeinsam, daß die Patienten ihre Interessen nicht oder nicht in angemessener Weise verfolgen. Dies dürfte nicht zuletzt auf die fundamentale Abhängigkeit der Patienten gegenüber den Pflegekräften zurückzuführen sein.

Auf Wünschen bestehen

Dieses Handlungsmuster ist eher selten. Es zeigt sich erstens in der Art, wie Patienten ihre Pflegebedürftigkeit äußern und zweitens in ihren Reaktionen auf „verweigernde" Pflegehandlungen.

„Fordernde Leute"

Manche Patienten bringen, zumindest nach Meinung der Pflegekräfte, ihre Wünsche in einer fordernden Form vor. Forderungen beinhalten im Unterschied zu Bitten eher die Auffassung, einen Anspruch oder ein Recht auf eine Leistung zu haben. Damit drücken „fordernde" Patienten verbal aus, daß sie die Möglichkeit der Pflegekräfte, die Befriedigung von Pflegebedürfnissen zu verweigern, nicht hinnehmen. Eine Pflegekraft bringt „Forderungen" vor allem mit Privatpatienten in Verbindung.

> *PK: Privatpatienten, eher fordernde Leute. Also, ich mag lieber gerne selber die Initiative ergreifen und ich mag das nicht gerne so zugeteilt bekommen. Also, ich finds schöner, wenn das auch ne freiwillige Leistung ist, ne. (Int PK G)*

In diesem Interviewausschnitt geht es der Pflegekraft offenbar nicht um die Angemessenheit der gewünschten Leistungen, diese würde sie, wenn sie nicht dazu aufgefordert würde, möglicherweise auch von sich aus anbieten. Sie stört vielmehr, daß die Patienten ihr etwas *„zuteilen"* bzw. etwas von ihr fordern und ihr dadurch die Möglichkeit nehmen, selbst initiativ zu werden.

I Bestimmungselement „Pflegewirklichkeit"

„Da muß man ja mal..."

Dem Handlungsmuster „auf Wünschen bestehen" wurden auch Situationen zugeordnet, in denen Patienten die „Verweigerung" von Pflegehandlungen nicht akzeptieren, sondern mit unterschiedlichen Mitteln versuchen, doch die Befriedigung ihres Pflegebedürfnisses zu erreichen. Im folgenden Gesprächsausschnitt passiert dies, indem die Patientin, die während eines 10-minütigen Gespräches mit einer Pflegerin mehrfach die Initiative ergriffen hat und über ihre Rücken- und Nackenschmerzen klagte, damit aber keine schmerzlösenden Aktivitäten der Pflegekraft bewirken konnte, schließlich explizit ihre Forderung nach *„Tabletten"* formuliert.

> *Pat: Ahh (stöhnt), <...>. Ahh (stöhnt), da muß man ja mal Tabletten kriegen.*
> *PK: Ja, ich frag jetzt gleich mal, ob Sie ´n bißchen Schmerztropfen haben können, ne?*
> *(Komm F 1)*

Mit ihrem offenen Appell, also mit der ausdrücklichen Forderung nach einer schmerzlindernden Pflegehandlung, erreicht die Patientin endlich doch, daß die Pflegekraft eine problemlösende Maßnahme ergreifen will. Sie setzt sich mit ihrer Hartnäckigkeit erfolgreich gegen die 10-minütige Verweigerung der Pflegekraft durch.

„Ich fand das nicht gut"

In den aufgezeichneten Gesprächen findet sich zwar keine Situation, in der sich Patienten direkt bei einer Pflegekraft über deren „Verweigern" beschweren, im folgenden Gesprächsausschnitt beklagt sich aber ein Patient gegenüber einem Pfleger über eine andere Pflegekraft, die ihm die Verabreichung eines Schmerzmittels „verweigert" hat.

> *Pat 6: <..>. Ich fand das nicht gut. <.>.*
> *PK: Was hat sie denn gemacht?*
> *Pat 6: Ich, ich hab Ihr das gesagt. Ich hab solche Schmerzen, sie soll mir doch ´n Zäpfchen geben.*
> *PK: Hm.*
> *Pat 6: Und da hat sie nein gesagt, kann ich nicht machen, <.>, das, das muß der Arzt bestimmen.*
> *PK: Hmhm. Naja, da hat sie auch recht, ne.*
> *Pat 6: Ja, senkrecht, vielleicht aber....*
> *(beide lachen)*
> *(Komm P, VW)*

Inzwischen ist die Situation vergangen und der Patient hat längst das Schmerzmittel, das ihm nachts verweigert wurde, vom Frühdienst erhalten. Allerdings könnte er sich von seiner Beschwerde positive Effekte für die Zukunft erhoffen. Aber auch dies mißlingt, da der Pfleger, bei dem der Patient seine Beschwerde vorbringt, mit seiner Kollegin solidarisch ist. Indem der Patient seine Beschwerde auf der gleichen Hierarchieebene vorbringt, verbleibt er innerhalb der Abhängigkeitskonstellation, was den Erfolg seiner Beschwerde von vornherein eher unwahrscheinlich macht. Immerhin hat der Patient aber seinen Unmut über das Vorgehen zum Ausdruck gebracht.

Grundsätzlich läßt sich feststellen, daß manche Patienten trotz ihrer Abhängigkeit von den Pflegekräften versuchen, ihre Interessen durchzusetzen, indem sie ihre Wünsche fordernd vorbringen, hartnäckig ihre Pflegebedürfnisse immer wieder zur Sprache bringen oder sich bei anderen Pflegekräften beschweren. Es fällt auf, daß sich insbesondere die Patienten, denen die Befriedigung von Pflegebedürfnissen verweigert wurde, dabei sehr vorsichtig vorgehen. Dies könnte damit zusammenhängen, daß sie weiterhin zumindest in Teilgebieten von den Pflegekräften abhängig sind und sich das Wohlwollen der Pflegekräfte erhalten möchten.

4.1.3 Zusammenfassung

4.1.3.1 Bedingungen der Kategorie „Macht der Pflegekräfte"

Was haben nun die oben dargestellten Handlungs- und Kommunikationsmuster gemeinsam? Offenbar herrschen bestimmte Bedingungen, die Pflegekräften die Möglichkeit geben zu entscheiden, ob sie „in Vertretung und respektvoll" oder „zwingend" handeln wollen und ob sie Bedürfnisse der Patienten „erfüllen" wollen oder nicht. Unter diesen Bedingungen können sie auch gegen den Willen des Patienten „zwingend" oder „verweigernd" handeln. Diese Möglichkeit, die eigenen Absichten auch gegen den Willen einer anderen Person durchzusetzen, wird hier als Macht bezeichnet. Entsprechend der oben genannten Handlungsformen werden die Machtformen der Pflegekräfte als „zwingende" Macht und „verweigernde" Macht bezeichnet. Das Vorliegen von Macht bedeutet nicht, daß eine Person tatsächlich gezwungen oder ihr etwas verweigert wird, sondern nur die Möglichkeit hierzu.

Bedingungen der „zwingenden" Macht sind bereits dadurch gegeben, daß Pflegekräfte an Patienten Pflegehandlungen vollziehen und dabei über die Art und

I Bestimmungselement „Pflegewirklichkeit"

Weise der Durchführung bestimmen können. „Zwingende" Macht wird außerdem dadurch bedingt, daß die Fähigkeit der Patienten, eigenverantwortliche Entscheidungen zu fällen und vor allem durchzusetzen, aufgrund von körperlichen und geistigen Beeinträchtigungen eingeschränkt sein kann und daß Pflegekräfte über Mittel verfügen, wie Fixierungen und sedierende Medikamente, mit denen sie Patienten zu Handlungen zwingen können. Bedingungen „verweigernder" Macht bestehen in erster Linie in der Abhängigkeit der Patienten von der Hilfe- bzw. Pflegeleistung durch Pflegekräfte sowohl in Hinblick auf Pflegehandlungen als auch in Hinblick auf Informationen oder mit anderen Worten: in der Pflegebedürftigkeit der Patienten. Im folgenden sollen zunächst die Bedingungen der „zwingenden" und anschließend die der „verweigernden" Macht konkretisiert und erläutert werden.

Eine zentrale Bedingung „zwingender" Macht gründet darauf, daß Patienten bestimmte Handlungen nicht selbst ausführen können und daher darauf angewiesen sind, daß Pflegekräfte dies für sie tun. In dem Moment, in dem die Pflegekräfte diese Handlungen tatsächlich vollziehen, haben sie die Möglichkeit, dies so zu tun, wie sie es für richtig halten. Dies gilt unabhängig davon, ob die Patienten mit der Pflegehandlung grundsätzlich einverstanden sind. Wenn also ein Patient nicht selbständig die Körperpflege durchführen kann und dies von einer Pflegekraft übernommen wird, so kann die Pflegekraft dies in einer Weise tun, die zum Wohlbefinden des Patienten beiträgt, es ist aber auch das Gegenteil möglich, z. B. wenn ein Patient in einem Mehrbettzimmer gewaschen und dabei nicht für Sichtschutz gesorgt wird. Patienten könnten sich in dieser Situation natürlich wehren und einen Sichtschutz fordern. In diesem Fall herrschen aber die Bedingungen verweigernder Macht, denn Pflegekräfte können entscheiden, ob sie die Befriedigung dieses Wunsches verweigern oder den Wunsch erfüllen wollen.

Desweiteren können Patienten aufgrund ihrer Krankheit oder Behinderung körperlich und/oder geistig so beeinträchtigt sein, daß sie nicht mehr in der Lage sind, selbst zu entscheiden oder aber ihre Entscheidungen gegenüber den Pflegekräften durchzusetzen, indem sie sich gegen Vorhaben der Pflegekräfte wehren oder etwas anderes tun, als von den Pflegekräften vorgesehen. Grundsätzlich haben sowohl Pflegekräfte als auch Patienten Vorstellungen über Ausmaß und Art der Pflegebedürftigkeit sowie der erforderlichen Pflegeleistungen. Diese beiden Vorstellungen können übereinstimmen, müssen aber nicht. In Situationen, in denen Patienten nicht in der Lage sind, eine Entscheidung zu fällen oder ihre Vorstellungen gegen die Pflegekräfte durchzusetzen, haben

Pflegekräfte die Möglichkeit, aus ihrer Perspektive darüber zu entscheiden, in welchem Umfang und in welcher Form sie Pflegeleistungen erbringen wollen und dementsprechend zu handeln. Dabei können sie die Vorstellungen der Patienten berücksichtigen, ihre Entscheidungen können aber auch den potentiellen Patientenentscheidungen zuwiderlaufen.

Eine weitere Bedingung „zwingender Macht" besteht in der Verfügung der Pflegekräfte über bestimmte Mittel zur Zwangsausübung, wie Fixierungsmittel und sedierende Medikamente. Der Einsatz dieser Mittel zur Zwangsausübung ist unter bestimmten Voraussetzungen rechtlich legitim. Sinn und Zweck dieser rechtlichen Regelungen ist es, diejenigen Personen zu schützen und für sie die Verantwortung zu tragen, die dazu nicht selbst in der Lage sind. Da die Pflegekräfte grundsätzlich zu diesen Mitteln zur Zwangsausübung Zugang haben, können sie sie auch in Situationen einsetzen, die gesetzlich nicht legitim sind. Insbesondere Patienten, die aufgrund von Krankheit körperlich oder geistig beeinträchtigt sind, haben in der konkreten Situation keine oder nur wenig Möglichkeiten, sich gegen die Machtmittel zu wehren.

Die „verweigernde" Macht von Pflegekräften beruht in erster Linie auf der fundamentalen Tatsache, daß Patienten ins Krankenhaus kommen, weil sie in bestimmten Bereichen pflegebedürftig sind und dort u. a. von Pflegekräften Hilfe bzw. Pflege bekommen können. Patienten haben bestimmte Kompetenzen aufgrund von Krankheit verloren, sie sind z. B. nicht mehr in der Lage, selbständig ihre Körperpflege durchzuführen oder sich selbständig im Bett zu bewegen. Im Extremfall können sie sogar sämtliche Kompetenzen verloren haben (bewußtlose Patienten). Pflegekräfte verfügen auf der anderen Seite über die Kompetenz, anstelle der Patienten für sie die Körperpflege auszuführen oder sie im Bett zu lagern. Die Hilfe für Hilfsbedürftige und damit auch die Pflege von Pflegebedürftigen ist stets an die Ungleichheit von Kompetenzen gebunden. Ohne daß der Helfer mehr oder andere Kompetenzen besitzt als der Hilfsbedürftige, ist Hilfe nicht denkbar. Die objektiven Bedingungen bestehen also darin, daß eine Person hilfs- bzw. pflegebedürftig ist und die andere in der Lage ist, diese Hilfs- bzw. Pflegebedürftigkeit zu kompensieren. Ohnmacht der Patienten bedeutet in diesem Zusammenhang Hilfs- bzw. Pflegebedürftigkeit. Das Ausmaß an und die Art der Hilfs- bzw. Pflegebedürftigkeit korreliert mit dem Ausmaß an „verweigernder" Macht. Die „verweigernde" Macht der Pflegekräfte ist so lange gegeben, wie die Patienten von bestimmten Handlungen der Pflegekräfte abhängig sind. Allerdings besteht die auf Hilfs- bzw. Pflegebedürftigkeit von Patienten gegründete Macht der Pflegekräfte nur dann, wenn Patienten selbst ein Pflegebedürfnis als solches wahrnehmen und anerkennen, nicht aber wenn ein Pflegebedürfnis nur von außen aus der Perspektive der Pflegekräfte definiert wird. Dann liegen die Bedingungen der Kategorie „Entscheidungsfreiheit der Patienten" vor.

Eine weitere Bedingung „verweigernder" Macht besteht im Informationsvorsprung der Pflegekräfte gegenüber den Patienten. Der Informationsvorsprung beruht auf dem spezialisierten Wissen der Pflegekräfte über medizin- und pflegebezogene Themen und auf ihrem Zugang zu Informationen und Daten, die den Gesundheitszustand des Patienten betreffen. Für Patienten stellen Pflegekräfte aufgrund dessen eine wichtige Informationsquelle dar. Dies hat zur Folge, daß Pflegekräfte darüber bestimmen können, welche Informationen der Patient erhält und welche nicht, bzw. daß Patienten nicht ohne weiteres kontrollieren können, ob die Informationen, die sie erhalten, der Wahrheit entsprechen und vollständig sind.

Sind die Bedingungen der „Macht der Pflegekräfte" nicht (mehr) gegeben, so entstehen die Bedingungen der Kategorie „Entscheidungsfreiheit der Patienten". Der wesentliche Unterschied zwischen diesen beiden Kategorien besteht darin, daß die Patienten in der Kategorie „Entscheidungsfreiheit" von Handlungen der Pflegekräfte zumindest in Teilbereichen unabhängig sind oder sich unabhängig fühlen und daß sie in der Lage sind, sich gegen die Entscheidungen der Pflegekräfte aufzulehnen. Darüber hinaus gilt die Kategorie „Entscheidungsfreiheit" für die eigenen Handlungen der Patienten.

4.1.3.2 Verhalten von Pflegekräften und Patienten unter den Bedingungen der Kategorie „Macht der Pflegekräfte"

Trotz der Möglichkeit, die Patienten gegen ihren Willen zu einer Pflegehandlung zwingen oder ihnen eine Pflegehandlung verweigern zu können, also trotz „zwingender" oder „verweigernder" Macht handeln die Pflegekräfte in den meisten Fällen stellvertretend, d. h. die Entscheidungen und Pflegehandlungen der Pflegekräfte entsprechen dem mutmaßlichen oder tatsächlich geäußerten Patientenwillen. In einigen Fällen handeln die Pflegekräfte aber auch nicht stellvertretend, dann werden Patienten zu einer Pflegehandlung gezwungen oder ihnen wird die Befriedigung z. T. existentieller Bedürfnisse oder das Erteilen von Informationen verweigert. Tun Pflegekräfte aufgrund von Macht etwas, was dem mutmaßlichen oder tatsächlich geäußerten Patientenwillen widerspricht, so muß dies aus der Perspektive des Patienten als Machtmißbrauch bezeichnet werden.

Die Möglichkeit zum Machtmißbrauch ist stets an die Fähigkeit, einer hilflosen oder pflegebedürftigen Person helfen zu können, gekoppelt.

Die offene Verweigerung von Pflegehandlungen und Informationen begründen einige Pflegekräfte mit stereotypen Regeln. Diesen Regeln werden die individuellen Bedürfnisse und Begründungsmuster der Patienten untergeordnet. Dabei werden die eigenen Regeln ungeprüft angewendet, die Patientensichtweise wird nicht weiter eruiert und ein Hineinversetzen in die Situation des Patienten findet nicht statt.

Bei der Weigerung der Pflegekräfte, Patientenbedürfnisse zu befriedigen, können offene und verdeckte Formen unterschieden werden. Während die Patienten bei der offenen Kommunikationsform darüber informiert werden, daß Pflegekräfte ihren subjektiven Pflegebedürfnissen zuwiderhandeln, wird ihnen dies bei der verdeckten Kommunikationsform verschwiegen. Die Wirkung der z. T. sehr subtilen Formen von verdeckter Verweigerung besteht darin, daß den Patienten der Entscheidungsprozeß nicht transparent wird und daß sie dadurch große Mühe haben, sich Gehör zu verschaffen. Umgekehrt vermeiden Pflegekräfte auf diese Weise die Auseinandersetzung mit Patienten.

Pflegekräfte setzen eine Vielzahl von Strategien ein, mit denen sie Informationen verdeckt verweigern, wie z. B. verschleiern, so tun, als ob sie die Frage nicht verstanden hätten, und vom Thema ablenken. Insbesondere die Gabe von negativen Informationen ist für die Pflegekräfte problematisch. Schwierigkeiten entstehen auch durch mangelnde Absprache mit den Ärzten.

Sind Bedingungen der Ohnmacht gegeben, also Bedingungen, in denen Patienten durch die Pflegekräfte zu Handlungen gezwungen werden könnten oder in denen sie zur Befriedigung ihrer Bedürfnisse von Pflegekräften abhängig sind, dann nehmen die meisten Patienten dies hin und äußern ihre Wünsche „bittend" oder verzichten auf die direkte Äußerung von Wünschen, einige zeigen ein Verhalten, das an das von Kindern erinnert, und eher wenige Patienten wehren sich gegen zwingende Handlungen der Pflegekräfte oder „bestehen" auf ihren Wünschen. Die unter diesen Bedingungen erfahrene fundamentale Abhängigkeit der Patienten dürfte dazu beitragen, daß sie auch unter anderen Bedingungen, in denen diese Abhängigkeit nicht (mehr) gegeben ist, ihre Interessen nicht immer verfolgen und sich häufig an Vorgaben der Pflegekräfte orientieren.

Tabelle 2 zeigt die Handlungs- und Kommunikationsmuster der Pflegekräfte und der Patienten innerhalb der Kategorie „Macht der Pflegekräfte" im Überblick.

I Bestimmungselement „Pflegewirklichkeit"

Tabelle 2: Macht der Pflegekräfte

Subkategorien	Handlungs- und Kommunikationsmuster der Pflegekräfte	Handlungs- und Kommunikationsmuster der Patienten
Zwingende Macht	In Vertretung u. respektvoll handeln Zwingend handeln	Hinnehmende Haltung Aufbegehrende Haltung
Verweigernde Macht	Bedürfnisse erfüllen Bedürfniserfüllung offen verweigern Bedürfniserfüllung verdeckt verweigern	Wünsche bittend äußern und danken Wünsche gar nicht oder indirekt äußern Kindliches Verhalten Auf Wünschen bestehen

4.2 Entscheidungsfreiheit der Patienten

4.2.1 Handlungs- und Kommunikationsmuster der Patienten

Kooperativ sein
  „Ja. (Ich drehe mich auf die rechte Seite)"

Kooperativ sein, aber nicht kooperativ sein wollen
  „Nee, ich wollte lieber /.../ hier essen"
  „Empfand ich manchmal son bißchen ungezogen, son bißchen dreist"

Scheinbar kooperativ sein
  „Er hats abgestritten"
  „Zufällig von einer Schülerin auf der Toilette angetroffen worden"

Erwartungen der Pflegekräfte zurück-weisen
  „Ich wußte ja, was gemacht werden sollte"
  „Muß das sein, also?"

4.2.2 Handlungs- und Kommunikationsmuster der Pflegekräfte

Entscheidungsfreiheit ermöglichen
  „Dann ist das seine Entscheidung"
  „Möchten Sie...?"
  „Jetzt mach ich das und das"
  „Daß man ihnen eben in einfachen Worten, so daß sie das verstehen, schon den medizinischen Grund erklärt"

Entscheidungsfreiheit behindern
  „Ich nehm die Patienten, glaub ich, etwas weniger ernst"

„Ich bin nicht Ihr Babysitter"
„Manche verstehen die Tragweite nicht"
„Weil da denn son Widerstand und mangelnde Einsicht ist"
„Nicht daß ich dann explodiere"
„Das ist dann auch nicht meine Aufgabe"
„Decke weg, Spritze rein"
„Dann haben se wohl, wohl irgendwie Angst, ne"
„Ja, das machen Sie. Ich hab Sie nämlich gestern gar nicht damit üben sehen"
„Sie müssen aufstehen, Sie müssen da essen, Sie dürfen nicht..."

Bedürfniserfüllung verdeckt verweigern als Reaktion
„Wandelt sich das Verhältnis zu dem Patienten in eine noch etwas eisigere Stimmung"

4.2.3 Zusammenfassung
4.2.3.1   Bedingungen der Kategorie „Entscheidungsfreiheit der Patienten"
4.2.3.2   Verhalten von Pflegekräften und Patienten unter den Bedingungen der Kategorie „Entscheidungsfreiheit der Patienten"

4.2 Entscheidungsfreiheit der Patienten

Die Möglichkeit zu freien Entscheidungen hat jeder Patient, der geistig und körperlich dazu in der Lage ist. Sie bezieht sich auf die eigenen Handlungen des Patienten und auf diejenigen Handlungen der Pflegekräfte, von denen der Patient nach seiner subjektiven Einschätzung nicht abhängig ist. So kann der Patient entscheiden, ob bestimmte Pflegehandlungen an ihm vollzogen werden sollen oder ob er selber bestimmte Pflegehandlungen ausführen möchte oder in pflegerischen Begriffen ausgedrückt: der Patient trifft selbst Entscheidungen hinsichtlich seiner Pflegebedürftigkeit und der erforderlichen Pflegemaßnahmen. Für die Zeit der Durchführung einer Pflegehandlung durch die Pflegekräfte bestehen aber die Bedingungen der „zwingenden" Macht.

4.2.1 Handlungs- und Kommunikationsmuster der Patienten

Der Kategorie „Entscheidungsfreiheit der Patienten" wurden vier Handlungsmuster der Patienten zugeordnet, nämlich „kooperativ sein", „kooperativ sein, aber nicht kooperativ sein wollen", „scheinbar kooperativ sein" und „Erwartungen der Pflegekräfte zurückweisen".

Kooperativ sein

Im Handlungsmuster „kooperativ sein" leisten die Patienten den Behandlungsangeboten des Krankenhauses und der Pflegekräfte Folge und signalisieren ihr Einverständnis mit den von den Pflegekräften diagnostizierten Pflegebedürfnissen und geplanten -maßnahmen. Die Pflegeangebote des Pflegepersonals drücken sich z. B. in Form von explizit und implizit geäußerten Ankündigungen und Aufforderungen aus. Neben der Mitteilung, eine Pflegehandlung ausführen zu wollen, können Ankündigungen auch indirekt als Aufforderung verstanden werden, sich so zu verhalten, daß die angekündigte Handlung durchgeführt werden kann. Mit direkten Aufforderungen veranlassen Pflegekräfte Patienten ausdrücklich, etwas zu tun oder zu unterlassen, z. B. eine Frage zu beantworten oder nicht aufzustehen. Sowohl mit Ankündigungen als auch mit Aufforderungen werden also an die Patienten Erwartungen formuliert, die auf die Kooperation des Patienten abzielen. Die Patienten handeln innerhalb des Handlungsmusters „kooperativ sein" entsprechend der Aufforderungen und Ankündigungen der Pflegekräfte.

„Ja. (Ich drehe mich auf die rechte Seite)"

Folgender Gesprächsausschnitt stammt aus einem Gespräch zwischen einer Pflegerin und einem Patienten während der Körperpflege.

> *PK: Können Sie sich ein bißchen auf die rechte Seite drehen, bitte?*
> *Pat: Ja.*
> *PK: Das rechte Bein schön gerade lassen, prima. Zuerst wasch ich jetzt mal den Rükken, ne, es wird noch nicht kalt. (10 sec) So, jetzt wird es mal naß. (8 sec) (PK räuspert sich) <.>, ich wasch den Po jetzt nochmal. (20 sec) Herr E., wenn Sie jetzt mal schön tief Luft holen, jetzt wirds etwas kalt.*
> *Pat: Ja.*
> *PK: Schön durch die Nase ein und durch den Mund wieder aus.*
> *Pat: Wenns klappt, ne (parallel).*
> *(Pat atmet hörbar tief ein und aus)*
> *PK: Genau.*
> *(Komm E)*

Die Pflegekraft fordert den Patienten zu Handlungen auf, z. B. soll er sich auf die Seite drehen, und kündigt eigene Handlungen an, z. B. daß sie zunächst den

Rücken zu waschen beabsichtigt. Der Patient signalisiert sein Einverständnis verbal durch die Rückmeldung „*Ja*" und nonverbal, indem er die von ihm erwarteten Handlungen durchführt. Patienten handeln im Allgemeinen in Übereinstimmung mit dem von den Pflegekräften erstellen Pflegeplan bzw. wünschen nur – etwa bei der Ausführung von Pflegehandlungen – geringfügige Modifikationen.

Kooperativ sein, aber nicht kooperativ sein wollen

Manche Patienten handeln äußerlich zwar kooperativ und leisten den Aufforderungen der Pflegekräfte Folge, in den Interviews bringen sie aber zum Ausdruck, daß sie dies eigentlich gegen ihre eigene Überzeugung taten.

„*Nee, ich wollte lieber /.../ hier essen*"

So berichtet ein Patient, daß er von Pflegekräften aufgefordert wurde, aufzustehen und seine Mahlzeit am Tisch einzunehmen. Mit dieser Pflegehandlung beabsichtigten die Pflegekräfte wahrscheinlich prophylaktische Effekte. Obwohl er sich selbst dazu eigentlich gar nicht in der Lage fühlte, kam der Patient der Aufforderung zur Pflegehandlung „Aufstehen" trotzdem nach.

> *Pat: Sie müssen aufstehen, Sie müssen da essen, Sie dürfen nicht mehr im Bett liegen. Und ich hab Kopfschmerzen gehabt und war schwindelig und hab mich da an Tisch gesetzt und mein Kopf ging immer, so fiel mein Kopf immer runter vor Schwindelheit, nech. Und dann hab ich mit den Füßen getrampelt, weil ich meine Schuhe anhatte, meine orthopädischen. /.../ Nee, ich wollte lieber, ich wollte hier, ich konnte nur hier essen, weil mir da schwindelig wurde. (Int Pat J)*

Ob der Patient seine Einwände geäußert hat, geht aus dem Interview nicht hervor. Seine Imitation der Pflegekraftäußerungen legt aber nahe, daß er sich von den Pflegekräften dazu gedrängt fühlte und sich nicht widersetzen konnte oder mochte. Nachdem der Patient den Aufforderungen der Pflegekräfte trotz seiner mangelnden Leistungsfähigkeit Folge leistete, traten Schwindel und Kopfschmerzen auf und der Patient konnte, wie aus dem weiteren Interview hervorgeht, nur mühsam Hilfe herbeirufen.

I Bestimmungselement „Pflegewirklichkeit"

„Empfand ich manchmal son bißchen ungezogen, son bißchen dreist"

Eine andere Patientin erzählt ebenfalls, daß sie von Pflegekräften unter Druck gesetzt wurde und schon zu einem Zeitpunkt Pflegehandlungen selbständig durchführen sollte, als sie dazu ihrer Meinung nach noch nicht fähig war.

> Pat: /.../ *das war eben im U-Krankenhaus, <...> selbständig macht. Und das war ja eigentlich mehr, daß sich die Therapeuten damit beschäftigt haben. Und die Schwestern hatten das wohl so übernommen und übertrieben das eigentlich son bißchen <..>. Nicht alle, aber es waren son paar dazwischen, die, das waren, (..) empfand ich manchmal son bißchen ungezogen, son bißchen dreist, was, (..) was denn da durchgeführt werden sollte. Soweit waren wir eigentlich noch gar nicht therapeutisch und, sie waren aber schon voraus und setzten Druck dahinter, während die Therapeuten im wesentlichen anders mit einem umgingen.* (Int Pat M)

Auch der Bericht dieser Patientin sagt nichts darüber aus, ob sie sich gegen die Aufforderungen der Pflegekräfte zur Wehr gesetzt hat. Wahrscheinlich ist aber eher, daß sie sich trotz ihrer Widerstände um Befolgung der Aufforderungen bemüht hat.

Zwar können die Patienten theoretisch frei entscheiden, wie sie handeln wollen. In der Praxis nutzen sie ihren Entscheidungsspielraum allerdings häufig nicht, auch wenn sie konkrete Vorstellungen von ihren eigenen Pflegezielen und -bedürfnissen haben. Ein Grund hierfür könnte im Verhalten der Pflegekräfte bestehen, die, wie aus den letzten beiden Interviewausschnitten hervorgeht, Druck ausüben oder den Patienten gegenüber *„ungezogen"* und *„dreist"* auftreten, so daß diese nicht widersprechen mögen (s. hierzu Kommunikations- und Handlungsmuster der Pflegekräfte).

In beiden Fällen hatten die Patienten hinsichtlich der Pflegediagnose, also hinsichtlich ihrer eigenen Fähigkeiten und Probleme, andere Einschätzungen als die Pflegekräfte und fühlten sich von diesen überfordert. Tritt als Folge der Nichtbeachtung der Patienteneinwände tatsächlich eine Überforderung ein, so kann dies negative Auswirkungen sowohl auf die psychische als auch auf die physische Befindlichkeit des Patienten haben. Dies weist darauf hin, daß Patienten Experten für ihre eigene Befindlichkeit sind und daß diese von dem von außen erwartbaren Zustand abweichen kann. Die Pflegekräfte nahmen diese Patienteneinschätzungen aber entweder nicht ernst oder haben vielleicht durch die Zurückhaltung der Patienten, die wiederum durch ihr strenges Auftreten zustande kam, gar nichts davon erfahren. Die Strategie der Pflegekräfte, Druck auszuüben, kann zur Folge haben, daß ihnen wichtige Informationen über die Befindlichkeit der Patienten nicht mitgeteilt werden.

Scheinbar kooperativ sein

Bei diesem Handlungsmuster setzen Patienten den expliziten Aufforderungen der Pflegekräfte zwar keinen offenen Widerstand entgegen, heimlich, wenn die Pflegekräfte nicht dabei sind, umgehen sie jedoch die Erwartungen der Pflegekräfte. Aufgedeckt wird dieses Verhalten dann, wenn Pflegekräfte Patienten dabei überraschen.

„Er hats abgestritten"

> *PK: Ja, letztens hat mich einer bös beschimpft. /.../ Weil ich was geäußert hatte, was, denk ich, aber richtig war. Er hat auf Toilette geraucht und ... /.../. Er hats abgestritten, aber vom Personal sitzt da keiner auf Toilette und raucht und sonst war auch kein anderer, sonst war kein Besucher da, es war nur er da auf der Toilette, nech. Als ich die Tür aufmachte, also da kam mir eine Dampfwolke entgegen. (Int PK C)*

Warum der Pfleger das Verhalten des Patienten verurteilt, geht aus dem Ausschnitt nicht hervor. Mögliche Gründe könnten darin bestehen, daß es sich beim Rauchen um ein gesundheitsschädigendes Verhalten handelt oder daß das Rauchen auf der Toilette verboten ist. Sollte die Vermutung des Pflegers tatsächlich zutreffen, dann stellt die Reaktion des Patienten eine Verleugnung seines eigenen Verhaltens dar.

„Zufällig von einer Schülerin auf der Toilette angetroffen worden"

In einem anderen Fall ist ein Patient trotz Bettruhe heimlich aufgestanden, um auf Toilette zu gehen. Der folgende Ausschnitt stammt aus dem Examensbericht einer Auszubildenden. Sie betreute einen Patienten, der mit einen Herzinfarkt ins Krankenhaus gekommen war.

Heute nachmittag ist er (der Patient, I. D.) zufällig von einer Schülerin auf der Toilette angetroffen worden, obwohl er Bettruhe hat und ihm dies schon von mehreren Personen gesagt und erklärt worden ist. Auch die Schülerin konnte ihn nicht überzeugen, wieder ins Bett zu gehen (Auszug aus einem Examensbericht).

I Bestimmungselement „Pflegewirklichkeit"

Insgesamt führt das Handlungsmuster „scheinbar kooperativ sein" zunächst dazu, daß Konflikte und Diskussionen mit Pflegekräften, mit denen Patienten rechnen müßten, wenn sie ihre Absicht offen äußern würden, vermieden werden. Daß Patienten die Erwartungen und Anordnungen der Pflegekräfte lieber heimlich umgehen und ihr nicht erwartungsgemäßes Verhalten sogar leugnen, wenn sie damit entdeckt wurden, ist v. a. vor dem Hintergrund verständlich, daß die Bereitschaft, von ihren Erwartungen abweichende Patientenentscheidungen zu akzeptieren, bei vielen Pflegekräften gering ist.

Erwartungen der Pflegekräfte zurückweisen

In diesem Handlungsmuster verweigern die Patienten die Kooperation mit den Pflegekräften. Dabei haben Patienten hinsichtlich der Pflegebedürfnisse, der erforderlichen Pflegehandlungen oder der Art, wie die Pflegehandlungen ausgeführt werden sollen, eine andere Auffassung als Pflegekräfte und entscheiden in Widerspruch zu deren Erwartungen.

„Ich wußte ja, was gemacht werden sollte"

> Pat: /.../ ganz nette Nachtschwester, wir haben uns so gut verstanden, vorher <...>, dann kam ich aus U. wieder (Krankenhaus, das sich auf querschnittsgelähmte Patienten spezialisiert hat, I. D.) und konnte jetzt alles und hab dann bißchen zu oft gesagt, <...>. Ich wußte jetzt ja, was gemacht werden sollte und Krankenschwestern in allgemeinen Krankenhäusern, die da wenig mit zu tun haben, wissen dann oft nichts von dem. Und dann fuhr sie mich einen Abend an, <...>. Und dann hab ich eine andere Schwester angesprochen, <4 sec>. Alle anderen haben sich gefreut, als ich jetzt wieder kam, „Was Sie jetzt alles können, <..>, nein, wie schön" und so, ne. (Int Pat M)

Die berichtende, querschnittsgelähmte Patientin hat durch ihren Aufenthalt in einem Rehabilitationszentrum an Kompetenz gewonnen und ist nun in der Lage, Pflegetätigkeiten selbständig auszuführen, die sie zuvor noch nicht beherrschte bzw. hat spezielle Kenntnisse erworben, wie bestimmte Pflegehandlungen ausgeführt werden sollten. Diese Patientin steht damit exemplarisch auch für andere Patienten mit chronischen Krankheiten, die aufgrund ihrer langjährigen Erfahrung mit der Krankheit häufig über ein hohes Maß an medizinischen und pflegerischen Kenntnissen und auch Fähigkeiten verfügen und Pflegekräften auf diesem Gebiet überlegen sind. Im vorliegenden Beispiel führt dies dazu, daß die Patientin sowohl Handlungen der Pflegekräfte ablehnt, um sie selbst auszuführen, als auch Vorgaben macht, wie Pflegekräfte Pflegehandlungen ausführen sollen.

„Muß das sein, also?"

In der folgenden Gesprächssequenz verweigert ein Patient die Verabreichung eines Abführmittels.

> PK: Herr E, wann haben Sie denn das letzte Mal Stuhlgang gehabt?
> Pat (brummt)
> PK: War das nicht das richtige Thema jetzt?
> Pat: Nee (lacht). Wollen Sie das wirklich wissen? Das war... Wann bin ich das letzte Mal dran gewesen? Zweite. Donnerstag.
> PK: Donnerstag. Das ist ja nun schon, ne, fast eine Woche her. Ich wird Ihnen auch, ich denk, Sie können erstmal in Ruhe frühstücken, son bißchen essen, ein paar Zäpfchen geben, ne.
> Pat: Ähm. Muß das sein, also?
> PK: Ich kann Ihnen auch so einen Saft geben. Nur mit den Zäpfchen ist das so, dann wirkts meistens...
> Pat: Schlagartig.
> PK: ...sofort. Na, schlagartig würd ich nicht so sagen, aber dann klappts jedenfalls heute noch. Wenn ich Ihnen was zu trinken geb, also son <.>...
> Pat: Also, ich bin ja überzeugt. Ja, wenn Sie. Also ich hab das letztes Mal genauso gemacht.
> PK: Ja.
> Pat: Da war das auch so. Da bin ich, am Montag bin ich eingeliefert worden, Dienstag, Mittwoch, Donnerstag, Freitag, Samstag, nichts.
> PK: Ja.
> Pat: ...und dann durfte ich aufstehen...
> PK: Ja.
> Pat: ...und dann ging das auch.
> PK: Jaja, es ist natürlich, wenn man nur liegt, ne.
> Pat: Ich denke ja, heute abend...
> PK: Ich denke...
> Pat: ...darf ich das.
> PK: ...sobald der Druckverband ab ist, dürfen Sie vielleicht ähm auf den Toilettenstuhl. Also nicht vielleicht auf die Toilette, das, das weiß ich nicht, das müssen Sie klären mit den Ärzten. Aber auf den Toilettenstuhl, denk ich schon.
> Pat: Toilettenstuhl ist genauso schön (lacht).
> PK: Das andere müssen Sie abklären mit den Ärzten, ne.
> Pat: Aber wenn ich auf den Toilettenstuhl darf, dann darf ich auch auf die Toilette.
> PK: Ja, das, das klären Sie nochmal ab mit den Ärzten.

Pat: *Das mach ich schon.*
PK: *Dann lassen wir das jetzt erstmal noch.*
Pat: *Ja.*
(Komm E)

Der Patient, der selbst in einem Gesundheitsfachberuf arbeitet und schon häufig im Krankenhaus war, argumentiert kompetent und selbstbewußt, daß er die Erfahrung gemacht habe, daß sich der Stuhlgang normalisiere, sobald er wieder aufstehe und daß er erwarte, daß ihm dies noch am selben Tag erlaubt werde. Gegenüber der Pflegekraft setzt er sich damit zunächst durch. Diese verweist ihn aber an die Ärzte, ob er auch dort erfolgreich sein wird, bleibt offen. Beide Beteiligte benutzen im Zusammenhang mit den Ärzten den Begriff „*dürfen*". Folglich „erlauben" oder „verbieten" also die Ärzte dem Patienten das Aufstehen. Diese Formulierung legt den Schluß nahe, daß die Entscheidungsfreiheit von Patienten im Bewußtsein der Beteiligten kaum verankert ist, denn kein Arzt kann dem Patienten etwas erlauben oder verbieten. Vielmehr kann er den Patienten darüber informieren, mit welchen Handlungen welche Risiken verbunden sind und wie wahrscheinlich diese Risiken sind. Daraufhin kann sich dann der Patienten entscheiden, ob er den Empfehlungen des Arztes Folge leisten will oder nicht.

In den beiden letzten Ausschnitten handelt es sich um Patienten, die über Informationen oder Kompetenzen verfügen, die über diejenigen der Pflegekräfte hinausgehen. Die querschnittsgelähmte Patientin hat diese Kompetenz durch ihren Aufenthalt in einem Rehabilitationszentrum erworben, der Patient hat bereits bei vorhergehenden Krankenhausaufenthalten Erfahrungen mit dem Pflegeproblem „Stuhlgang" gemacht. Aufgrund dieser zusätzlichen Informationen und Kompetenzen gelangen sie zu anderen Entscheidungen als die Pflegekräfte. Im letzten Gesprächsausschnitt kommt noch ein weiterer Grund für die Weigerung des Patienten zum Ausdruck: die angekündigte Pflegemaßnahme ist ihm unangenehm. Ähnliche Gründe werden möglicherweise auch bei anderen Entscheidungen von Patienten vorliegen, die den Erwartungen der Pflegekräfte zuwiderlaufen. Voraussetzung, um „Erwartungen der Pflegekräfte zurückzuweisen" ist aber nicht nur das Vorliegen guter Gründe, sondern außerdem die Fähigkeit und Bereitschaft sowie das Selbstbewußtsein, sich mit den Pflegekräften über strittige Fragen auseinanderzusetzen.

Über mangelnde Mitarbeit von Patienten berichten vor allem die Pflegekräfte in den Interviews. Demnach weigern sich Patienten aufzustehen bzw. sie stehen auf, obwohl sie Bettruhe haben, sie gehen nicht zur Krebsfrüherkennung oder zur

Nachsorgeuntersuchung, sie weigern sich, ihre Medikamente einzunehmen, sie verweigern das Blutdruckmessen, die Verabreichung von Heparinspritzen und Abführmitteln, sie rauchen trotz Rauchverbots, sie machen nur halbherzig Atemübungen oder sie entfalten geschäftliche Aktivitäten (führen Telefonate, diktieren Briefe u. ä.), obwohl sie sich schonen und möglichst wenig belasten sollen.

Während einige Patientenentscheidungen auch aus schulmedizinischer Sicht nachvollziehbar sind, ist dies bei anderen nicht der Fall, z. B. wenn sich Patienten weigern, zur Nachsorgeuntersuchung zu gehen oder nach einem frischen Herzinfarkt die verordneten Medikamente zu nehmen. Gerade diese Entscheidungen führen oft zu erheblichen Konflikten mit den Pflegekräften. Aber auch bei Entscheidungen, die der schulmedizinischen Sicht zuwiderlaufen, haben Patienten nur in wenigen Fällen tatsächlich medizinische Konsequenzen zu erleiden. So stehen z. B. immer wieder Patienten nach Herzinfarkt, denen strenge Bettruhe verordnet wurde, auf, ohne daß daraufhin Herz- und Kreislauf-Komplikationen auftreten.

4.2.2 Handlungs- und Kommunikationsmuster der Pflegekräfte

Innerhalb der Kategorie „Entscheidungsfreiheit der Patienten" lassen sich drei Handlungsmuster der Pflegekräfte unterscheiden. Erstens tragen Pflegekräfte z. B. durch angemessene Artikulation ihrer Erwartungen dazu bei, daß Patienten auch tatsächlich frei entscheiden können, d. h. sie „ermöglichen Entscheidungsfreiheit". Zweitens üben Pflegekräfte z. B. Druck aus und „behindern Entscheidungsfreiheit". Im dritten Handlungsmuster „verweigern" Pflegekräfte als Reaktion auf Patienten, die sich nicht ihren Erwartungen entsprechend verhalten, antizipierte Patientenbedürfnisse.

Entscheidungsfreiheit ermöglichen

Zu diesem Handlungs- und Kommunikationsmuster wurden drei kommunikative Verhaltensweisen der Pflegekräfte zusammengefaßt, nämlich erstens das Ernst nehmen von Patienteneinwänden, zweitens die Beteiligung von Patienten bei der Planung der Pflege, und drittens die „neutrale" Information über die von den Pflegekräften angestrebten Pflegehandlungen.

I Bestimmungselement „Pflegewirklichkeit"

„Entscheidungsfreiheit" der Patienten ermöglichen Pflegekräfte, wenn sie auch solche pflegebezogenen Entscheidungen der Patienten ernst nehmen, die nicht ihren Erwartungen entsprechen.

„Dann ist das seine Entscheidung"

Im Interview heben Pflegekräfte hervor, daß sie die Patienten über die möglichen Konsequenzen ihrer Entscheidung aus pflegerischer Sicht aufklären, daß aber die Entscheidung letztlich vom Patienten selbst getroffen werden müsse.

> *PK: Und wenn ein Mann sagt, er will sich nicht rasieren, obwohl er sonst überhaupt keinen Bart hat, dann <.> er sich nicht rasieren, dann ist das seine Entscheidung. <..> sich auch entschieden, <..> und die müssen eben später da durch. Man kann drauf hinweisen und sagen, wenn heute nicht rasiert wird, morgen wird das schwieriger, dann sind die Stoppeln so hart, dann tuts sicherlich weh. Und wenn man nicht son leistungsstarken Rasierapparat auf Station hat, dann muß dem Patienten das aber klar sein. Aber wenn er sich entscheidet, ich laß mich heute nicht rasieren, dann <..>. (Int PK L)*

> *PK: Ja genau, also schon gleichberechtigt. Also ich neige nicht dazu zu sagen, sie machen das jetzt so, weil ich das will, oder weil sie das müssen. Also ich bevorzuge doch eher den Weg, aus diesem und jenen Grund und wenn sie sagen, sie wollen das auf keinen Fall, dann ist das für mich in Ordnung. (Int PK D)*

Insbesondere im zweiten Interviewausschnitt kommt zum Ausdruck, daß die Pflegekraft ihre eigene Sichtweise relativiert und erkennt, daß mehrere – gleichberechtigte – Perspektiven in Hinblick auf eine Entscheidung möglich sind.

Bei der Planung der Pflege ermöglichen Pflegekräfte freie Patientenentscheidungen, indem sie die Patienten daran beteiligen. Die Planung von Pflegehandlungen erfolgt zwar in großen Teilen ohne Mitwirkung des Patienten, partiell werden Patienten aber einbezogen, indem Pflegekräfte gezielte Fragen nach pflegebezogenen Wünschen und Bedürfnissen des Patienten stellen, indem sie Pflegeangebote unterbreiten, zu denen Patienten Stellung nehmen können, oder indem sie geplante Pflegehandlungen unmittelbar vor deren Durchführung ankündigen, so daß der Patient – wenn auch in letzter Minute – die Gelegenheit erhält, diese zu verhindern.

„Möchten Sie...?"

Fragen nach pflegebezogenen Wünschen und Bedürfnissen oder Pflegeangebote kommen im vorliegenden Datenmaterial v. a. im Zusammenhang mit der Körperpflege vor. Eine häufige Frage besteht darin, ob Patienten ihr Gesicht selber waschen möchten.

> *PK: Möchten Sie das Gesicht selber waschen?*
> *Pat: Nein.*
> *PK: Nee, soll ich es machen?*
> *Pat: Das schaff ich nicht.*
> *(Komm L)*

Weitere Fragen betreffen die Wassertemperatur, die verwendete Seife, das Eincremen, wann die Patienten ihre Zähne putzen möchten, wie sie liegen möchten u. ä.. Die Häufung solcher Fragen und Angebote bei der Körperpflege läßt sich damit erklären, daß es sich um eine Tätigkeit handelt, bei der Pflegekräfte in intimste Bereiche der Patienten vordringen und es hier besonders wichtig erscheint, auch persönliche Vorlieben oder Aversionen der Patienten zu berücksichtigen.

„Jetzt mach ich das und das"

Mittels Ankündigungen informieren Pflegekräfte die Patienten über geplante eigene Pflegehandlungen. Ankündigungen sind eine Form der Information und ermöglichen den Patienten zumindest theoretisch Widerspruch und damit freie Entscheidungen. Sie sind insbesondere dann von Bedeutung, wenn Pflegehandlungen voraussichtlich mit körperlichen Mißempfindungen oder Schamgefühlen verbunden sind und Widerspruch von Patienten wahrscheinlich oder möglich ist. Körperliche Mißempfindungen treten z. B. beim Verabreichen von Injektionen, bei der Pneumonieprophylaxe mit kalten Flüssigkeiten oder beim Verbandwechsel auf. Scham können Patienten z. B. bei Pflegehandlungen im Bereich der Genitalien, im Zusammenhang mit Ausscheidungen, aber auch bei Pflegehandlungen, die zur Entblößung des Patienten führen (wie Bettdecke wegnehmen), empfinden. Auch diese werden i. d. R. von den Pflegekräften angekündigt.

> *PK: Ich zieh mal die Sachen aus.*
> *Pat: Ja.*
> *(Komm D)*

Bestimmungselement „Pflegewirklichkeit"

> *PK: So, denn wasch ich Sie mal unten rum.*
> *Pat: Ja.*
> *(Komm F1)*

Selbst wenn Patienten in den meisten Fällen sowieso mit den Handlungen einverstanden sind, so haben sie durch die Ankündigung aber wenigstens theoretisch die Möglichkeit, unerwünschte Handlungen abzulehnen oder sich auf schambesetzte Handlungen einzustellen. Zumindest bringen die Pflegekräfte mit den Ankündigungen ihr Bemühen um den Schutz der Intimsphäre der Patienten zum Ausdruck.

Insgesamt sind aber die Gelegenheiten, die Patienten zur Beteiligung an der Pflegeplanung erhalten, äußerst gering. Ihre Perspektive wird nicht systematisch einbezogen, sondern beeinflußt vor allem die Art der Durchführung von Handlungen.

Dem Handlungsmuster „Entscheidungsfreiheit ermöglichen" wurden außerdem Bemühungen der Pflegekräfte zugeordnet, sachlich richtige und vollständige Begründungen und -Informationen zu den von ihnen geplanten Handlungen zu geben. Begründungen und Informationen sind wichtige Voraussetzungen für freies Entscheiden der Patienten, denn diese sind i. d. R. medizinische/pflegerische Laien und verfügen nicht immer über entsprechendes Fachwissen, um die Konsequenzen ihrer Entscheidung absehen zu können. Entscheidungsfreiheit wird durch Information aber nur solange gefördert, als Pflegekräfte darauf verzichten, die Information zu manipulieren und Patienten dadurch zu einer bestimmten Entscheidung zu drängen.

„*Daß man ihnen eben in einfachen Worten, so daß sie das verstehen, ähm schon den medizinischen Grund erklärt*"

> *PK: Oder meistens, äh ja oder um Handlungen zu erklären, beispielsweise die frühe Mobilisation, wogegen sich ja viele sträuben oder auch alte Patienten, die dann lieber im Bett bleiben wollen, daß man ihnen eben in einfachen Worten, so daß sie das verstehen, ähm schon den medizinischen Grund erklärt, weswegen. Sonst fühlen sie sich eher getriezt, und denken, wir wollen nur, daß sie nicht faul im Bett liegen, aber daß man eben den Grund erklärt. (Int PK J)*

Indem sie den Patienten die medizinischen Gründe für die von ihr angestrebte Pflegehandlung erklärt, möchte diese Pflegerin erreichen, daß die Patienten ihre Erwartungen nicht als Willkür betrachten, sondern ihr aus Einsicht in vernünftige Gründe folgen.

Allerdings steht auch bei dieser Pflegekraft eher die Intention im Vordergrund, Patienten dazu zu bewegen, das von ihr für richtig gehaltene zu tun, nämlich aufzustehen und weniger, tatsächlich freie Entscheidungen der Patienten zu fördern. Die Übergänge zwischen „neutraler" Information und Manipulation sind fließend.

Entscheidungsfreiheit behindern

Analog zum Handlungsmuster „Entscheidungsfreiheit ermöglichen" stellt sich das Handlungsmuster „Entscheidungsfreiheit behindern" dadurch dar, daß Patientenentscheidungen nicht ernstgenommen, Patienten bei der Planung von Pflegehandlungen nicht beteiligt und Informationen manipulativ eingesetzt werden. Außerdem behindern Pflegekräfte die Entscheidungsfreiheit von Patienten, indem sie sie kontrollieren und Druck ausüben.

In den Interviews bringen mehrere Pflegekräfte zum Ausdruck, daß sie Patienten nicht ernst nehmen, die Entscheidungen treffen, die von ihren Erwartungen abweichen.

„Ich nehm die Patienten, glaub ich, etwas weniger ernst"

> PK: Und was ich eben auch schwierig finde bei ihr, ist nun, daß sie, ja in meinen Augen son bißchen selbst schuld ist, ne. Weil sie eben ja nicht zu den gesamten Nachsorgeuntersuchungen gegangen ist, die da hätten sein sollen. Und auch nicht zu dem Termin hier erschienen ist, den sie hatte zu ner Operation. Und jetzt ist das Ganze inoperabel und da fehlt mir son bißchen das Verständnis. /.../ Ja, ich nehm die Patienten, glaub ich, etwas weniger ernst. (Int PK P)

„Ich bin nicht Ihr Babysitter"

Eine Pflegerin meint zwar zunächst, sie würde den Patienten das Recht auf freie Entscheidungen zugestehen. Im weiteren Verlauf ihrer Ausführungen kommt aber eher eine andere Haltung zum Ausdruck.

> PK: Wenn Patienten nicht einsichtig waren, eigentlich hauptsächlich, ne. Wenn sie alles meinten, besser zu wissen und (PK hustet). Aber die Konflikte sind dann auch nur kurz, weil ich sag ihnen eigentlich auch ganz klar "Okay, Sie sind natürlich eigenverantwortlich, Sie sind erwachsen, müssen das auch selber wissen. Ich bin nicht Ihr Babysitter, sondern ich bin die Krankenschwester". /.../ Ob die Patienten dann damit umgehen, nee, da kann ich mich abgrenzen, das ist okay für mich. Da hab ich

I Bestimmungselement „Pflegewirklichkeit"

> *auch nicht ´n schlechtes Gewissen oder so, weil es gibt einfach Leute, man versucht an die ranzukommen, man versucht es auch mehrmals, sie zur Einsicht zu bringen und wenn das nicht gelingt, dann ist, isses eben so. Also, da mach ich mir dann auch kein schlechtes Gewissen, wenn dem Patienten wirklich etwas passieren würde auch. Was ja dann auch selten passiert, aber denn wärs auch, denn würd ich mich schon von abgrenzen. (..) Also, ich seh mich nicht so als Übermutter für alles verantwortlich, sondern ich versuch die Patienten <.> auch selbst entscheiden zu lassen. (Int PK I, 75-79 und 83-91)*

Da sie nicht der *„Babysitter"* der Patienten oder die *„Übermutter"* sei, so die Pflegekraft, würde sie sich nicht darum bemühen, die Patienten zu einer anderen Entscheidung zu bewegen. Indirekt drückt sie damit aber aus, daß die Patienten einen Babysitter benötigen würden, um eine angemessene Entscheidung zu fällen. Den Patienten weist sie damit die Rolle des Babys oder des Kindes zu, das zur *„Einsicht"* gebracht werden muß. Zwar bemüht sie sich nicht aktiv, auf die Patientenentscheidungen Einfluß zu nehmen, die Entscheidung der Patienten selbst akzeptiert sie jedoch nicht und wertet sie als *„Baby"* ab. Im weiteren Verlauf des Interviews bezeichnet sie Patienten, die sich nicht ihren Erwartungen entsprechend verhalten, als *„störrisch"*. Dieser Begriff impliziert die Auffassung, daß die Patienten mehr aus Eigensinn zu ihrer Entscheidung gelangten, denn aufgrund ernsthafter Überlegungen. Diese Auffassung spiegelt sich auch in den Vermutungen der Pflegekräfte zu den Motiven der Patienten wider.

„Manche verstehen die Tragweite nicht"

> *Pat: /.../ manche haben vielleicht auch schlechte Erfahrungen gemacht im Krankenhaus und manche äh verstehen einfach nicht die Tragweite, wenn die das nicht ähm machen lassen. Es wird ihnen zwar auch erklärt und auch ordentlich und anschaulich erklärt, <.>, die denken dann einfach, nö, ich laß das nicht machen, das ist für mich zu strapaziös oder was, die begreifen das einfach nicht. (Int PK K)*

Zwar zieht diese Pflegekraft auch in Erwägung, daß manche Patienten aufgrund negativer Erfahrungen zu abweichenden Entscheidungen gelangen, im Vordergrund steht aber die Begründung, daß die Patienten die Folgen ihres Handelns nicht absehen können und die Argumente der Pflegekräfte nicht *„begreifen"*, also nicht in der Lage sind, diese geistig nachzuvollziehen.

„Weil da denn son Widerstand und mangelnde Einsicht ist"

> PK: *Viel schwieriger find ichs, also wenn, wenn die Leute, ähm, ihrem Krankheitsbild entsprechend, sach ich mal so, zu zu aufmüpfig sind, /.../ So Herzleute, ja, die sind ja denn so, wenn se Ruhe brauchen, das nich einsehen. Also, das find ich sehr schwierig, damit umzugehen, weil da oft ja denn son Widerstand und mangelnde Einsicht ist. (Int PK B)*

Der Maßstab, an dem Pflegekräfte das Verhalten der Patienten messen, stellt die Schulmedizin dar. Vom schulmedizinsch gebotenen Verhalten wollen sie die Patienten überzeugen. Von ihren Vorstellungen abweichende Entscheidungen der Patienten führen die Pflegekräfte zu einem großen Teil auf mangelnde Ein- und Übersicht zurück und sie reagieren darauf, indem sie die Patienten abwerten und sie so darstellen, als seien sie nicht zu vernünftigen Entscheidungen fähig. Es fällt auf, daß die Pflegekräfte die Entscheidungen der Patienten lediglich aus ihrer Sicht beurteilen und daß sie kaum Versuche unternehmen, sich in die Perspektive der Patienten zu versetzen und sie zu verstehen.

„Nicht daß ich dann explodiere"

Die Weigerung von Patienten, sich an die Erwartungen der Pflegekräfte anzupassen, führt bei einigen Pflegekräften zu starken emotionalen Reaktionen.

> PK: *Und ich hab zuerst versucht, mit ihm darüber zu sprechen und zu sagen, warum und wofür die Medikamente sind und nachher hab ich dann aber auch gesagt, da wurds mir einfach auch zuviel, weil es brachte überhaupt nichts, er war völlig uneinsichtig, da hab ich gesagt, es ist mir jetzt egal, ob Sie die Tabletten nehmen, es ist Ihre Sache, es ist Ihr Herz und nicht meins. (Int PK E)*

> PK: *Und dann erklärst Du denen das 'n paarmal und die sagen, nö, ich will das nicht oder sie verweigern alles, dann denke ich auch, warum, warum ist der Patient hier, wenn er eh nichts mit sich machen lasen will, ne. Und denn muß ich mich schon ganz schön zusammenreißen, um nicht auch loszupoltern. Dann hol ich tief 'n paarmal Luft und sag „gut" und dann geh ich raus, nicht daß ich dann explodiere oder so. (Int PK K)*

Die wütenden und aggressiven Gefühle der Pflegekräfte, die in diesen Ausschnitten zum Ausdruck kommen, weisen darauf hin, daß die Pflegekräfte sich durch die Entscheidungen der Patienten persönlich verletzt fühlen. Diese persönliche Verletzung könnte darauf zurückgeführt werden, daß die Pflegekräfte die Normen der Schulmedizin zu ihren eigenen gemacht haben und sich damit identifizieren. Dadurch ist eine distanzierte und reflektierte Haltung diesen Normen gegenüber nicht mehr möglich. Dies verhindert die Akzeptanz anderer Sichtweisen und das Einfühlen in die Lage der Patienten.

„Das ist dann auch nicht meine Aufgabe"

Neben der Identifikation mit den schulmedizinischen Normen könnte ein weiterer Grund für die ablehnende und abwertende Reaktion der Pflegekräfte auf Patienten, die sich nicht ihren Erwartungen entsprechend verhalten, auch darin bestehen, daß diese Patienten den reibungslosen Ablauf unterbrechen und den Pflegekräften zusätzliche Mühen bereiten.

> PK: *Denn denk ich auch manchmal, oh Gott, das muß ich auch nicht machen. Ne, das ist dann auch nicht meine Aufgabe, dann sollen sich die Ärzte dahinsetzen und zwei Stunden mit dem Patienten reden. Und dem auch klarmachen, daß das auch Ängste sind, die ihn so handeln lassen oder so, ne . (Int PK I)*

Pflegekräfte behindern außerdem Entscheidungsfreiheit, indem sie es unterlassen, die Patienten an der Erstellung des Pflegeplans zu beteiligen. Zwar werden die Patienten bei der Durchführung von Handlungen nach ihren Wünschen befragt, bei der Gesamtplanung erhalten sie aber kaum die Gelegenheit, ihre Pflegebedürfnisse, Vorlieben und Abneigungen einzubringen. Die Pflegeziele und -maßnahmen werden aus der medizin- und pflegeorientierten Perspektive der Pflegenden festgelegt. Erst kurz vor Durchführung der Handlungen werden Patienten darüber informiert – wenn überhaupt. Indirekt läßt sich der Plan für die Patienten aus dem Tagesablauf erschließen, sie werden aber selten ausdrücklich darüber aufgeklärt. Das Selbstbestimmungsrecht der Patienten wird auf diese Wiese regelmäßig und systematisch von vornherein beschnitten.

„Decke weg, Spritze rein"

Ein Höchstmaß an Eigenmächtigkeit kommt zum Ausdruck, wenn Pflegende sogar darauf verzichten, Pflegehandlungen vor der Durchführung anzukündigen. Im Interview weist ein Auszubildender auf diese Möglichkeit hin.

> PK: */.../ also wichtig ist, finde ich, und das, man man äh verlernt, kann es schnell wieder verlernen, daß das, was man am Patienten oder mit dem Patienten machen möchte, daß man das vorher ansagt, oder so ne. Daß man das mit ihm so bespricht meinetwegen, ne. Und das äh vergißt man ja ganz schnell, man prrr, Decke weg, Spritze rein, <.> sagt das nicht oder oder die einzelnen Schritte zu erklären, so was ich jetzt mache, /.../. Ich glaub, man muß sich das echt immer an sich selber vorstellen, so ne. (Int PK M)*

Durch das bewußte Nichtankündigen kann eine Handlung zu einer zwingenden Handlung werden.

> *Doch damit nicht genug! Wenn ich einen netten Patienten mit Franzbranntwein abreiben will, dann kündige ich das vorher mit einem mitleidigen, kindgerechten Ton an: „Vorsicht, jetzt wird es gleich eiskalt, bitte nicht erschrecken!" Nicht so bei diesem renitenten Alten. Nein, ich schütte ihm das Zeug einfach drüber, total überraschend und soviel wie möglich. Er schreit dann immer: „Aua! Du hast ja wohl nicht mehr alle Tassen im Schrank! Depp!" (Temsch 1994)*

Insgesamt müssen unangekündigte Pflegehandlungen der Pflegekräfte am Körper des Patienten als unerlaubte Übergriffe auf den Körper des Patienten und als massive Beschneidung des Selbstbestimmungsrechtes der Patienten gewertet werden.

Ein weiteres Kommunikationsverhalten innerhalb des Handlungsmusters der Pflegekräfte „Entscheidungsfreiheit der Patienten behindern" besteht darin, Informationen manipulativ einzusetzen. In diesen Fällen werden Patienten über Konsequenzen ihres Handelns nicht sachlich informiert, sondern die möglichen Folgen der Patientenentscheidung werden z. B. übertrieben dargestellt und dem Patienten auf diese Weise gedroht.

„Dann haben se wohl, wohl irgendwie Angst, ne"

> *PK: Ja, man versucht ja erstmal mit Patienten dadrüber zu reden, warum das muß, sein muß, und wenn die das denn nicht einsehen, dann versucht man, dann sich doch durchzusetzen irgendwie und sagt, ja probieren Sie das doch mal und wenn die das dann gar nicht wollen, dann sag ich, gut, dann schreib ich das jetzt so in die Kurve ein, daß Sie das verweigern, das muß ich Ihnen sagen, daß ich das so einschreibe, nicht, daß äh wenn jetzt irgendwelche Schäden oder wenn jetzt was zurückbleibt, zum Beispiel bei Heparinspritzen verweigern die ja auch manchmal, dann sage ich, dann schreibe ich das ein und wenn Ihnen dann was passiert, dann ist das nicht meine Schuld, sondern dann haben Sie das zu verantworten. Und dann sagen die, dann schreiben Sie das ein. Oder wenn ich sage, ich dokumentiere das, dann sagen die, nee, dann geben Sies mir doch, ne. Dann haben se wohl, wohl irgendwie Angst, ne. Ich mein, ich muß es denen ja sagen, daß ich das dann dokumentiere. Jedenfalls löst sich das daran meistens ganz. (Int PK K)*

Wenn die sachliche Information nicht erfolgreich war, droht die Pflegekraft mit medizinischen Komplikationen und *„Schäden"*, die sich nach ihrer Darstellung fast unweigerlich ereignen werden, wenn sich die Patienten nicht anpassen. Die Pflegekraft hat natürlich keinen Einfluß darauf, ob es zu einer Komplikation kommt oder nicht. Sie nutzt aber ihren Informationsvorsprung, um die Gefahren überzogen darzustellen, dem Patienten Angst und ihn dadurch gefügig zu machen. Der Patient kann das Ausmaß der realen Gefahr nicht unbedingt abschätzen und muß der Pflegekraft in dieser Hinsicht vertrauen.

Stoßen die Pflegekräfte mit ihren Pflegevorstellungen bei Patienten auf Widerstand oder stellen sie fest, daß Patienten den medizinischen Anordnungen nicht in gewünschter Form Folge leisten, so versuchen manche Pflegekräfte sich mit ihren Vorstellungen durchzusetzen, indem sie die Patienten kontrollieren und Druck ausüben.

„Ja machen Sie. Ich hab Sie nämlich gestern gar nicht damit üben sehen"

So fordert ein Pfleger in der folgenden Gesprächssequenz eine Patientin auf, mit einem Atemgerät zu üben. Diese Übung dient der Pneumonieprophylaxe. Die Geräte werden auf der Station von Krankengymnasten verteilt, diese weisen auch die Patienten beim Umgang mit dem Gerät ein. Sie machen die Vorgabe, daß Patienten tagsüber circa alle zwei Stunden üben sollen.

> *PK: Wissen Sie, was Sie in der Zwischenzeit mal machen können?*
> *Pat: Hm?*
> *PK: Mit diesem Gerät hier üben.*
> *Pat: Hm. <...>.*
> *PK: Ja, das machen Sie. Ich hab Sie nämlich gestern gar nicht damit üben sehen.*
> *Pat: Doch.*
> *PK: Ja? Ich, ich sag, ich hab nichts gesehen.*
> *Pat: Nee, nicht oft <.> (unterbricht, parallel).*
> *PK: Ich sag nicht, daß Sie nichts gemacht haben.*
> *Pat: Ja, ich habs gemacht, aber nicht sehr oft, das stimmt.*
> *(Pat übt 3 min, 20 sec)*
> *(Komm B)*

Neben der Aufforderung, mit dem Gerät zu üben, bemerkt der Pfleger, daß die Patientin nach seinen Beobachtungen den Vorgaben der Krankengymnasten nicht Folge geleistet habe. Mit dieser Bemerkung drückt er einen Vorwurf aus, stellt einen Regelverstoß fest. Der Vorwurf impliziert, daß die Patientin mehr selbst dazu beitragen könnte, um wieder gesund zu werden. Sie weigert sich zwar nicht, aber sie kommt den Aufforderungen anscheinend nur sehr lustlos nach. In der konkreten Situation erreicht der Pfleger, daß die Patientin nun mit dem Gerät zu arbeiten beginnt, ob sie aber auch später häufiger mit dem Gerät üben wird, also auch dann, wenn der Pfleger dies nicht kontrolliert, ist mehr als fraglich.

"Sie müssen aufstehen, Sie müssen da essen, Sie dürfen nicht mehr..."

Das Kommunikationsverhalten der Pflegekräfte, Druck auszuüben wird von einigen Patienten in den Interviews beschrieben.

> *Pat: Sie müssen aufstehen, Sie müssen da essen, Sie dürfen nicht mehr im Bett liegen. Und ich hab Kopfschmerzen gehabt und war schwindelig und hab mich da an Tisch gesetzt und mein Kopf ging immer, so fiel mein Kopf immer runter vor Schwindelheit, nech. (Int Pat J)*

Offenbar erreichen die Pflegekräfte durch diesen Druck ihr Ziel und der Patient setzt sich zum Essen an den Tisch, obwohl er sich dabei nicht wohl fühlt.

Indem sie die Patienten nicht ernst nehmen und dies auch dem Patienten gegenüber äußern, den Pflegeplan weitgehend ohne Beteiligung des Patienten erstellen, Informationen manipulieren und Druck ausüben, unternehmen Pflegekräfte den Versuch, Patienten dazu zu bewegen, die Pflegehandlungen auszuführen oder zuzulassen, die sie für sinnvoll halten. Pflegekräfte sind damit in der konkreten Situation in vielen Fällen durchaus erfolgreich und bedienen sich dieses Verhaltens relativ häufig. Nicht umsonst gehört es zu den Klischees, die über weibliche Pflegekräfte in der Gesellschaft herrschen, daß sie sehr resolut seien (z. B. Pflegekräfte als Drachen oder als Frauen, die Haare auf den Zähnen hätten). Dabei vertreten die Pflegekräfte die schulmedizinische Sichtweise und sorgen für die Einhaltung der von der Schulmedizin vorgegebenen Verhaltensregeln. Indem sie sich mit den schulmedizinischen Regeln identifizieren, sind sie nicht in der Lage, sich in die Situation der Patienten einzufühlen und erleben die Regelverstöße der Patienten als persönliche Verletzung, auf die sie mit aggressiven Gefühlen und abwertender Betrachtung der Patienten und ihrer Entscheidungen reagieren.

Die langfristige Wirkung des Handlungsmusters „Entscheidungsfreiheit behindern" auf die Bereitschaft der Patienten, gesundheitsförderlich zu handeln, ist fraglich. Da die Widerstände der Patienten z. T. mit Druck überwunden werden, ist es eher unwahrscheinlich, daß die erreichte Patientenkooperation tatsächlich langfristig erhalten bleibt, da Patienten vermutlich nur solange kooperativ sind, wie die Druck ausübenden Pflegekräfte anwesend sind.

I | Bestimmungselement „Pflegewirklichkeit"

Bedürfniserfüllung verdeckt verweigern als Reaktion

Manche Pflegekräfte versuchen zwar nicht, Patienten, die abweichende Entscheidungen getroffen haben, umzustimmen, sondern sie ziehen sich daraufhin zurück und verweigern den Patienten Zuwendung und Anteilnahme, die sie kooperativen Patienten gegeben hätten.

„Wandelt sich das Verhältnis zu dem Patienten in eine noch etwas eisigere Stimmung"

> PK: *Es gibt natürlich Patienten, die irgendwelche Dinge nicht einsehen wollen ähm und auch schwer davon zu überzeugen sind, puh, auch wenn mans ihnen noch so geduldig erklärt hat und der Doktor vielleicht auch noch irgendwas erklärt hat, dann äh find ich das schwierig, wenn die Patienten das immer noch nicht einsehen und immer noch so handeln wie vorher und dann ihre Erkrankung vielleicht nicht besser wird, ha, denkt man sich so im Hinterkopf, naja gut, die sind ja selber schuld, nach dem. Und dann wandelt sichs auch so, auch wenn mans verstecken will oder wenn man, wenn man das immer son bißchen runterschluckt oder unterdrücken will, wandelt sich auch son bißchen das Verhältnis zu dem Patienten mehr in eine noch etwas eisigere Stimmung. (Int PK J)*

Zwar drückt die Pflegerin den Zusammenhang im Passiv aus – demnach *„wandelt sich das Verhältnis"* – letztlich wird sie aber selbst dazu beitragen und ihre Zuwendung auf dem Gebiet der emotionalen Beziehungen reduzieren und die Beziehung *„eisiger"* werden lassen. Als Reaktion auf die aus ihrer Sicht abweichende Entscheidung von Patienten verweigert sie Leistungen in einem pflegerischen Bereich, um den es in der Entscheidung der Patienten gar nicht ging.

Das Handlungsmuster „verdeckt verweigernd handeln" als Reaktion auf Patientenentscheidungen, die nicht den Erwartungen der Pflegekräfte entsprechen, weist darauf hin, daß Patienten in einigen Bereichen Entscheidungsfreiheit haben und zugleich in anderen Bereichen den Bedingungen „verweigernder", aber auch „zwingender" Macht unterworfen sein können. Über die Bereiche, in denen sie über Macht verfügen, können Pflegekräfte auch Einfluß auf die Bereiche ausüben, in denen Patienten eigentlich frei entscheiden können.

4.2.3 Zusammenfassung

4.2.3.1 Bedingungen der Kategorie „Entscheidungsfreiheit der Patienten"

Entscheidungsfreiheit setzt voraus, daß der Person prinzipiell bewußt ist, daß sie eine Wahl hat, und zwar mindestens zwischen zwei Alternativen. Dies ist nicht oder nur in sehr geringem Ausmaß gegeben, wenn der Patient nach seiner subjektiven Wahrnehmung von Pflegehandlungen der Pflegekräfte abhängig ist. Dagegen hat der Patient eine Wahl, wenn eine Abhängigkeit in Hinblick auf die angebotenen Pflegehandlungen in seiner Wahrnehmung nicht besteht sowie bei Entscheidungen, die sich auf die eigenen Handlungen der Patienten beziehen. Wie der Patient seine Wahl- und Entscheidungsmöglichkeiten einschätzt, hängt nicht zuletzt von seinem Wissen und seinem Informationsstand ab. Je mehr der Patient über Konsequenzen von Entscheidungen und über mögliche Handlungsalternativen weiß, desto größer ist der Bereich, in dem er freie Entscheidungen fällen kann. Insofern läßt sich das Ausmaß der Kategorie „Entscheidungsfreiheit der Patienten" nicht personenunabhängig festlegen, sondern ist von Person zu Person unterschiedlich. Entscheidungsfreiheit setzt außerdem voraus, daß die Patienten geistig und körperlich in der Lage sind, freie Entscheidungen hinsichtlich ihrer Pflegebedürftigkeit und der erforderlichen Pflegehandlungen zu treffen und über das Selbstbewußtsein verfügen, sie durchzusetzen, d. h. sich ggf. auch gegen Vorhaben der Pflegekräfte zu wehren. Letzteres erfordert auch Wissen darüber, welche Möglichkeiten es gibt, den eigenen Interessen Nachdruck zu verleihen (s. 4.3 „Druckmittel der Patienten").

Unter den Bedingungen der „Entscheidungsfreiheit" können die Pflegeplanungen des Pflegepersonals als Behandlungs- bzw. Pflegeangebot betrachtet werden. Der Patient kann sich entscheiden, ob er dieses Angebot annehmen oder zurückweisen möchte. Eine Entscheidung können auch solche Patienten getroffen haben, die etwas an sich machen lassen, ohne sich dazu zu äußern. Sie haben sich entschieden zu „kooperieren". Für die Pflegekräfte wird die Entscheidung der Patienten erst bei „mangelnder Kooperation" auffällig. Patienten entscheiden sich nach eigenem Kenntnisstand und Gewissen, sie sind nicht verpflichtet, das zu tun, was andere, wie z. B. Personen des Gesundheitswesens, für gut und richtig halten. Umgekehrt tragen Pflegekräfte, solange der Patient zu freien Entscheidungen fähig ist, nur Verantwortung für die Bedingungen der Entscheidungsfindung, nicht aber für das Handeln und die Entscheidungen des Patienten selbst. Da in gleichwertigen zwischenmenschlichen Beziehungen – und für den Moment der Entscheidung des Patienten handelt es sich um eine symmetrische Beziehung – die eine Person die andere nicht dazu zwingen kann, sich in ihrem Sinne zu verhalten, ist damit für die Pflegekräfte stets die Unsicherheit verbunden, daß der Patient etwas anderes wollen könnte als sie selbst.

Neben Situationen, in denen ein Patient frei entscheiden könnte, gibt es i. d. R. weiterhin Situationen, in denen die Bedingungen „zwingender" und „verweigernder" Macht gegeben sind. Die „Entscheidungsfreiheit" des Patienten ist daher permanent gefährdet, können doch Pflegekräfte über ihre Macht in anderen Bereichen indirekt auch auf die Bereiche Einfluß nehmen, in denen Patienten eigentlich frei entscheiden könnten.

Von Macht der Patienten kann man in dieser Situation nicht sprechen, denn die Patienten haben kein Mittel, mit dem sie sich gegen den Willen der Pflegekräfte durchsetzen bzw. mit dem sie Pflegekräfte zu einem bestimmten Handeln zwingen könnten. Die Entscheidungen der Patienten beziehen sich lediglich auf die eigene Person, sie entscheiden, ob etwas an ihnen gemacht werden soll oder nicht bzw. ob sie etwas machen wollen oder nicht. Zwar hat die Entscheidung der Patienten innerhalb der Kategorie „Entscheidungsfreiheit der Patienten" auch Konsequenzen für die Pflegekräfte, so können diese u. U. die von ihnen geplanten Handlungen nicht ausführen. Während aber die Pflegekräfte in der Kategorie „Macht der Pflegekräfte" Entscheidungen über die von Patienten selbst geäußerten, selbstbestimmten Bedürfnisse treffen, können Patienten lediglich die von Pflegekräften für sie gesetzten, also fremdbestimmten, Intentionen ablehnen.

4.2.3.2 Verhalten von Pflegekräften und Patienten unter den Bedingungen der Kategorie „Entscheidungsfreiheit der Patienten"

Das Verhalten in der Kategorie „Entscheidungsfreiheit der Patienten" ist stark davon geprägt, daß Pflegekräfte relativ starre Erwartungen von den Entscheidungen der Patienten haben. Innerhalb der Möglichkeit der Patienten, selbstbestimmt zu entscheiden, entscheiden sich die meisten Patienten dazu, die pflegebezogenen Erwartungen der Pflegekräfte zu erfüllen, also kooperativ zu sein. Einige Patienten sind zwar kooperativ, handeln aber unter Mißachtung ihrer eigentlichen Bedürfnisse, weil sie sich von den Pflegekräften unter Druck gesetzt fühlen. Andere Patienten täuschen Mitarbeit vor, umgehen jedoch heimlich die Vorgaben der Pflegekräfte. Eher wenige Patienten weisen die Erwartungen der Pflegekräfte zurück. Gründe für die Zurückweisungen liegen z. B. darin, daß Patienten über zusätzliche Kompetenzen und Informationen verfügen und dadurch zu anderen Entscheidungen gelangen als die Pflegekräfte oder daß ihnen die geplanten Pflegehandlungen unangenehm sind. Daß nur wenige Patienten tatsächlich von den Erwartungen der Pflegekräfte abweichende Vorstellungen zu Pflegebedürfnissen und Pflegehandlungen behaupten, verteidigen und durchsetzen und sich andere Patienten lieber nicht mit Pflegekräften auseinandersetzen, sondern heimlich handeln oder sich entgegen ihren eigenen Vorstellungen anpassen, dürfte nicht zuletzt darauf zurückzuführen sein, daß Pflegekräfte eigenverantwortliche Patientenentscheidungen eher behindern als ermöglichen.

In der Kategorie „Entscheidungsfreiheit der Patienten" wurden die Handlungsmuster der Pflegekräfte „Entscheidungsfreiheit ermöglichen", „Entscheidungsfreiheit behindern" und „verweigern" zusammengefaßt. Dabei konnte festgestellt werden, daß das Handlungsmuster „Entscheidungsfreiheit ermöglichen" eher selten ist. Dies zeigt sich bereits bei der Planung der Pflege, bei der Patienten i. d. R. nicht systematisch einbezogen werden. Selbst unmittelbar vor Ausführung geplanter Pflegehandlungen durch Pflegekräfte werden Patienten nicht immer davon in Kenntnis gesetzt, sondern es wird in manchen Fällen auch etwas an ihnen getan, ohne daß dies zuvor angekündigt wird. Ein gewisses Verfügungsrecht über den Körper des Patienten wird von den Pflegekräften offenbar als selbstverständlich angesehen und von den meisten Patienten auch akzeptiert.

Die Handlungsmuster „Entscheidungsfreiheit behindern" und „Bedürfniserfüllung verweigern" werden besonders dann relevant, wenn Patienten nicht kooperativ sind, wenn sie also pflegebezogene Entscheidungen getroffen haben, die mit den Erwartungen der Pflegekräfte nicht übereinstimmen. Obwohl in der Praxis eher selten, berichten doch fast alle Pflegekräfte in den Interviews von ihrer Ansicht nach „unkooperativen" Patienten, bezeichnen diese als „schwierig" und bringen zum Ausdruck, daß sie solche Patienten nicht ernst nehmen. Im Handlungsmuster „Entscheidungsfreiheit behindern" versuchen Pflegekräfte, die Patienten so zu beeinflussen bzw. zu manipulieren, daß sie die von ihnen beabsichtigten Pflegehandlungen vollziehen bzw. Handlungen an sich vollziehen lassen. So setzen Pflegekräfte Informationen manipulativ ein oder üben Druck aus. Der manipulative Gebrauch von Informationen ist aufgrund des medizinischen Informationsvorsprungs der Pflegekräfte möglich. Pflegekräfte können dadurch die Information so gestalten, daß eine Entscheidung in ihrem Sinne eher befördert wird. Weniger als auf die Entscheidung der Patienten, ob Pflegekräfte etwas an ihnen tun dürfen, haben Pflegekräfte vermutlich Einfluß darauf, ob Patienten das Erwartete auch tun. Es ist anzunehmen und dies belegt auch das Handlungsmuster der Patienten „scheinbar kooperativ sein", daß in einigen Fällen

Erwartungen nur solange erfüllt werden, wie Pflegekräfte anwesend sind und dies überprüfen.

Im Handlungsmuster „Bedürfniserfüllung verdeckt verweigern als Reaktion" reagieren Pflegekräfte auf Patientenentscheidungen, die ihren Vorstellungen zuwiderlaufen, indem sie sich z. B. von den Patienten abwenden. Damit setzen sie sich nicht mit dem Patienten über die sie störende Entscheidung auseinander, sondern üben auf dem Gebiet der emotionalen Beziehungen „verweigernde" Macht aus.

Insgesamt stoßen ihrer Ansicht nach unkooperative Patientenentscheidungen nur bei wenigen Pflegekräften auf Toleranz, – im Gegenteil – die meisten Pflegekräfte zeigen ein Verhalten, das eher darauf schließen läßt, daß sie sich nicht in die Lage der Patienten einfühlen und von ihren Erwartungen abweichende pflegebezogene Entscheidungen der Patienten nur schwer aushalten können. Dies läßt sich damit begründen, daß die Pflegekräfte es nicht nur als ihre berufliche Aufgabe betrachten, die Normen der Schulmedizin durchzusetzen, sondern daß sie sich oft mit den Normen der Schulmedizin identifizieren und die Durchsetzung damit auch zu ihrem persönlichen Anliegen machen. Darüber hinaus stören die ihrer Ansicht nach unkooperativen Patienten den Arbeitsablauf.

Tabelle 3 bildet die Handlungs- und Kommuikationsmuster innerhalb der Kategorie „Entscheidungsfreiheit der Patienten" ab.

Tabelle 3: Entscheidungsfreiheit der Patienten

Kategorie	Handlungs- und Kommunikationsmuster der Pflegekräfte	Handlungs- und Kommunikations muster der Patienten
Entscheidungsfreiheit der Pat	Entscheidungsfreiheit ermöglichen Entscheidungsfreiheit behindern Bedürfniserfüllung verdeckt verweigern als Reaktion	kooperativ sein kooperativ sein, aber nicht sein wollen scheinbar kooperativ sein Erwartungen der Pflegekräfte zurückweisen

4.3 Druckmittel der Patienten
4.3.1 Das Druckmittel der Bestrafung
4.3.1.1 Handlungs- und Kommunikationsmuster der Patienten

Verklagen und beschweren
„Einstweilige Verfügung"
„Briefe von ehemaligen Patienten"

4.3.1.2 Handlungs- und Kommunikationsmuster der Pflegekräfte

Intervention von Vorgesetzten
„Und dann mußte ich da antanzen"
„Die Auszubildende wurde ermahnt"

4.3.2 Das Druckmittel „Der Patient als Kunde"
4.3.2.1 Handlungs- und Kommunikationsmuster der Patienten

Dienstleistung prüfen
„Sie sollen uns die Entlassungspapiere geben"
„Welche Klinik die richtige für Ihre Behandlung ist"
„Schlechtere Noten bekommen..."

Beschenken und Spendieren
„Kaffee und Kuchen ausgeben, um das Klima zu verbessern"

4.3.2.2 Handlungs- und Kommunikationsmuster der Pflegekräfte

Am Kunden orientieren
„Training zur Kundenorientierung"
„Patienten sind immer auch Imageträger"

Kundenprinzip ablehnen
„Ein Krankenhaus ist kein Hotel"
„Freundlichkeit kann man nicht bezahlen"

4.3.3 Zusammenfassung
4.3.3.1 Bedingungen der Kategorie „Druckmittel der Patienten"
4.3.3.2 Verhalten von Pflegekräften und Patienten unter den Bedingungen der Kategorie „Druckmittel der Patienten"

I Bestimmungselement „Pflegewirklichkeit"

4.3 Druckmittel der Patienten

4.3.1 Das Druckmittel der Bestrafung

Das „Druckmittel der Bestrafung" gründet zum einen auf den im Krankenhausaufnahmevertrag enthaltenen Verpflichtungen des Krankenhausträgers und zum anderen auf den im Grundgesetz verankerten Rechte des Patienten, die der Patient vor Gericht einklagen kann. Eine weitere Bedingung sind arbeitsrechtliche Regelungen für die Pflegekräfte.

4.3.1.1 Handlungs- und Kommunikationsmuster der Patienten

Dem „Druckmittel der Bestrafung" wurde ein Handlungs- und Kommunikationsmuster zugeordnet, nämlich „verklagen und beschweren"

Verklagen und beschweren

Hierunter werden Handlungen zusammengefaßt, mit denen Patienten unter Berufung auf gesetzlich festgelegte Rechte versuchen, ihre Interessen gegenüber den Pflegekräften durchzusetzen. Außerdem lassen sich diesem Handlungsmuster auch Beschwerden der Patienten bei Vorgesetzten der Pflegekräfte zuordnen.

„Einstweilige Verfügung"

Der querschnittsgelähmte Patient Claudio Kürten erreichte über die Androhung einer einstweiligen Verfügung, daß an der körperlichen Untersuchung nur noch die Personen teilnahmen, die unmittelbar an der medizinischen Behandlung beteiligt waren. Auf diese Weise bewirkte er den Schutz seiner Intimsphäre.

Erst
als ich eine
Einstweilige Verfügung
beim Landgericht
androhte,
um die öffentliche
Zurschaustellung
meines Körpers
zu unterbinden,
wurde die Zahl

*der Visiten-Teilnehmer
auf drei reduziert.
(Kürten 1995, 16)*

Daß Patienten ihre Rechte auf Selbstbestimmung und körperliche Unversehrtheit einklagen bzw. das Einklagen ihrer Rechte androhen, kommt jedoch äußerst selten vor. In den Interview- und Gesprächsdaten wird diese Möglichkeit weder von Patienten noch von Pflegekräften erwähnt. Ein solches Vorgehen verlangt nicht nur Selbstbewußtsein und Kraft, sondern auch Kenntnisse über die entsprechenden Rechte und die zuständigen Stellen. Claudio Kürten war vor seinem Unfall u. a. als freier Unternehmensberater tätig und leitet jetzt Projekte der Personal- und Organisationsentwicklung von Krankenhäusern. Bildungsstand und soziale Stellung dürften eine nicht unerhebliche Rolle dabei spielen, ob Patienten bereit und fähig sind, ihre Rechte einzuklagen.

„Briefe von ehemaligen Patienten"

Häufiger wenden sich die Patienten nach dem Krankenhausaufenthalt mit Beschwerden an die Vorgesetzten der Pflegekräfte.

> *Die Pflegedienstdirektorin eines großen Hamburger Krankenhauses erzählte mir, daß sie immer wieder Briefe von ehemaligen Patienten erhalte, in denen diese sich über das Verhalten der Pflegekräfte beschwerten. (Gedächtnisprotokoll eines Gesprächs mit einer Pflegedienstdirektorin)*

Zwar können die Patienten im Nachhinein nichts mehr an ihren Erfahrungen ändern, aber sie wollen offenbar die Ereignisse auch nicht einfach auf sich beruhen lassen, sondern zumindest ihre Unzufriedenheit anzeigen.

4.3.1.2 Handlungs- und Kommunikationsmuster der Pflegekräfte

Dem „Druckmittel der Bestrafung" wurde ein Handlungs- und Kommunikationsmuster der Pflegekräfte zugeordnet, nämlich „Intervention von Vorgesetzten".

Intervention von Vorgesetzten

Werden durch Beschwerden der Patienten Vorgesetzte eingeschaltet, so gehen diese in einigen Fällen den Beschwerden nach.

I Bestimmungselement „Pflegewirklichkeit"

„Dann mußte ich da antanzen"

Eine Pflegerin berichtet im Interview, daß sich die Ehefrau eines Patienten bei ihren Vorgesetzten über ihr Verhalten beschwert habe. Die Pflegerin hatte die Ehefrau, als diese auch nach 22.00 Uhr noch bei ihrem Ehemann bleiben wollte, „*rausgeschmissen*".

> *PK: Da hab ich hier mal viel Ärger mit einer Frau gehabt von einem Patienten, <.>, die hat sich dann auch über mich beschwert und. Damit kann ich dann aber auch umgehen. Weil ich weiß, daß ich im Recht bin, in dem Moment. /.../ Also, <.> sie hat sich beschwert, schriftlich, bei Herrn N., und dann hat Herr N. das damals meiner damaligen Abteilungsleiterin hingesandt und dann mußte ich da hin, mußte zu ihr antanzen und dann hab ich ihr erzählt, wie das war und daß das dem Patienten persönlich, ihrem Mann ja auch noch sehr, sehr schlecht ging und das wirklich besser gewesen wäre, wenn sie gegangen wär./.../ Und daraufhin hat sie denn gesagt, ja, wie wollen wir das aus der Welt schaffen? Da hab ich gesagt, also, am besten isses, Sie laden sie ein und wir setzen uns an einen Tisch und dann klären wir das. Anders kann ich mir das nicht vorstellen, daß man das. Ich sag, ich brauch der keinen freundlichen Brief hinsenden. Also, das muß ich nicht machen. Und dann ist die auch wirklich gekommen und dann haben wir das geklärt. Und dann hab ich ihr das nochmal versucht zu erklären, warum das so war und im Nachhinein hat sie das dann auch eingesehen, hat denn gesagt, das war nicht so gut. Und das war, (..) hmhm, das war dann auch okay. (Int PK O)*

Offenbar sind die Vorgesetzen der Pflegerin mit der Beschwerde sehr ernsthaft umgegangen, sie haben die Position der Pflegerin gehört und drangen dann auf eine Verständigung mit der Ehefrau. Auf Vorschlag der Pflegerin wurde die Ehefrau zum Gespräch eingeladen und nach ihren Angaben kam es dabei zu einer einvernehmlichen Klärung. Es fällt aber auf, daß die Pflegerin nur wenig Verständnis für die Position der Ehefrau zeigt und daß ihr eher daran gelegen ist, ihr eigenes Verhalten zu rechtfertigen.

In einigen Fällen führt die Beschwerde von Patienten dazu, daß Pflegekräfte von ihren Vorgesetzten zurechtgewiesen oder daß sogar disziplinarische Maßnahmen ergriffen werden.

„Die Auszubildende wurde ermahnt"

> *Einer Auszubildenden wurde vorgeworfen, gegenüber einer Patientin eine schnippische Bemerkung gemacht zu haben. Folgendes hatte sich zugetragen: Als sie auf das Klingelzeichen der Patientin hin deren Zimmer betrat und diese sie vorwurfsvoll fragte, ob sie ihr ein Ei mitgebracht habe, sah die Auszubildende, die von dem Wunsch*

der Patientin nichts wußte, auffällig in die rechte und in die linke Kitteltasche und sagte, sie könne dort kein Ei entdecken. Daraufhin beschwerte sich die Patientin bei der Pflegedienstdirektorin, welche die Auszubildende zum Gespräch bat. Die Auszubildende wurde ermahnt, solch ein Verhalten zukünftig zu unterlassen und erhielt einen Verweis. Ihr wurde ein Eintrag in die Personalakte angedroht, falls sich ähnliches noch einmal zutragen sollte. (Gedächtnisprotokoll einer eigenen Erfahrung)

In diesem Fall erscheint die Reaktion der Pflegedienstleiterin übertrieben, möglicherweise hat aber die Auszubildende bereits zuvor Anlaß zur Kritik gegeben. Das Beispiel zeigt, daß Patienten tatsächlich eine Bestrafung der Pflegekräfte erreichen können. Dies mag den Patienten Genugtuung verschaffen, es ist aber sehr unwahrscheinlich, daß durch Strafe und Intervention der Vorgesetzten eine Verbesserung der Pflegekraft-Patienten-Kommunikation bewirkt werden kann. Dies belegt der Interviewausschnitt zuvor, denn weder das Gespräch mit der Vorgesetzten noch das mit der Angehörigen konnten bewirken, daß die Pflegerin sich besser in die Sichtweise der Angehörigen einfühlen konnte. Wenn aber die mangelnde Wirkung dieser Interventionen offenbar ist, welche Sinn könnten sie dann haben? Mit den Interventionen gegen einzelne Pflegekräfte erwecken die Vorgesetzten nach außen den Eindruck, als ob sie sich für eine patientengerechtere Pflege einsetzen würden und besänftigen so die beschwerdeführenden Patienten. Gegenüber den untergeordneten Pflegekräften stabilisieren sie ihre eigene Macht.

4.3.2 Das Druckmittel „Der Patient als Kunde"

Dieses Druckmittel basiert darauf, daß der Patient Abnehmer der Dienstleistung „Pflege" ist und hierfür über die Krankenkassen bezahlt.

4.3.2.1 Handlungs- und Kommunikationsmuster der Patienten

Dem Druckmittel „Der Patient als Kunde" wurden die Kommunikations- und Handlungsmuster „Dienstleistung prüfen" und „Beschenken und Spendieren" zugeordnet.

Dienstleistung prüfen

Dadurch, daß die Leistungen des Krankenhauses automatisch mit den Krankenkassen abgerechnet werden, hat der Patient faktisch nur wenig Möglichkeiten, über seine Position als Abnehmer und Kunde Einfluß auf die Krankenhausleistungen zu nehmen.

„Sie sollen uns die Entlassungspapiere geben"

Eine Möglichkeit besteht darin, ein Krankenhaus bei Unzufriedenheit zu verlassen. In den Interviews berichtet ein Patient, daß er zeitweise überlegt habe, eine Entlassung auf eigenen Wunsch herbeizuführen, wenn er, wie angekündigt, gegen seinen Willen auf eine andere Station verlegt worden wäre.

> *Pat: Nech und ich hab noch zu meiner Frau vorher gesagt, ich sag, C. (Vorname seiner Frau, I. D.), mein ich, mensch, jetzt komm ich, also wenn die mich verlegen, sag ich, nech, denn kannste gleich 'n Antrag stellen, sie sollen uns äh die Entlassungspapiere geben, denn im Raum J. (anderer Stadtteil von Hamburg, in der Nähe des Wohnortes des Patienten, I. D.) irgendwo suchen wir was, wo das passiert, was jetzt hier abläuft. Und äh, ich sag, ich mach das nicht mit, sag ich, ich, und ich hab, auf Z. (andere Station, I. D.) hab ich immer gesagt, also Leute, wenn Ihr mich verlegt, nech, dann werd ich bitterböse, nech also, das ist das Letzte, was ich mir gefallen lasse. Nech also, unterlassen Sie das, solange ich hier noch liegen muß, möchte ich hier bleiben. Aus und vorbei. (Int Pat I)*

Obgleich nicht sicher ist, ob der Patient tatsächlich den Schritt, das Krankenhaus zu verlassen, gegangen wäre, zeigt dieser Interviewausschnitt aber zumindest, daß solche Gedanken den Patienten nicht gänzlich fremd sind. Allerdings dürfte die Hemmschwelle, ein Krankenhaus zu verlassen und ein anderes aufzusuchen, recht hoch und sowohl körperlich als auch emotional sehr belastend sein, so daß vermutlich nur wenige Patienten – in den vorliegenden Daten lediglich ein Patient – diese Möglichkeit in Erwägung ziehen.

„Welche Klinik die richtige für Ihre Behandlung ist"

Dagegen ist die Möglichkeit, von vornherein gezielt ein Krankenhaus auszusuchen, das die gewünschten Leistungen bietet, einfacher zu bewerkstelligen. Bei der Auswahl des Krankenhauses vor geplanten Krankenhausaufenthalten sind allerdings die bei anderen Dienstleistungen selbstverständlich gegebenen Wahlmöglichkeiten nur eingeschränkt vorhanden bzw. werden nur beschränkt genutzt, denn der Patient richtet sich hier in vielen Fällen nach Anweisung und Empfehlung des behandelnden Arztes. Darüber hinaus fehlen den Patienten entsprechende Informationen, auf deren Basis sie ein Krankenhaus aussuchen könnten. Um Patienten in die Lage zu versetzen, gezielt ein Krankenhaus auswählen zu können, das ihren Bedürfnissen entspricht, hat die Deutsche Angestellten-Krankenkasse (DAK) Hamburg 1997 einen Krankenhaus-Ratgeber herausgegeben. Im Vorwort heißt es:

> *Niemand ist gerne krank und am liebsten möchten wir alle immer gesund sein. Doch allein in Hamburg müssen jedes Jahr 400.000 Menschen ins Krankenhaus. Oft sind es einfache Routinebehandlungen, häufig aber auch schwere Operationen, die durchgeführt werden. Sehr viele Patienten machen sich Gedanken darüber, welche Klinik die richtige für ihre Behandlung ist. Doch woher sollen sie das wissen? Der DAK-Krankenhausratgeber soll Ihnen bei der Entscheidung helfen. (DAK 1996, 3)*

> *Bisher war es vor allem der behandelnde Arzt, der dem Patienten die Entscheidung für das Krankenhaus abnahm. Der Patient selbst hat vielleicht von Freunden oder Verwandten Gutes oder Schlechtes über einzelne Kliniken gehört. Oder er will in seinem Stadtteil bleiben, wenn eine Krankenhaustherapie ansteht. Wer sich selbst ein Bild über die Qualität der Krankenhäuser machen wollte, dem fehlte der gute Rat. Wie ist die Betreuung? Wie freundlich sind die Schwestern? Wie oft kommt der Arzt? Auf diese o. ä. Fragen gab es nur schwer Antworten. Deshalb hat die DAK zum ersten Mal in der Geschichte des Hamburger Gesundheitswesens alle Vertragskliniken untersucht. /.../ Die Ergebnisse stehen in diesem Heft. (DAK 1996, 4)*

Die DAK führte zu diesem Zweck eine Fragebogenerhebung bei ihren Hamburger Versicherten durch, die 1995 mindestens einen Tag im Krankenhaus waren. Die ehemaligen Patienten wurden danach befragt, wie sie mit der Aufklärung über Abläufe, der medizinischen und pflegerischen Versorgung, der Organisation und den Wartezeiten, der Ausstattung und dem Service, der Hilfe im Umgang mit der Krankheit, den Informationen zur Nachbetreuung und dem subjektiven Behandlungserfolg zufrieden waren und konnten für jeden dieser Punkte Zensuren zwischen 1 und 5 erteilen. Die Ergebnisse wurden nach Krankenhäusern und Abteilungen differenziert. Zum Teil konnten hier erhebliche Unterschiede zwischen einzel-nen Krankenhäusern festgestellt werden.

„Schlechtere Noten bekommen..."

Bei einem Vergleich der allgemeinchirurgischen Abteilungen Hamburger Krankenhäuser kommen die Autoren zu folgendem Ergebnis.

> *Schlechtere Noten bekommen von den DAK-Patienten dagegen das UKE (Universitätskrankenhaus Eppendorf, I. D.) und das AK Barmbek (Allgemeines Krankenhaus Barmbek, I. D.), beides große Häuser. In Barmbek hat die Allgemeine Chirurgie 87 Betten. In zwei Zimmern stehen vier oder mehr Betten. /.../ Gerade wenn es um die persönliche Ansprache der Kranken geht, wird die Allgemeine Chirurgie von Barmbek*

> *kritisiert: „Hilfe im Umgang mit der Krankheit" und „Information zur Nachbetreuung" schnitten im Vergleich schlechter ab. (DAK 1996, 12)*

Wenn die Patienten diese Untersuchungsergebnisse tatsächlich bei ihrer Entscheidung zur Wahl des Krankenhauses berücksichtigen, dürften sie die allgemeinchirurgischen Abteilungen des UKE und des AK Barmbek in Zukunft eher meiden. Den beiden Krankenhäusern würden auf diese Weise Patienten bzw. Kunden und damit Einkünfte verloren gehen, auf die sie in Zeiten knapper Mittel angewiesen sind. Gegenwärtig dürften jedoch die Patienten, die das Krankenhaus gezielt aussuchen, eher in der Minderzahl sein. Eine Patientengruppe, die sich sehr intensiv mit dieser Frage beschäftigt, sind schwangere Frauen. In vielen Fällen suchen diese schon vorher die für die Entbindung in Frage kommenden Kliniken auf, besichtigen Kreißsaal und Entbindungsstation und führen Gespräche mit der Hebamme und den Pflegekräften.

Zwar sind die Patienten im Krankenhaus unmittelbarer Empfänger der Dienstleistungen, abgerechnet wird aber überwiegend zwischen Krankenhaus und Krankenkasse. Kassenpatienten ist daher häufig gar nicht bewußt, welche Dienstleistungen überhaupt abgerechnet wurden und was sie kosten. Auch haben sie keinen direkten Einfluß auf die Ausgabenentscheidung im Krankenhaus. Im Handlungsmuster „Dienstleistungen prüfen" nimmt der Patient Einfluß, indem er das Krankenhaus auswählt, welches die von ihm gewünschten Leistungen bietet, oder indem er das Krankenhaus, mit dem unzufrieden ist, verläßt. Auf eine konkrete Pflegehandlung, mit der er nicht zufrieden ist, kann der Patient über dieses Handlungsmuster nicht einwirken, er kann lediglich Konsequenzen für die Inanspruchnahme weiterer Pflegehandlungen ziehen. Das Handlungsmuster „Dienstleistung prüfen" ist also in erster Linie prospektiv und indirekt. Im Unterschied zu den Kassenpatienten erhalten privatversicherte Patienten eine Abrechnung und können zumindest hinterher überprüfen, ob die abgerechneten Leistungen tatsächlich erbracht wurden. Durch die indirekte Form der Bezahlung kommt dieses Thema in der Pflegekraft-Patienten Kommunikation zumindest in der Kommunikation mit Kassenpatienten nicht oder kaum vor. Dagegen fordern privatversicherte Patienten oder Patienten mit Zusatzversicherung nach Angaben von Pflegekräften Leistungen, für die sie bezahlt haben, auch ein. Insgesamt dürfte aber die Tatsache, daß sie im Krankenhaus eine Dienstleistung erhalten, für die sie auch bezahlen und von der sie einen bestimmten Qualitätsstandard erwarten können, vielen Patienten nicht bewußt sein.

Beschenken und Spendieren

In diesem Handlungs- und Kommunikationsmuster verleihen die Patienten ihrem Einfluß als Kunden durch zusätzliche materielle und ideelle Zuwendungen an die Pflegekräfte Nachdruck. Solche Zuwendungen werden meistens in Geld oder in Verbrauchsgütern, wie Kaffee und Kuchen, ausgezahlt. Patienten berichten in Gesprächen, daß sie sich Gedanken darüber machen, zu welchem Zeitpunkt sie wen und womit belohnen.

„Kaffee und Kuchen ausgeben, um das Klima zu verbessern"

Einige Patienten setzen die Geschenke strategisch ein. Die Wirkung solcher Zuwendungen wird auch von Pflegekräften anerkannt. So erteilte eine ausgebildete, aber nicht mehr berufstätige Pflegerin ihrer Schwester, die als Patientin im Krankenhaus lag, folgenden Rat:

> Als meine Schwester im Krankenhaus auf der Entbindungsstation lag, hatte sie Streß mit dem Pflegepersonal auf der Station. Daraufhin habe ich ihr geraten, dort einmal Kaffee und Kuchen auszugeben, um das Klima zu verbessern. (Gedächtnisprotokoll von einem Gespräch mit einer Angehörigen)

Das Spendieren von Kaffee und Kuchen wirkt sich nach ihrer Einschätzung günstig auf die Beziehung zu den Pflegekräften aus. Erklären läßt sich dies dadurch, daß die Patientin durch die Zuwendung Entgegenkommen und Anerkennung demonstriert und dadurch die Pflegekräfte versöhnlicher stimmt.

Einige Patienten wählen sehr persönliche Zuwendungen, wie z. B. selbstgebastelte kleine Geschenke. Auf einer der Untersuchungsstationen bastelte eine Patientin Weihnachtssterne, eine ehemalige Krankenschwester berichtet von einer Patientin, die kleine Figuren häkelte. Im Unterschied zu Geldgeschenken sind diese Geschenke eher ideeller Art. Mit diesem Geschenk, das einerseits sicherlich auch Ausdruck von Dankbarkeit ist, erheben die Patienten aber zugleich den Anspruch auf eine persönliche Beziehung, in der diese Art von Geschenken ausgetauscht wird.

Mit dem Spendieren von Kaffee und Kuchen, mit Trinkgeldern oder selbstgebastelten Geschenken nehmen Patienten in erster Linie Einfluß auf die Beziehung zu den Pflegekräften. Eine solche Zuwendung beinhaltet implizit den Appell, die bisherige Pflegeleistung aufrechtzuerhalten oder sogar zu steigern.

I Bestimmungselement „Pflegewirklichkeit"

4.3.2.2 Handlungs- und Kommunikationsmuster der Pflegekräfte

Hier lassen sich zwei Handlungs- und Kommunikationsmuster voneinander abheben, nämlich „am Kunden orientieren" und „Kundenprinzip zurückweisen".

Am Kunden orientieren

Diesem Handlungsmuster wurden Bemühungen zugeordnet, die Krankenhauspraxis stärker an den Bedürfnissen der Patienten auszurichten, um dadurch für die Abnehmer der Krankenhausleistungen, die Patienten, attraktiver zu werden und gegenüber anderen Krankenhäusern konkurrenzfähig zu sein.

„Training zur Kundenorientierung"

In einem Krankenhaus sollten die Pflegekräfte durch ein Fortbildungsseminar dazu befähigt werden, „kundenorientierter" als bisher zu pflegen.

> *Auf der Station hingen Ankündigungen eines Seminars, das von der Hotelabteilung einer großen Fluggesellschaft angeboten wurde. In diesem Seminar sollte ein Training zur „Kundenorientierung" erfolgen. Die Pflegedienstleitung hatte die Weisung ausgegeben, daß von jeder Station mindestens eine Pflegekraft an diesem Seminar teilnehmen sollte. (Gedächtnisprotokoll einer Beobachtung)*

Auch die Norddeutsche Pflegeakademie des Deutschen Berufsverbands für Pflegeberufe (DBfK) bietet 1998 eine Fortbildungsveranstaltung zum Thema „Kundenorientierung" an. Es trägt den Titel *„Der Patient als Kunde – was heißt das für die Pflege?"*. In dem Seminar sollen u. a. folgende Fragen behandelt werden:

> *Was heißt Kundenorientierung?*
> *Wie lassen sich Kundenbedürfnisse erfassen? Was wissen wir über die Bedürfnisse der PatientInnen in Bezug auf die Dienstleistungspflege?*
> *Was ist Kundenzufriedenheit und wie läßt sie sich ermitteln? Welche Kompetenzen benötigen Pflegende, um ihren Kunden adäquat zu begegnen? (DBfK 1997)*

Durch die Betonung des Kundenaspekts werden die Ansprüche und Erwartungen der Patienten aufgewertet. Der Patient erscheint anspruchsvoller, kritischer und selbstbewußter, wodurch eine neue Konzeption pflegerischer Leistungen erforderlich wird. Für dieses Konzept sind weniger pflegerische oder medizinische Gründe, sondern in erster Linie ökonomische maßgebend.

4. Ergebnisse

"Patienten sind immer auch Imageträger"

Deutlicher wird diese Stoßrichtung in einem Zeitungsartikel, in dem über ein Marketing-Entwicklungsprogramm berichtet wird, das vom Universitätsspital Zürich initiiert wurde, um dessen Stellung auf dem freien Markt zu verbessern. Einen zentralen Stellenwert nimmt in diesem Programm die Gestaltung der Beziehung und der Kommunikation zwischen Leistungserbringer, also dem Pflegepersonal, den Ärzten und sonstigen Krankenhausmitarbeitern, und dem Leistungsempfänger, dem Patienten ein.

> *Im Gegensatz zu einem physischen Produkt (etwa einem Computer) oder einer Transportdienstleistung (z. B. Tramfahren) ist der „Erwerb" von Gesundheitsdienstleistungen in hohem Ausmaß mit Interaktionen verbunden. Leistungserbringer und -empfänger stehen also in einem intensiven Kontakt miteinander, was an die Kommunikationsqualität des Anbieters hohe Anforderungen stellt. Zwischen einem Hausarzt und seinem Patienten kann die nötige Vertrauensbasis in der Regel über längere Zeit aufgebaut und vertieft werden. Kommt sie nicht zustande oder wird sie aus irgendeinem Grund gestört, kann der Patient an sich problemlos den Arzt wechseln. Das ist im Rahmen eines stationären Aufenthalts kaum möglich. Den vertrauensfördernden und -erhaltenden Maßnahmen kommt im Spital daher eine noch wichtigere Bedeutung zu. Es geht dabei nicht nur um ein adäquates Eingehen auf die individuelle psychosoziale Situation des Patienten, sondern auch um einen marketingrelevanten Aspekt. Patienten sind immer auch Imageträger. Ihre guten oder eben schlechten Erfahrungen werden sie mit Sicherheit in der einen oder anderen Form mit all ihrer Subjektivität weitervermitteln. Dazu kommt, daß sie in vielen Fällen Stimmbürger und Prämienzahler sind. (Haller/Silberschmidt 1996)*

Aus diesem Zeitungsartikel geht hervor, daß die angestrebten „vertrauensfördernden und -erhaltenden Maßnahmen" zum großen Teil mit ökonomischen Argumenten begründet werden: der zufriedene Patient als Werbung für das Krankenhaus. Dabei wird die Pflegekraft-Patienten-Beziehung instrumentalisiert, um die vom Krankenhaus angebotenen Dienstleistungen insgesamt besser vermarkten und so den wirtschaftlichen Ertrag steigern zu können. Für das Krankenhausmanagement ist damit das ökonomische Ziel der Profitsteigerung die Motivation für eine stärkere Berücksichtigung der Patientenbedürfnisse. Hier wird deutlich, daß das „kundenorientierte" Prinzip vom Krankenhausmanagement von außen als Anforderung an die im Krankenhaus Tätigen herangetragen wird, die tatsächlichen Probleme z. B. der Pflegekraft-Patienten-Kommunikation werden dabei aber nicht beachtet.

I Bestimmungselement „Pflegewirklichkeit"

Kundenprinzip ablehnen

Pflegende betrachten Bestrebungen, im Krankenhaus mehr „Kundenorientierung" herbeizuführen, häufig eher mit Zurückhaltung.

„Ein Krankenhaus ist kein Hotel"

In dem Krankenhaus, in dem die Pflegekräfte auf Anweisung der Pflegedienstleitung an Seminaren zum Training „kundenorientierten" Verhaltens teilnehmen sollten, war folgende Reaktion der Pflegekräfte zu beobachten.

> *Mehrere Teammitglieder unterhielten sich über dieses Angebot und entrüsteten sich, daß ein Krankenhaus kein Hotel sei. (Gedächtnisprotokoll einer Beobachtung)*

Offenbar sehen Pflegekräfte einen zentralen Unterschied zwischen der Dienstleistung im Hotel und der Dienstleistung im Krankenhaus. Diese Sichtweise macht darauf aufmerksam, daß mit dem Konzept der Kundenorientierung ein Konzept auf die Pflege übertragen wird, das in einem gesellschaftlichen Bereich seinen Ursprung hat, in dem andere strukturelle Rahmenbedingungen vorliegen als in der Pflege und daß infolgedessen den Besonderheiten der Pflegekraft-Patienten-Beziehung nicht Rechnung getragen wird. Dies führt zu seiner mangelnden Akzeptanz bei Pflegekräften.

„Freundlichkeit kann man nicht bezahlen"

Die Ablehnung des ökonomisch begründeten Dienstleistungsgedankens zeigt sich auch in der Beobachtung, daß Geldgeschenke von Patienten an einzelne Pflegekräfte von manchen Pflegekräften empört zurückgewiesen werden.

> *PK: Und ich, und äh manchmal äh merk ich so, aber nur, Gott sei Dank, nur in Ansätzen, so ne, daß mir das auch manchmal so passiert bei Leuten, die mich wirklich annerven, wenn die, wenn die so rumschleimen, so mir Geld in die Tasche stecken wollen, mich bestechen wollen, solche Sachen, also da werde ich auch böse, ne (PK lacht). Also, das kann ich auch überhaupt nicht leiden, ne. (Int PK M)*

Das Geldgeschenk wird vom Pfleger als Bestechungsversuch interpretiert. Obwohl es bei der zu erbringenden Dienstleistung um die Patienten selbst geht, wehrt er sich gegen den Versuch der Patienten, auf pflegerische Entscheidungen Einfluß zu nehmen. Insgesamt werden die materiellen Zuwendungen der Patienten zwar selten abgelehnt, Pflegekräfte betonen aber stets, daß sie sich in ihren Entscheidungen dadurch nicht beeinflussen lassen würden.

Ähnlich reagieren viele Pflegekräfte auf die von privatversicherten Patienten z. T. erhobenen Wünsche nach Sonderbehandlung. Diese Patienten werden von den Pflegekräften auch als „fordernd" bezeichnet. Die Pflegekräfte begründen die Ablehnung der Wünsche von Privatpatienten z. T. damit, daß sie alle Patienten gleich behandeln und keinen Patienten bevorzugen würden, nur weil er mehr bezahle als andere. Hier scheint ein soziales, wenn nicht gar sozialistisches Motiv vorzuliegen, das dem kapitalistischen Dienstleistungsgedanken zuwiderläuft.

Ein von Pflegekräften angeführtes Argument gegen das kundenorientierte Prinzip lautet:

> *Freundlichkeit kann man nicht bezahlen. (Gedächtnisprotokoll eines Gesprächs mit einer nicht mehr tätigen Pflegekraft).*

Die Pflegekräfte bringen damit zum Ausdruck, daß für sie Geld kein Motiv darstellt, um sich den Patienten zuzuwenden. Allerdings ignorieren sie dabei, daß sie für die Tätigkeit als Pflegekraft ein Gehalt bekommen und daß sie für dieses Gehalt auch eine gewisse Leistung erbringen müssen. Vielmehr scheinen sie die Interaktion mit Patienten unter dem Konzept einer privaten Beziehung zu betrachten, für die nicht bezahlt zu werden braucht. Die Auffassung, daß Pflege aus einem höheren Motiv heraus betrieben werden und nicht dem „schnöden" Broterwerb dienen sollte, hat in der Pflege historische Tradition.

Das Argument der Pflegekräfte belegt aber, daß sich Störungen in der Kommunikation zwischen Pflegekräften und Patienten nicht durch den von außen herangetragenen, ökonomisch motivierten Appell beheben lassen.

4.3.3 Zusammenfassung

4.3.3.1 Bedingungen der Kategorie „Druckmittel der Patienten"

Offensichtlich haben nicht nur die Pflegekräfte in bestimmten Situationen die Möglichkeit, ihren Willen gegen den der Patienten durchzusetzen, sondern auch umgekehrt. Patienten kann dies mit Hilfe von „Druckmitteln" gelingen und zwar haben sie analog zur „zwingenden Macht" der Pflegekräfte das „Druckmittel der Bestrafung" und analog zur „verweigernden Macht" der Pflegekräfte das Druckmittel „Der Patient als Kunde". Von Macht der Patienten kann aber nicht gesprochen werden, denn in einer konkreten Situation können sie die Pflegekräfte nicht zwingen, etwas zu tun und sie können ihnen auch aktuell nichts bzw. nur wenig, z. B. zusätzliche materielle Zuwendungen, vorenthalten. Innerhalb der konkreten Situation wirkt allenfalls die implizite oder explizite Androhung einer Bestrafung oder z. B. eines Krankenhauswechsels. Daher wird hier der Begriff „Druckmittel" verwendet.

Die Bedingungen des „Druckmittels der Bestrafung" beruhen auf rechtlichen Regelungen, wie dem Krankenhausaufnahmevertrag, in dem die Pflichten des Krankenhausträgers niedergelegt sind, und dem Grundgesetz, in dem die Rechte auf Selbstbestimmung und auf Schutz der körperlichen Unversehrtheit verankert sind. Im Krankenhausaufnahmevertrag verpflichtet sich der Träger, die Leistungen zu erbringen, die für die Art und Schwere der Erkrankung des Patienten medizinisch zweckmäßig und für die ausreichende Versorgung notwendig sind. In erster Linie beziehen sich die Verpflichtungen des Krankenhauses und der Pflegekräfte und damit auch die Möglichkeiten der Patienten, das Krankenhaus oder einzelne Pflegekräfte zu verklagen, auf die physische Versorgung des Patienten. Ähnliches gilt für die im Grundgesetz geschützten Rechte.

Das „Druckmittel der Bestrafung" ist außerdem dadurch gegeben, daß Pflegekräfte in die Pflegediensthierarchie eingebunden sind und die übergeordneten Stellen die nachgeordneten aufgrund arbeitsrechtlicher Regelungen mit negativen Sanktionen disziplinieren können. Diesen Umstand können sich Patienten durch Beschwerden zunutze machen. Diese Bedingung ermöglicht auch Einflußnahme bei Kommunikations- und Beziehungsstörungen zwischen Pflegekräften und Patienten.

Eine zentrale Bedingung zur Begründung des Druckmittels „Der Patient als Kunde" besteht darin, daß Patienten Abnehmer einer Dienstleistung sind, für die sie, wenn auch meistens nur indirekt, bezahlen und so die Pflegenden finanzieren. Pflegekräfte bieten die Dienstleistungen an und sind darauf angewiesen, daß diese auch abgenommen und bezahlt werden. Zwar können die Patienten den Pflegekräften in den meisten Krankenhäusern die Bezahlung nicht direkt verweigern, sie könnten dies jedoch indirekt tun, indem sie z. B. beim nächsten Mal ein anderes Krankenhaus aufsuchen. Die Pflegekräfte müßten daher aus Gründen des Arbeitsplatzerhalts ein Interesse daran haben, die Patienten so zu behandeln, daß sie nächstes Mal wieder das gleiche Krankenhaus aufsuchen. Ein unmittelbares Beschäftigungs- und Entlohnungsverhältnis ist im Krankenhaus aber nicht gegeben, so daß auch dieses Druckmittel in konkreten Situationen vermutlich weniger bedeutsam ist.

4.3.3.2 Verhalten von Pflegekräften und Patienten unter den Bedingungen der Kategorie „Druckmittel der Patienten"

In der Praxis spielen die Druckmittel der Patienten nur eine untergeordnete Rolle. Kaum ein Patient greift zu rechtlichen Schritten bzw. zur Androhung derselben, um seine Interessen durchzusetzen. Wenn überhaupt sind dazu vermutlich eher Patienten mit einem höheren Bildungsniveau und in gehobener sozialer Stellung bereit und fähig.

Einige Patienten schreiben nach Krankenhausaufenthalt Beschwerdebriefe an die Vorgesetzten der Pflegekräfte, in denen sie sich über das Verhalten von Pflegekräften beklagen.

In Hinblick auf das Druckmittel „Der Patient als Kunde" gibt es Hinweise, daß Patienten bewußt das Krankenhaus auswählen, in dem die von ihnen gewünschten Leistungen angeboten werden. Auch werden von den Krankenkassen Anstrengungen unternommen, um dies zu befördern. Gegenwärtig dürften dies aber Einzelfälle sein. Am ehesten können Patienten über ihre Position als Kunde auf die Pflege einwirken, indem sie den Pflegekräften gezielt zusätzliche materielle Zuwendungen z. B. in Form eines Trinkgeldes geben. Mit diesen Zuwendungen nehmen die Patienten vor allem Einfluß auf die Beziehung zu den Pflegekräften und damit auf ein Gebiet, in dem rechtliche Druckmittel nicht greifen.

Beschwerden der Patienten bei Vorgesetzten führen dazu, daß die Vorgesetzten intervenieren und von den betreffenden Pflegekräften eine Aufklärung fordern. Maßnahmen der Vorgesetzten, die sich gegen die einzelne Pflegekraft richten, wirken sich nicht förderlich auf die Pflegekraft-Patienten-Beziehung aus, sondern tragen zur Stabilisierung der restriktiven Krankenhausstrukturen bei.

Vom Krankenhausmanagement werden aus ökonomischen Gründen Maßnahmen ergriffen, um die Krankenhausorganisation stärker an den Bedürfnissen der Abnehmer der Leistungen, den Patienten, zu orientieren. Ein hoher Stellenwert wird dabei auch der Kommunikation zwischen den im Krankenhaus Tätigen und den Patienten beigemessen. Allerdings sind dabei weniger die tatsächlichen Probleme der Pflegekraft-Patienten-Kommunikation Anlaß, sondern das von außen gesetzte ökonomisch motivierte Ziel. Diese Außenperspektive zeigt sich auch darin, daß mit dem kundenorientierten Ansatz ein Konzept auf die pflegerische Beziehung übertragen wird, welches den Besonderheiten der machtgeprägten Pflegekraft-Patient-Beziehung nicht Rechnung trägt. Dieses sind auch Gründe, weshalb Pflegekräfte dem Konzept eher abwehrend gegenüberstehen. Außerdem

I Bestimmungselement „Pflegewirklichkeit"

wird von den Pflegekräften die Bedeutung ökonomischer Faktoren in der Pflege z. T. verleugnet.

Tabelle 4 zeigt die Handlungs-/Kommunikationsmuster innerhalb der Kategorie „Druckmittel der Patienten".

Tabelle 4: Druckmittel der Patienten

Subkategorien	Handlungs- und Kommunikationsmuster der Patienten	Handlungs- und Kommunikationsmuster der Pflegekräfte
Druckmittel der Bestrafung	Verklagen und beschweren	Intervention von Vorgesetzten
Druckmittel „Der Patient als Kunde"	Dienstleistungen prüfen Beschenken und Spendieren	Am Kunden orientieren Kundenprinzip zurückweisen

4.4 Entscheidungsfreiheit der Pflegekräfte
4.4.1 Handlungs- und Kommunikationsmuster der Pflegekräfte

Sonderleistungen freiwillig erbringen
  „Oder kann ich Ihnen dabei helfen?"
  „Dann setz ich mich ne halbe Stunde hin und talk mit ihr"

Sonderleistungen gegen den eigenen Willen erbringen
  „Dann reduzier ich meine Kommunikation auf ein Minimum"
  „Also, er ist mit einfach viel zu touchig auch"

Sonderleistungen verweigern
  „Bei ganz unsympathischen Patienten /.../ gehe ich da nicht drauf ein"
  „Ob ich überhaupt Bock hab"
  „Bin ich auch 'n bißchen hilflos"
  „Und da denk ich manchmal, sollte ich nachfragen"
  „Daß wir nicht dazu da sind, um ihn da zu befummeln"

4.4.2 Handlungs- und Kommunikationsmuster der Patienten

Entscheidungen akzeptieren
  „Aber nicht, mal sagen, jetzt nachm Mund reden"
  „Man versucht ja, alles möglichst selbst zu machen"

Sonderleistungen fordern
„Ohne Bitte und Danke"
„Dann reagieren sie irgendwie sehr eigenartig"

4.4.3 Zusammenfassung
4.4.3.1   Bedingungen der Kategorie „Entscheidungsfreiheit der Pflegekräfte"
4.4.3.2   Verhalten von Pflegekräften und Patienten unter den Bedingungen der Kategorie „Entscheidungsfreiheit der Pflegekräfte"

4.4 Entscheidungsfreiheit der Pflegekräfte

Diese Kategorie gründet darauf, daß Pflegekräfte außerhalb der vertraglichen Verpflichtungen nicht zu bestimmten Pflegehandlungen verpflichtet sind und daß sie z. B. entscheiden können, nach welchem Pflegeverständnis sie arbeiten wollen.

4.4.1 Handlungs- und Kommunikationsmuster der Pflegekräfte

In der Kategorie „Entscheidungsfreiheit der Pflegekräfte" lassen sich drei Handlungsmuster der Pflegekräfte voneinander abheben, nämlich erstens „Sonderleistungen freiwillig erbringen", zweitens „Sonderleistungen gegen den eigenen Willen erbringen" und drittens „Sonderleistungen verweigern".

Sonderleistungen freiwillig erbringen

In diesem Handlungs- und Kommunikationsmuster entscheiden sich die Pflegekräfte zu Pflegehandlungen, die über die vertraglichen Verpflichtungen bzw. die üblichen Pflegeleistungen hinausgehen. Dies kann sich darin zeigen, daß Pflegekräfte Sonderwünsche der Patienten erfüllen, indem sie z. B. ein besonderes Essen bestellen, eine Zeitung besorgen oder den Patienten über das übliche Maß hinaus Zuwendung geben. Zu den Sonderleistungen zählen sowohl Pflegekräfte als auch Patienten längere Gespräche. Das Handlungsmuster soll im folgenden an zwei Beispielen veranschaulicht werden.

I Bestimmungselement „Pflegewirklichkeit"

„Oder kann ich Ihnen dabei helfen?"

Im folgenden Gesprächsausschnitt bietet eine Pflegerin einem Patienten an, ihm bei der Körperpflege zu helfen.

> PK: Wie geht denn das jetzt mit dem Waschen? Waschen Sie sich so den Oberkörper alleine oder kann ich Ihnen dabei helfen?
> Pat: Das wär nett, wenn Sie mir dabei helfen können, weil das sonst eine fürchterliche Panscherei ist.
> PK: Hm.
> (Komm E)

Der Patient könnte sich eigentlich den Oberkörper auch selbständig waschen, allerdings ist er aufgrund einer Behinderung an den Händen unbeholfen. Eine Unterstützung bei der Körperpflege durch die Pflegekraft ist daher nicht unbedingt erforderlich. Mit der Formulierung „... <u>kann</u> ich Ihnen dabei helfen?" (Hervorhebung durch I. D.) signalisiert die Pflegerin aber ihre Bereitschaft, wenn nicht sogar ihr Bedürfnis zu helfen. Das Hilfsangebot wirkt offenbar für den Patienten echt und die Pflegerin erleichtert ihm durch die Formulierung des Angebots, die Hilfe anzunehmen. Im Interview spricht der Patient diese Situation an und hebt lobend hervor, daß die Pflegekraft ihm von sich aus geholfen habe. Da der Patient sich – wenn auch unter Schwierigkeiten – selbständig hätte waschen können, stellt die Hilfsbereitschaft der Pflegekraft ein „Sonderangebot" dar, eine zusätzliche Leistung, zu der sie nicht verpflichtet ist.

„Dann setz ich mich ne halbe Stunde hin und talk mit ihr"

Die Bereitschaft zu „freiwilligen Sonderleistungen" wird auch im Interview mit einem Pfleger sichtbar.

> PK: Und sonst äh, bei Frau T. ist es eben so, daß sie keine Angehörigen hat, die sie mal besuchen kommen, weil der Sohn in J. (Stadt im Ausland, I. D.) wohnt und so weiter, ne. Und äh ähnliche Sachen. Und das ist also denn ne andere Sache. Denn setz ich mich, wenn ich Nachtwache eben, ne halbe, hab, ne ne halbe Stunde, sagen wir mal, hin und und talk da mit ihr einen ab und denn konnt sie auf einmal prima schlafen, so, so, diese Sachen, ne. /.../.
> F: Und dann äh gibst Du ihr auch die Zeit?
> PK: Ja, zumindest son Kompromiß. Das ist klar. Auch wenn das anstrengend ist, aber denn weiß ich eben, daß ich die Runde eben viertel vor zehn anfange und denn mir ′n bißchen Zeit einplane, als, als daß ich jetzt äh noch hier ′n Kaffee trinke oder so mit H. (Name einer Kollegin, I. D.) oder so und dann, dann äh und dann erst um halb elf losgeh, oder so. (Int PK N)

Zwar gesteht der Pfleger ein, daß die Gespräche mit der Patientin durchaus auch anstrengend sind, er erachtet es aber bei dieser Patientin, deren Angehörige im Ausland wohnen, als sinnvoll, ihr Gelegenheit zum Gespräch zu geben, da er festgestellt hat, daß sie anschließend besser schlafen kann. Der Pfleger begründet sein Handeln nicht mit pflegerischen Normen oder allgemein üblichem Verhalten, sondern mit dem Wohlergehen der Patientin. Er nimmt zusätzliche zeitliche Belastungen und Anstrengungen in Kauf, um sein Ziel zu erreichen. Für seine Entscheidung übernimmt er selbst die Verantwortung, so beklagt er sich auch nicht darüber, daß ihm die vermutlich angenehmeren Gespräche mit den Kollegen verloren gehen.

In den analysierten Gesprächen zwischen Pflegekräften und Patienten unterhalten sich Pflegekräfte über lange Sequenzen hinweg mit Patienten über die unterschiedlichsten Themen, wie Bücher, Fußball, Urlaub, persönliche Erlebnisse, ihre Kinder und Enkelkinder u. v. m., wobei diese Gespräche meistens stattfinden, während die Pflegekräfte Pflegehandlungen durchführen.

Im Handlungsmuster „Sonderleistungen erbringen" lautet die Frage der Pflegekräfte nicht „Was muß ich tun", sondern „Was will ich tun?". Sie entscheiden frei, ob sie Patienten eine bestimmte Pflege, zu der sie vertraglich nicht verpflichtet sind bzw. die über das übliche Ausmaß hinausgeht, angedeihen lassen wollen oder nicht. Zumindest im Interview mit dem Pfleger kommt zum Ausdruck, daß er tatsächlich für diese Entscheidung Verantwortung übernimmt und auch bereit ist, die Konsequenzen zu tragen.

Sonderleistungen gegen den eigenen Willen erbringen

In manchen Fällen erbringen Pflegekräfte zwar Sonderleistungen, im Interview geben sie aber an, daß sie die Erwartungen der Patienten erfüllt hätten, obwohl sie ihrer Meinung nach nicht angemessen waren.

„Dann reduzier ich meine Kommunikation auf ein Minimum"

> PK: Und wenn, dann waren das eher Patienten, die eher zu hohe Forderungen gestellt haben, ne. Also überzogene, mein ich sicherlich irgendwo, überzogene Forderungen. (..) Eher auch Privatpatienten. (...) Dann reduzier ich mein (PK lacht) <.> Kommunikation <.> auf ein Minimum, das ist wirklich pissig, (PK lacht) (..), so Rachegelüste, (..) und ähm das ist natürlich nicht so kommunikationsfördernd, ganz klar. (..) Dann werd ich eher ironisch, schnippisch, (..) führt zu nichts, aber man muß, (..)

> *man muß ja auch mal was abreagieren. Und gerade mit Ironie, das ist mir schon klar, das ist genau die falsche Methode dann. (Int PK G)*

Der Bericht der Pflegerin enthält keinen Hinweis darauf, daß sie die ihrer Meinung nach überhöhten Forderungen zurückgewiesen hat. Ihre weiteres Verhalten läßt eher das Gegenteil vermuten. Daß sie anschließend etwas „*abreagieren*" muß, läßt darauf schließen, daß sich durch diese Situation etwas angestaut hat, Aggressionen möglicherweise oder die von der Pflegekraft genannten „*Rachegelüste*". Ihre Aggressionen setzt die Pflegekraft aber nicht dort ein, wo sie entstanden sind, indem sie die überzogenen Forderungen der Patienten verweigert, sondern auf dem Gebiet der emotionalen Beziehungen. Sie reduziert ihre Zuwendung, wird schnippisch und ironisch. Zwar erkennt die Pflegerin, daß ihr Verhalten „*genau die falsche Methode*" ist, Vorstellungen zu alternativem Handeln sind aber in ihren Äußerungen nicht erkennbar. Mit der Formulierung „*man muß ja auch mal was abreagieren*" (Hervorhebung durch I. D.) erhebt die Pflegerin für sich das Recht, ihre angestauten negativen Gefühle an die Patienten, die diese durch ihre überzogenen Forderungen verursacht haben, zurückzugeben. Damit überträgt die Pflegerin die Verantwortung für diese Situation den Patienten, ihre eigene Verantwortung erkennt die Pflegerin nicht.

„Also er ist mir einfach viel zu touchig auch"

Eine andere Pflegerin erzählt von einer Situation, in der sie die Versuche eines Patienten, durch Berührungen körperliche Nähe herzustellen, hinnahm, obwohl sie die Berührungen als unangenehm empfand.

> PK: *Es gibt halt Leute, zu denen hat man sofort 'n guten Draht und bei ihm ist es nicht so, ich kann das auch nicht erklären, es ist einfach so Schwingung, sag ich jetzt mal. Was heißt Schwingung, aber es ist einfach nicht so, also er ist mir einfach viel zu touchig auch. /.../ Also bei ihm fand ich das jetzt sehr, sehr unangenehm. Wenn das jetzt jemand ist, der so, ich sag mal, jetzt noch schwerer krank ist und irgendwie auch so hilfloser ist, ist das anders, ne. Aber bei doch so einem eigentlich wachen, adäquaten Patienten erwarte ich nicht, daß der so einen antoucht, ne. (Int PK E)*

Wie die Pflegerin weiter ausführt, erwartet sie ein solches Verhalten insbesondere dann nicht, wenn der Patient wach und orientiert ist. Auch in ihrer Darstellung wird dem Patienten die Verantwortung und damit auch die Schuld für ihre unangenehmen Gefühle übertragen, das Bedürfnis des Patienten nach körperlicher Nähe erscheint unschicklich oder sogar unverschämt. Ihre eigene Verantwortung, sich gegen Erwartungen, die sie nicht erfüllen möchte, abzugrenzen, sieht auch sie nicht. Dem Patienten gegenüber hat sie ihre Abneigung nicht zum Ausdruck gebracht, so daß der Patient im Interview sogar zu dem Urteil kommt, daß diese Schwester *„eine der besten, was Kommunikation und liebevolle Behandlung anbelangt"* (Int Pat E), gewesen sei. Die mangelnde Abgrenzung der Pflegerin wird wahrscheinlich im weiteren Verlauf des Kontaktes dazu führen, daß der Patient sein Verhalten aufrecht erhält, weil er sich darin sogar von der Pflegerin bestärkt fühlt.

Den beiden Beispielen ist gemeinsam, daß die Pflegekräfte zwar mit Sonderleistungen den Wünschen von Patienten entsprechen, ihre eigenen Bedürfnisse aber verleugnen. Dies geht bei beiden Pflegekräften mit negativen Gefühlen einher. Ihre eigene Verantwortung für den Verlauf dieser Kommunikationssituationen nehmen die Pflegekräfte offenbar nicht wahr.

Sonderleistungen verweigern

In diesem Handlungs- und Kommunikationsmuster erfüllen Pflegekräfte die antizipierten oder tatsächlich geäußerten Wünsche der Patienten nicht bzw. bieten auch von sich aus bestimmte Leistungen nicht an. Dabei handelt es sich im Unterschied zu den Pflegebedürfnissen der Kategorie „Macht der Pflegekräfte" um Pflegebedürfnisse und Leistungen, bei denen keine körperliche Abhängigkeit der Patienten von den Pflegekräften besteht. Zu den Pflegehandlungen, die sowohl von vielen Pflegekräften als auch von Patienten nicht dem vertraglichen bzw. üblichen Aufgabenkatalog der Pflegekräfte zugerechnet werden, gehören Gespräche zwischen Pflegekräften und Patienten, die über das unmittelbar erforderliche Ausmaß hinausgehen. Solche Gespräche werden von vielen Pflegenden als Extraleistung betrachtet, die nicht notwendigerweise Bestandteil des pflegerischen Aufgabengebiets ist. Für die Unterlassung oder Verweigerung von Gesprächen führen Pflegekräfte unterschiedliche Gründe an.

„Bei ganz unsympathischen Patienten /.../ gehe ich da nicht drauf ein"

Viele Pflegekräfte machen ihre Bereitschaft, mit Patienten längere Gespräche zu führen, von der Sympathie zum Patienten abhängig. Eine Pflegerin betont im Interview, daß es ihr zwar wichtig sei, mit Patienten über deren emotionale Befindlichkeit zu sprechen. Allerdings würde sie das nicht bei *„ganz unsympathischen Patienten"* realisieren. Bei diesen, so sagt sie,

> PK: Gehe ich da <.> nicht drauf ein. Gehört ja auch nicht zu meinen Hauptaufgaben hier und muß ich ja auch nicht. Ist sicherlich gefährlich, daß ich diesen Freiraum

I Bestimmungselement „Pflegewirklichkeit"

> habe. /.../ Also ich hab keinen Druck, es zu machen. Es ist sicherlich auch nicht Standard im Grunde. (...) Jedenfalls bei uns auf Station <.> nicht. (Int PK G)

Der Entscheidungsspielraum entsteht, weil Gespräche über Probleme und Ängste der Patienten ihrer Meinung nach nicht zu den „*Hauptaufgaben*" zählen und nicht „*Standard*" sind.

„Ob ich überhaupt Bock hab"

Die Bereitschaft der Pflegekräfte zum Gespräch wird außerdem durch ihre subjektive Befindlichkeit beeinflußt.

> PK: *Also das ist, einmal ist das stimmungsabhängig, ob ich überhaupt Bock hab, mich mit denen zu unterhalten. Manchmal hab ich da einfach keine Lust zu.* (Int PK H)

Antipathie und Sympathie sowie die subjektive Befindlichkeit der Pflegekräfte sind also wichtige Kriterien dafür, ob Pflegekräfte bereit sind, mit Patienten auch längere Gespräche zu führen. Bei guter Laune und Sympathie, wird Kontakt aufgenommen, bei negativer Befindlichkeit und Antipathie nicht.

„Bin ich auch 'n bißchen hilflos"

In anderen Fällen besteht der Grund für Entscheidungen der Pflegekräfte, Patientenbedürfnisse zu ignorieren, darin, daß sie sich nicht kompetent genug fühlen, den von ihnen antizipierten Pflegebedürfnissen der Patienten zu begegnen. Dies gilt insbesondere für Gesprächsbedürfnisse der Patienten über ihre Krankheit und die damit zusammenhängenden Sorgen.

> PK: *Also ich, ich fand das nicht so ganz befriedigend. Die Patientin hatte mir das ja heute morgen erzählt mit ihrem Bein und da hab ich schon gemerkt und hm, kann ich ihr jetzt. (..) Na. Bin ich auch 'n bißchen hilflos, das tut mir leid. Tut mir auch leid, weil ich das Gefühl hatte, da wird vielleicht nicht genug dafür getan. (..) Da gibt es keine Konzepte jetzt dafür und ähm sie macht sich große Sorgen, da hätte ich sicherlich noch anders drauf eingehen können. /.../ Man kann sich da ja auch ganz nett von zurückziehen, ganz leicht ausweichen. /.../ Und ich frag dann lieber auch nicht nach <.>, wies ihr nun damit geht, oder ob <..> ist, oder.* (Int PK G)

Die Pflegerin vermutet, daß die Patientin sich Sorgen über die Lähmung ihres Beines macht und meint, daß sie darauf hätte eingehen und der Patientin Gelegenheit geben müssen, über ihre Sorgen zu sprechen. Da sie sich selbst aber hilflos fühlt, weicht die Pflegerin der von ihr eigentlich als notwendig erachteten Pflegeleistung aus.

Ähnlich schildert ein Pfleger sein Dilemma.

„Und da denk ich manchmal, sollte ich nachfragen"

> *PK: Und wenns auch um die äh den Potenzverlust von Männern geht manchmal, das find ich auch manchmal recht schwierig, dadrauf denn äh adäquat zu reagieren. Wenn jemand sagt, äh mit fünfzig oder sechzig Jahren zur radikalen Prostatektomie kommt, wo klar ist, der ist hinterher impotent und das denn so, so leicht abtut, der Patient, da kann ich auch immer schlecht mit umgehen. Weil das glaub ich ihm einfach nicht. Und da denk ich manchmal, sollte ich nachfragen und tus denn aber nicht. (...) Das finde ich auch schwierig. (Int PK P)*

Vergleichbare Probleme haben Pflegekräfte auch bei Gesprächen mit Sterbenden.

> *PK: Also, ich finds schwierig mit äh Situationen umzugehen, wo die Patienten denn im Sterben hier liegen. Also nicht wegen der Tatsache, sondern wegen der Kommunikation mit jemanden, da hab ich wirklich Schwierigkeiten, dann die richtigen Worte auch zu finden. /.../ ich fühl mich nicht genug ausgebildet dafür, jetzt im Umgang mit sterbenden Patienten. (Int PK P)*

Festzuhalten ist, daß es Pflegekräften schwer fällt, mit Patienten über Themen zu sprechen, von denen sie ausgehen, daß diese für die Patienten belastend sind. In diesen Situationen fühlen sich die Pflegekräfte *„hilflos"* und *„nicht genug ausgebildet"*. Dies erinnert auch an die Schwierigkeiten bei der Gabe von negativen Informationen.

Die Pflegekräfte fühlen sich zwar grundsätzlich für die Gesprächsbedürfnisse der Patienten zuständig, kommen diesen aber oft nicht nach und haben dann ein schlechtes Gewissen. *„Und da denk ich manchmal, sollte ich nachfragen und tus denn aber nicht"*. Allerdings stellt sich hier die Frage, ob die Patienten tatsächlich das Bedürfnis haben, mit Pflegekräften über ihre Sorgen im Zusammenhang mit ihrer Krankheit zu sprechen. Von den Pflegekräften wird das Bedürfnis der Patienten nach Gesprächen zunächst unterstellt, denn geäußert haben es die Patienten offenbar nicht.

Die diesbezüglichen Bedürfnisse der Patienten gehen aus den Äußerungen der Patienten im Interview hervor. Die Patienten wurden danach gefragt, ob sie sich gerne mit Pflegekräften über bestimmte Themen unterhalten möchten.

I Bestimmungselement „Pflegewirklichkeit"

> Pat: Nicht unbedingt, was sich so ergibt oder auch wenn ich, manchmal allgemein oder dann eben doch speziell hier im Krankenhaus oder so betreffend. *(Int Pat G)*

> Pat: Nö, das Gefühl hab ich eigentlich nicht. Ganz normale Kommunikation zwischen, zwischen zwei Leuten, so wie ich das im Prinzip auch gewohnt bin /.../ daß man nett und freundlich miteinander umgeht, mal ´n kleinen Scherz macht und aufmunternd und entsprechende Antworten kriegt. *(Int Pat E)*

> Pat: Und (..) ich meine, wenn ich nun wirklich Sorgen hätte oder <..> dann würde ich doch wohl erwarten, daß sich jemand hinsetzt und mir denn mal zuhört und mit mir zu klären versucht. (4 sec) Jedenfalls <..> so sehr schön. *(Int Pat M)*

Während sich die ersten beiden Patienten über „allgemeine", „ganz normale" oder auch das Krankenhaus betreffende Themen unterhalten möchten, wünscht sich Pat M, daß sie, wenn sie Sorgen hätte, mit Pflegekräften darüber sprechen könnte. Eine andere Patientin lehnt Gespräche über ihre Gefühle und Sorgen ausdrücklich ab.

> Pat: Nein. <5 sec>. Das ist meine Angelegenheit. *(Int Pat L)*

Es läßt sich resümieren, daß Pflegekräfte den Anspruch haben, mit Patienten Gespräche über deren Sorgen zu führen und ein schlechtes Gewissen haben, wenn sie diesen Anspruch nicht erfüllen. Dabei vernachlässigen sie die Frage, ob dies auch dem Wunsch der Patienten entspricht. Dies und die Erkenntnis, daß dieser Wunsch tatsächlich nicht immer vorausgesetzt werden kann, sind Anzeichen dafür, daß die Ansprüche der Pflegekräfte eher abstrakter Art sind und die reale Bedürfnislage der Patienten von den Pflegekräften nicht angemessen erkannt wird.

„Daß wir nicht dazu da sind, um ihn da zu befummeln"

Die Zurückweisung von Wünschen begründen Pflegekräfte außerdem mit der Art der Wünsche. Im folgenden Interviewausschnitt berichtet eine Pflegerin, daß sie den Wunsch eines Patienten, ihn zu waschen, mit dem Argument abgelehnt habe, daß er das selber könne und nicht wirklich pflegebedürftig sei. Darüber hinaus deutete sie den Wunsch des Patienten als Aufforderung, ihm Lustgefühle zu machen.

> PK: Und was ich nicht so mag, das ist, es gibt Menschen, die mögen, (..) da sinds zum Beispiel eben Männer, daß man sie, ooooh (PK stöhnt), zum Beispiel wäscht, ne. Das finden sie besonders schön. Also, das sind dann auch so Situationen, womit ich nicht so gut mit umgehen kann, weil ich dann denke, nee, so kanns nicht ablaufen.

> /.../ Wir (die Pflegekräfte, I. D.) unterhalten uns ja auch untereinander und dann (.) erzählt der Dir das und die erzählt Dir das und zum Schluß (..) kommts eben doch raus, daß es ihm scheinbar einfach nur gefällt. Ich mein, er kanns ja selber (sich waschen, I. D.). /.../ Ach, da geh ich hin und sag ihm das. Also, daß wir nicht dazu da sind, um ihn da zu befummeln. (Int PK O)

Die Pflegekraft fühlt sich nicht verpflichtet, die Erwartungen des Patienten zu erfüllen, zumal sie den Eindruck hat, daß der Patient vorhat, sie als Lustobjekt zu mißbrauchen. Der Patient reagiert daraufhin, wie sie weiterhin berichtet, entrüstet und es entwickelt sich ein Streitgespräch. Die Pflegekraft setzt sich schließlich durch, die Beziehung zu diesem Patienten bleibt aber langfristig gestört.

Eine andere Pflegerin lehnte es ab, Patienten, die in der Lage sind aufzustehen, Getränke zu bringen.

> PK: /.../ und ich geh davon aus, die Patienten wissen, daß sie sich das auch nehmen dürfen, da muß man ihnen <.> konsequent sagen, das tut, täte Ihnen gut, wenn Sie sich bewegen, zu Hause liegen Sie auch nicht den ganzen Tag rum und Sie dürfen sich gern Ihre Getränke und dergleichen selber nehmen. (Int PK L)

Die letzten beiden Interviewausschnitte machen darauf aufmerksam, daß die Wünsche der Patienten von den Pflegekräften zunächst in Bezug auf die vorhandenen Fähigkeiten des Patienten und auf die Wichtigkeit für den Patienten geprüft werden. Für Pflegehandlungen, die die Patienten auch selbständig ausführen können, fühlen sich die Pflegekräfte nicht zuständig. Während hier die Angemessenheit der Patientenbedürfnisse angezweifelt wird, unterstellen Pflegekräfte aber auf der anderen Seite bei fast jedem Patienten ungeprüft das Bedürfnis nach tieferen Gesprächen. In beiden Situationen besteht also die Schwierigkeit darin, die Bedürfnislage und die Kompetenzen der Patienten richtig zu beurteilen.

4.4.2 Handlungs- und Kommunikationsmuster der Patienten

Zur Kategorie „Eigenverantwortung der Pflegekräfte" wurden die Handlungsmuster der Patienten „Entscheidungen akzeptieren" und „Sonderleistungen fordern" zusammengeführt.

I | Bestimmungselement „Pflegewirklichkeit"

Entscheidungen akzeptieren

Ob Patienten eigenverantwortliche Entscheidungen der Pflegekräfte „akzeptieren", ist an zwei Stellen zu erkennen, nämlich erstens an der Art und Weise, wie Patienten ihre Wünsche äußern und zweitens, wie sie mit den Entscheidungen der Pflegekräfte umgehen. Die meisten Patienten äußern ihre Wünsche in Form von Bitten. Bitten geben demjenigen, an den sie herangetragen werden, ausdrücklich den Freiraum, sie auch abzulehnen und drücken somit auch die Akzeptanz eigenverantwortlicher Entscheidungen aus. Im Unterschied zu Wünschen in der Kategorie „Macht der Pflegekräfte" handelt es sich hier um Wünsche, für deren Erfüllung Patienten nicht von den Pflegekräften abhängig und wozu Pflegekräfte nicht vertraglich verpflichtet sind und die allgemein nicht zu den Standardleistungen zählen.

„Aber nicht, mal sagen, jetzt nachm Mund reden"

Auf den Entscheidungsfreiraum der Pflegekräfte weist eine Patientin ausdrücklich im Interview hin. Sie fordert die Pflegekräfte geradezu dazu auf, Wünsche, die sie nicht erfüllen können oder möchten, abzulehnen und „akzeptiert" demnach auch zurückweisende Pflegekraftentscheidungen.

> Pat: Also, wichtig ist mir eigentlich (7 sec), daß sie sich mit einem unterhalten, aber nicht, mal sagen, jetzt nachm Mund reden. /.../, sondern auch sagen „Nee, hören Sie mal zu, wenn wir das und das machen, ist das wichtig. Das, was Sie meinen, ist wohl für Sie selber schön, aber, aber nicht wichtig." Da, da leg ich viel Wert drauf, weil ich keine Ahnung hab. /.../ Nee, nicht von wegen „Komm mal her und und und und leg mir mal die Decke hoch". (Int Pat F)

„Man versucht ja, alles möglichst selbst zu machen"

Hinweise auf die „Akzeptanz" eigenverantwortlicher Pflegekraft-Entscheidungen liefern außerdem Interviews, in denen Patienten ihre Dankbarkeit und Anerkennung bei Sonderleistungen der Pflegekräfte zum Ausdruck bringen. So hebt ein Patient hervor, daß die Pflegerin von sich aus angeboten habe, ihn zu waschen, und dies, obwohl er eigentlich, wenn auch unter Schwierigkeiten, selbst dazu in der Lage wäre.

> Pat: Und das sind so Sachen aus bestimmten Situationen heraus. Natürlich (..) ist das (.), man versucht ja, alles möglichst selbst zu machen. Aber jetzt so, in meiner jet-

zigen Situation hab ich das als unheimlich angenehm empfunden, daß wirklich jetzt jemand gesagt hat, ich mach das (lacht). (Int Pat E)

Die Sonderleistung der Pflegerin hat offensichtlich wesentlich zum Wohlbefinden des Patienten beigetragen und wird von diesem besonders herausgestrichen.

Auch Gespräche werden von vielen Patienten als Extraleistung betrachtet, die den Aufgaben der körperlichen Pflege nachgeordnet ist. In den Interviews geben viele Patienten an, daß sie zwar gerne mehr Gespräche mit Pflegekräften führen würden, daß diese aber dazu keine Zeit hätten.

Pat: Das Pflegepersonal kann überhaupt nicht mehr machen, als sie jetzt machen, weil die gar keine Zeit haben, nech. (Int Pat O)

Andere wollen die Pflegekräfte nicht mit ihren Sorgen belasten.

Pat: /.../ ich will aber auch die armen Pfleger nicht belasten. Es gehört ja auch, Ihr habt genug auf dem Hals. (Int Pat L)

Kommt dennoch ein Gespräch zustande, so wird dieses als Entgegenkommen der Pflegekraft gewertet und lobend erwähnt. Das gleiche gilt für die Bereitschaft der Pflegekräfte, Mitgefühl zu zeigen und sich den Patienten emotional zuzuwenden.

In den letzten Zitaten kommt zum Ausdruck, daß Patienten bei der Formulierung von Erwartungen auch die Situation der Pflegekräfte berücksichtigen und ihre Wünsche an den Möglichkeiten der Pflegekräfte orientieren.

Sonderleistungen fordern

Aus Sicht der Pflegekräfte lassen sich Patienten herausheben, die ihre Wünsche an die Pflegekräfte in fordernder Weise vorbringen. Die Pflegekräfte sprechen hier auch von „fordernden" Patienten. Während dem Empfänger durch Bitten ausdrücklich die Möglichkeit zugestanden wird zu entscheiden, ob er die Bitte erfüllen möchte oder nicht, ist dies bei Forderungen nicht Fall. Diese betonen vielmehr das Recht des Senders auf Erfüllung des Wunsches. Bei „fordernden" Patienten kritisieren Pflegekräften aber nicht nur die Art der Formulierung der Wünsche, sondern auch die Wünsche selbst. Diese sind ihrer Meinung nach nicht angemessen.

„Ohne Bitte und Danke"

> *PK: Ja, so oft, die, die Wünsche äußern sie eigentlich eher normal oder eben auch so Forderungen, eher sind es ja Forderungen als Wünsche. Weil bei Wünschen bitte ich und bei Forderungen will ich das. (Int PK O)*
>
> *PK: Ja, oder Patienten, die im Bett liegen, aufstehen können, also jetzt, ich geh von solchen aus, die wirklich aufstehen können, die dann aber meinen, das ist ´n Hotelbetrieb und wir sind Servicepersonal und haben nun zu bedienen und zu dienen. Bring mal ne Kanne Tee. Ich muß noch Mineralwasser haben. Ohne Bitte und Danke. (Int PK L)*

„Fordernde" Patienten, das geht auch aus diesen Interviewsequenzen hervor, sind für Pflegekräfte ein großes Ärgernis. Die Assoziation der einen Pflegekraft, daß diese Patienten sie wie *„Servicepersonal"* behandeln würden, zeigt, daß sie sich durch die „fordernden" Patienten nicht in ihrer Professionalität als Pflegerin gesehen und respektiert fühlt und daß sie das Auftreten der Patienten als Geringschätzung ihrer beruflichen Kompetenzen empfindet. Dies erklärt auch den Ärger, den Pflegekräfte angesichts „fordernder" Patienten empfinden. Deren Wünsche werden daher oft in scharfer Form von den Pflegekräften zurückgewiesen.

4.4.3 Zusammenfassung

4.4.3.1 Bedingungen der Kategorie „Entscheidungsfreiheit der Pflegekräfte"

Die Kategorie „Entscheidungsfreiheit der Pflegekräfte" beginnt dort, wo das „Druckmittel der Bestrafung" endet. Die gesetzliche Definition pflegerischer Aufgaben beschränkt sich in erster Linie auf ihre Beteiligung an der medizinischen Behandlung und auf die körperliche Versorgung der Patienten. Da weitere Qualitätsstandards nicht vorgeschrieben sind, können Pflegekräfte frei entscheiden, ob sie darüber hinausgehende Handlungen für die Patienten ausführen wollen oder nicht. Dies betrifft Entscheidungen für oder gegen einzelne Pflegeleistungen und hier insbesondere Pflegehandlungen im psychosozialen Bereich. Allerdings gilt hier ebenso wie in der Kategorie „Entscheidungsfreiheit der Patienten", daß den Pflegekräften bewußt sein muß, daß sie die Wahl haben, sich zwischen mehreren Alternativen zu entscheiden. Einschränkungen ihrer Entscheidungsfreiheit durch die Druckmittel der Patienten müssen die Pflegekräfte aber kaum befürchten.

Die Patienten ihrerseits haben keine Möglichkeiten, Pflegekräfte dazu zu zwingen, ihre dahingehenden Erwartungen zu erfüllen, sondern müssen u. U. auch mit der Zurückweisung ihrer Bedürfnisse umgehen. Patienten verfügen aber weiterhin über das Druckmittel „Der Patient als Kunde", d. h. sie haben weiterhin die Möglichkeit, das Krankenhaus zu wechseln, wenn sie mit der Pflege nicht zufrieden sind, oder umgekehrt durch Geschenke eine Verbesserung der Beziehung zu den Pflegekräften zu bewirken.

4.4.3.2 Verhalten von Pflegekräften und Patienten unter den Bedingungen der Kategorie „Entscheidungsfreiheit der Pflegekräfte"

Die Kategorie „Entscheidungsfreiheit der Pflegekräfte" beruht darauf, daß Pflegekräfte bei Leistungen, die außerhalb ihrer vertraglichen Verpflichtungen liegen und allgemein nicht üblich sind, entscheiden können, ob sie diese Leistungen erbringen wollen oder nicht. Im Unterschied zur Kategorie „Macht der Pflegekräfte" sind Patienten in diesen Situationen nicht auf die Hilfe angewiesen bzw. die Hilfe hat nicht den existentiellen Charakter. Dies gilt insbesondere für Leistungen im psychosozialen Bereich. Pflegekräfte entscheiden sich in einigen Fällen, „Sonderleistungen zu erbringen", in anderen Fällen „verweigern" sie Sonderleistungen. Für die Unterlassung von intensiven Gesprächen mit Patienten führen Pflegekräften v. a. auf ihre eigene Situation bezogene Gründe an, wie z. B. die eigene subjektive Befindlichkeit oder die eigene Unfähigkeit, über bestimmte Themen zu sprechen. Intensive Gespräche mit Patienten gelten zwar nicht als integraler Bestandteil pflegerischen Handelns, dennoch haben viele Pflegekräfte den Anspruch, solche Gespräche mit Patienten führen zu wollen. Dabei handelt es sich eher um einen abstrakten Anspruch, der nicht mit den realen Bedürfnissen der Patienten in Beziehung gebracht wird, vielmehr wird den Patienten dieses Bedürfnis ungeprüft unterstellt. Da die Pflegekräfte ihrem eigenen Anspruch nicht immer nachkommen, geht damit auch ein schlechtes Gewissen einher.

Manche Pflegekräfte nutzen den in dieser Kategorie enthaltenen Handlungsfreiraum nicht und entscheiden sich, Patientenwünsche zu erfüllen, die sie eigentlich nicht erfüllen möchten. Sie versäumen es hier, sich von den Patientenwünschen abzugrenzen und erkennen nicht die eigene Verantwortung für diese Entscheidung.

Den Pflegekräften mit ihrem Entscheidungsfreiraum stehen Patienten mit ihren Erwartungen gegenüber. Die meisten Patenten geben zu erkennen, daß sie diesen Entscheidungsfreiraum akzeptieren, indem sie ausdrücklich die freiwilligen Leistungen der Pflegekräfte würdigen bzw. die Belastungen der pflegerischen Arbeit in Rechnung stellen.

Pflegekräfte berichten von Patienten, die Wünsche äußern, die sie nicht für angemessen halten, und dies in einer ihrer Ansicht nach fordernden Form tun. Pflegekräfte fühlen sich durch diese Patienten nicht in ihrer Professionalität ernstgenommen und bringen ihren daraus resultierenden Ärger durch scharfe Zurückweisung der Patientenwünsche zum Ausdruck.

Tabelle 5 bildet die Handlungs- und Kommunikationsmuster von Pflegekräften und Patienten innerhalb der Kategorie „Entscheidungsfreiheit der Pflegekräfte" ab.

Tabelle 5: Entscheidungsfreiheit der Pflegekräfte

Kategorie	Handlungs- und Kommunikationsmuster der Patienten	Handlungs- und Kommunikationsmuster der Pflegekräfte
Entscheidungsfreiheit der PK	Entscheidungen akzeptieren Sonderleistungen fordern	Sonderleistungen freiwillig erbringen Sonderleistungen gegen den eigenen Willen erbringen Sonderleistungen verweigern

5. Zusammenfassung und Bestimmung von „Schlüsselproblemen"

Aufgabe dieser Untersuchung war es, wesentliche Strukturen der Realität pflegerischer Kommunikation möglichst gegenstandsnah zu beschreiben, um auf dieser Basis Anforderungen an die kommunikative Kompetenz von Pflegekräften bestimmen zu können. Herausgekommen ist die Analyse von Machtstrukturen und eine Beschreibung von Bereichen, in denen diese besonders stark wirksam sind und anderen Bereichen, in denen sie eine weniger bedeutsame Rolle spielen. Besonders konfliktreich ist in der pflegerischen Kommunikation die Frage, wer über Pflegebedürfnisse und Pflegehandlungen entscheidet und welche Möglichkeiten die Beteiligten haben, sich durchzusetzen. Die Reichweite der gefun-

5. Zusammenfassung und Bestimmung von „Schlüsselproblemen"

denen Kategorien erstreckt sich auf die Kommunikation zwischen Pflegekräften und Patienten im Krankenhaus, es handelt sich damit um „bereichsbezogene" Kategorien (vgl. Strauss 1994, 303 ff.). Im folgenden werden die Ergebnisse der Studie zusammenfassend dargestellt. Dabei wird der Schwerpunkt auf die Ergebnisse gelegt, die in Hinblick auf Schlüsselprobleme von Bedeutung sind. Auf der Grundlage dieser Ergebnisse werden „Schlüsselprobleme" für die Krankenpflegeausbildung bestimmt.

Die Kommunikation zwischen Pflegekräften und Patienten ist wesentlich von der „Macht der Pflegekräfte" bestimmt. Pflegekräfte verfügen sowohl über die Macht, Patienten zu etwas zu zwingen, als auch über die Macht, ihnen die Befriedigung von Pflegebedürfnissen zu verweigern. Bedingungen „zwingender" Macht bestehen darin, daß Pflegekräfte an Patienten Handlungen vollziehen, daß Patienten aufgrund körperlicher oder geistiger Beeinträchtigung nicht in der Lage sind, sich zu wehren und ihren Interessen Nachdruck zu verleihen und daß Pflegekräfte Zugang zu Machtmitteln haben. „Verweigernde" Macht wird dadurch bedingt, daß Patienten pflegebedürftig und von Handlungen der Pflegekräfte abhängig sind und auf die Pflegekräfte als Informationsquelle angewiesen sind. Diese Bedingungen ermöglichen den Pflegekräften, sich gegen den Willen der Patienten durchzusetzen. Wenngleich sich die Pflegekräfte in einem Großteil der Fälle darum bemühen, die Bedürfnisse der Patienten zu beachten und in diesem Sinne stellvertretend für die Patienten zu handeln, so lassen sich doch auch Situationen nachweisen, in denen Pflegekräfte etwas an Patienten tun, was diese nicht wollen bzw. in dieser Art nicht wollen oder in denen Pflegekräfte Pflegehandlungen und Informationen vorenthalten. Die Pflegekräfte begründen dies z. T. mit stereotypen Regeln, denen sie die individuellen Patientenbedürfnisse unterordnen. Diese Situationen sind für Patienten nicht nur mit negativen Gefühlen verbunden, sondern haben in einigen Fällen auch physische Schäden zur Folge. Das Vorhandensein solch extremer Machtbedingungen, einer Asymmetrie, wie sie sonst selten im Leben gegeben ist, impliziert stets die Möglichkeit des Machtmißbrauchs und der Mißachtung existentieller Patientenbedürfnisse.

Aus diesen Erkenntnissen lassen sich zwei Schlüsselprobleme ableiten, nämlich der Umgang mit zwingender und der Umgang mit verweigernder Macht.

In der verweigernden Macht enthalten, aber im Zusammenhang mit Kommunikation gesondert hervorzuheben, ist der Umgang mit Informationen. Die Informationsgabe kann als weiteres Schlüsselproblem festgehalten werden. Wie festgestellt wurde, besteht ein Grund für das Verweigern von Informationen u. a.

I Bestimmungselement „Pflegewirklichkeit"

darin, daß die Pflegekräfte Schwierigkeiten haben, Patienten Informationen mitzuteilen bzw. Informationen der Ärzte zu konkretisieren, die für die Patienten und vermutlich auch für sie selbst belastend sind. Hieraus ergibt sich ein weiteres Schlüsselproblem: die Gabe von negativen Informationen.

Als weitere Struktur der Pflegekraft-Patienten-Kommunikation wurde die „Entscheidungsfrei-heit" der Patienten ermittelt. Entscheidungsfreiheit besteht bei Entscheidungen, welche die Handlungen der Patienten betreffen, und bei Handlungen der Pflegekräfte, sofern sich Patienten von diesen Handlungen nicht abhängig fühlen. Wie der Patient seine Wahl- und Handlungsmöglichkeiten einschätzt, hängt zum großen Teil von seinem Wissen und Informationsstand, aber auch von seiner Konfliktbereitschaft und -fähigkeit ab. Unter diesen Bedingungen treffen die Patienten meistens Entscheidungen, die mit den Erwartungen der Pflegekräfte übereinstimmen. In einigen Fällen entscheiden die Patienten aber auch im Widerspruch zu den Erwartungen der Pflegekräfte. Der Umgang mit aus ihrer Sicht „unkooperativen" Patienten führt häufig zu Konflikten. Die meisten Pflegekräfte äußern wenig Verständnis für „unkooperative" Patienten, werten deren Entscheidungen als unvernünftig ab und führen sie auf mangelnde Ein- und Übersicht der Patienten zurück. Pflegekräfte versuchen in diesen Situationen, die Patienten zunächst mit Argumenten umzustimmen. Wenn dies nicht gelingt, entstehen aggressive und wütende Gefühle, die auch gegenüber den Patienten zum Ausdruck gebracht werden. Das Bestreben, die eigenen Erwartungen auch in Situationen durchzusetzen, in denen sie nicht über Macht verfügen, läßt sich auch daran erkennen, daß Pflegekräfte bereits im Vorwege die Patientenentscheidungen in ihrem Sinne zu beeinflussen suchen, indem sie z. B. Informationen manipulativ einsetzen oder Patienten gar nicht erst in die Planung der Pflege einbeziehen. Als Grund für die Schwierigkeiten der Pflegekräfte im Umgang mit Patienten, die sich nicht ihren Erwartungen entsprechend verhalten, wurde u. a. die Identifikation der Pflegekräfte mit den Normen der Schulmedizin bestimmt. Diese Identifikation verhindert, daß sich Pflegekräfte in die Lage der Patienten versetzen und andere Sichtweisen akzeptieren können.[20]

An dieser Stelle lassen sich weitere Schlüsselprobleme ausmachen, nämlich der Umgang mit freien Patientenentscheidungen und insbesondere mit nach Ansicht der Pflegekräfte „unkooperativen" Patientenentscheidungen. Bei diesen Patienten soll eine Patientengruppe noch besonders hervorgehoben werden,

---

[20] Pflegerische Handlungsnormen werden in Teil II „Pflegetheoretische Normen" diskutiert.

5. Zusammenfassung und Bestimmung von „Schlüsselproblemen"

nämlich solche Patienten, die Experten ihrer Krankheit sind, wie chronisch kranke Patienten, und die deshalb hinsichtlich ihrer Krankheit oft kompetenter sind als Pflegekräfte. Hieraus ergibt sich als Schlüsselproblem der Umgang mit kompetenten Patienten.

Auch Patienten verfügen über Mittel, mit denen sie ihren Interessen Nachdruck verleihen können, dies wird mit den Kategorien „Druckmittel der Bestrafung" und Druckmittel „Der Patient als Kunde" erfaßt. Das „Druckmittel der Bestrafung" beruht u. a. auf den im Krankenhausaufnahmevertrag festgelegten Pflichten des Krankenhausträgers und dem im Grundgesetz geschützten Rechten der Patienten auf Selbstbestimmung und körperliche Unversehrtheit, die von den Patienten eingeklagt werden können, sowie auf arbeitsrechtliche Regelungen, die Hintergrund für die Wirksamkeit von Beschwerden sind. Das Druckmittel „Der Patient als Kunde" wird dadurch bedingt, daß Patienten für die im Krankenhaus erhaltene Leistung – wenn auch indirekt – bezahlen und das Krankenhaus und die darin Beschäftigten auf diese Bezahlung angewiesen sind. Im Unterschied zu Pflegekräften haben Patienten aber keine Macht, denn sie können die Pflegekräfte in einer aktuellen Situation nicht zu einer Handlung zwingen und ihnen auch aktuell nichts Wesentliches vorenthalten, sie können den Einsatz der Druckmittel lediglich androhen. In der Position als Kunden können sie auf die Beziehung zu Pflegekräften durch zusätzliche materielle Zuwendungen Einfluß nehmen. Bemühungen des Krankenhausmanagements, die Versorgung „kundenfreundlicher" zu gestalten, treffen bei Pflegenden auf große Skepsis. Dies läßt sich darauf zurückführen, daß das Konzept der Kundenorientierung aus ökonomischen Gründen von außen an die pflegerische Beziehung herangetragen wird, daß es keine pflegespezifische Argumentation aufgreift und den Besonderheiten und Schwierigkeiten der Pflegekraft-Patienten-Beziehung nicht Rechnung trägt. Dennoch verweist das Konzept der Kundenorientierung auch auf reale Rahmenbedingungen der pflegerischen Beziehung, nämlich darauf, daß der Patient für die im Krankenhaus erhaltene Leistung bezahlt und daher einen gewissen Qualitätsstandard erwarten kann. Aus diesem Problemkreis kann das Schlüsselproblem Umgang mit dem Patienten als Kunden abgeleitet werden.

Die Kategorie „Entscheidungsfreiheit der Pflegekräfte" beruht darauf, daß Pflegekräfte entscheiden können, ob sie Handlungen, die außerhalb ihrer rechtlich definierten Pflichten und üblichen pflegerischen Standards liegen, ausführen wollen oder nicht. Zu diesen Handlungen zählen insbesondere längere Gespräche mit Patienten, darunter auch Gespräche über die Sorgen der Patienten. In

I Bestimmungselement „Pflegewirklichkeit"

einigen Fällen entscheiden sich die Pflegekräfte zu Sonderleistungen. Die Unterlassung oder Verweigerung von Gesprächen mit Patienten begründen die Pflegekräfte v. a. mit ihren eigenen Fähigkeiten, Gefühlen und Bedürfnissen. So werden Gespräche verweigert, wenn sich Pflegekräfte nicht wohl fühlen, der Patient als unsympathisch eingeschätzt wird und es den Pflegekräften unangenehm ist oder sie sich nicht kompetent genug fühlen, über bestimmte Themen zu reden. Einige Pflegekräfte äußern den Anspruch an sich selbst, mit den Patienten auch Gespräche über deren Sorgen führen zu wollen. Dabei handelt es sich eher um abstrakte Ansprüche, die nicht unbedingt auf den realen Bedürfnissen der Patienten beruhen. Die Nichterfüllung dieses Anspruchs führt bei Pflegekräften zu Schuldgefühlen. Ein Grund für die Schwierigkeiten im Zusammenhang mit „Sonderleistungen" sind somit die Ansprüche der Pflegekräfte an sich selbst.[21] Von Patienten geäußerte Wünsche zu körperbezogenen Pflegehandlungen werden von Pflegekräften mit der Begründung zurückgewiesen, die Wünsche seien nicht angemessen. Sowohl in Hinblick auf die emotionalen als auch auf die physischen Pflegebedürfnisse der Patienten besteht die Schwierigkeit darin, die Situation der Patienten realitätsgerecht einzuschätzen und zu erkennen, ob ein Patient tatsächlich körperliche Pflege und emotionale Unterstützung benötigt.

Im Zusammenhang mit dieser Kategorie lassen sich mehrere Schlüsselprobleme bestimmen. Wenn dies auch nicht allen Patienten unterstellt werden kann, so wünschen sich dennoch einige Patienten, in Notsituationen mit Pflegekräften Gespräche über ihre krankheitsbezogenen Sorgen führen zu können, hierzu aber fühlen sich die Pflegekräfte häufig nicht in der Lage. Ein Schlüsselproblem ist damit der Umgang mit den Sorgen und den diesbezüglichen Gesprächsbedürfnissen von Patienten.

Pflegekräfte berichten von Patienten, die ihre Wünsche in fordernder Weise zum Ausdruck bringen. Von fordernden Patienten fühlen sich Pflegekräfte nicht in ihrer Professionalität respektiert, sie reagieren daraufhin ärgerlich und einige weisen die Wünsche in scharfer Form zurück. Andere Pflegekräfte sind nicht ausreichend in der Lage, sich von den Wünschen der Patienten abzugrenzen und erfüllen diese entgegen ihrer eigenen Bedürfnislage. Aus diesen Ergebnissen können die Schlüsselprobleme Umgang mit „fordernden" Patienten und mit nach Ansicht der Pflegekräfte unangemessenen Patientenwünschen abgeleitet werden.

---

[21] Die inneren Ansprüche von Pflegekräften sind Gegenstand von Teil III „Persönlichkeitstheoretische Grundlagen".

6. Diskussion der Ergebnisse

Bei einem Vergleich der in der vorliegenden Untersuchung entdeckten Kategorien mit denen der referierten Untersuchungen fällt ins Auge, daß die vorliegende Untersuchung umfassende Strukturen zutage gefördert hat, während in den referierten Untersuchungen vor allem einzelne Aspekte untersucht wurden, welche aber nicht in einen größeren strukturellen Zusammenhang gebracht wurden. Dies hat zur Folge, daß in den referierten Untersuchungen die Machtstrukturen, denen die pflegerische Kommunikation unterliegt, kaum gewürdigt werden. Indem die Ergebnisse dieser Untersuchung über die der referierten weit hinausreichen, wird in der folgenden Diskussion auch Bezug auf andere Untersuchungen genommen, die zwar nicht primär die Kommunikation fokussieren, wohl aber die strukturellen Kategorien, unter denen die Kommunikation sich ereignet. Die Diskussion der Ergebnisse orientiert sich an den vier ermittelten zentralen Kategorien.

Eine zentrale Kategorie in der Pflegekraft-Patienten-Kommunikation stellt die „Macht"[22] der Pflegekräfte" dar. Unter „zwingender" Macht wird die Möglichkeit der Pflegekräfte verstanden, Patienten dazu zwingen zu können, gegen ihren Willen etwas zu tun oder etwas an sich machen zu lassen. Als „verweigernde Macht" wird die Möglichkeit der Pflegekräfte bestimmt, Patienten die Befriedigung von Wünschen vorzuenthalten. Diese Beschreibungen decken sich mit der Machtdefinition Webers, wonach Macht die *„Chance (ist), innerhalb einer sozialen Beziehung den eigenen Willen auch gegen Widerstreben durchzusetzen, gleichviel worauf diese Chance beruht"* (Weber 1980, 28, Einschub I. D.). Als Voraussetzung von Macht wird in der Soziologie das Verfügen über knappe, begehrte Güter betrachtet (vgl. Siegrist 1995, 55). In der pflegerischen Beziehung handelt es sich bei den „knappen Gütern" in erster Linie um die Kompetenz zu Pflegehandlun-

---

[22] Die hier beschriebene Form der Macht gründet in der pflegerischen Beziehung selbst, sie ist ihr inhärent. Damit wird aber nur die erste Ebene des Phänomens „Macht" erfaßt. Auf einer übergeordneten Ebene stellt sich Macht als *„Kontrolle des größeren gesellschaftlichen Kontextes und der Rahmenbedingungen, in denen die Handlungen anderer Personen stattfinden,"* (Imbusch 1998, 11) dar und beinhaltet die weitreichende Kontrolle über soziale Prozesse und Organisationen. Die vorliegende Analyse konzentriert sich auf die erste Ebene, grundsätzlich ist aber die „Macht der Pflegekräfte" außerdem in ihrer Beziehung zu den übergeordneten Machtstrukturen des Krankenhauses und des Gesundheitssystems zu sehen. Dabei ist zu berücksichtigen, daß diese Machtstrukturen einen Grad an Verfestigung und Institutionalisierung erfahren haben, der als „Herrschaft" bezeichnet werden kann (vgl. Imbusch 1998, 14).

gen und um den Zugriff auf Informationen. Für die Arzt-Patient-Beziehung werden von der medizinischen Soziologie verschiedene Machtarten unterschieden, nämlich Expertenmacht, Definitionsmacht und Steuerungsmacht (vgl. Siegrist 1995, 244 f.). Die Expertenmacht basiert auf der unterschiedlichen Wissensverteilung, die Definitionsmacht beruht darauf, daß der Arzt z. B. das Recht hat, eine Diagnose zu stellen und den Patienten krank zu schreiben. Eine Bedingung für die Steuerungsmacht besteht in der funktional-spezifischen Kompetenz des Arztes, Beispiele hierfür sind die Möglichkeit zur Bestimmung von Beginn, Ende und Verlauf des Kontakts und zum Vorenthalten besonderer Vergünstigungen. In der pflegerischen Beziehung im Krankenhaus lassen sich Expertenmacht und Steuerungsmacht nachweisen, beide Machtformen sind in den Begriffen „zwingende" und „verweigernde" Macht enthalten. Im Vordergrund steht allerdings die Steuerungsmacht, nämlich die Chance darüber zu bestimmen, wann wer was wie macht.

In der vorliegenden Untersuchung wurde festgestellt, daß Pflegekräfte unter den Bedingungen „zwingender" und „verweigernder" Macht tatsächlich in einigen Fällen „zwingend" handeln oder die Befriedigung der Patientenbedürfnisse „verweigern". Dies stimmt mit den Ergebnissen von Elsbernd/Glane (1996) in ihrer qualitativen Studie über das von Patienten als schädigend erlebte Verhalten von Pflegekräften überein. Sie gelangten zu den Kategorien „Routinehandlungen" und „Unterlassungshandlungen", wobei „Routinehandlungen" Analogien zu „zwingenden" Handlungen, „Unterlassungshandlungen" zu „verweigernden" Handlungen aufweisen. Unter „Routinehandlungen" werden unpersönliche und gleichgültig vollzogene Handlungen, unter „Unterlassungshandlungen" die Verweigerung von Patientenwünschen durch Pflegekräfte verstanden (vgl. Elsbernd/Glane 1996, 154 f.). Zu „zwingenden" Handlungen finden sich auch sonst in der Literatur zahlreiche Beispiele (vgl. Bauer 1996; Kürten 1987). Als Extremfälle können auch Patientenmißhandlungen und -tötungen zu den „zwingenden" Handlungen gezählt werden (vgl. Oehmichen 1996).

In der Altenpflege wird der Begriff der „Gewalt" thematisiert (vgl. Richter/Sauter 1997; ZAK Altenpflege 1995; Ruthemann 1993). Unter Gewalt versteht Ruthemann (1993, 14), *„wenn eine Person zum 'Opfer' wird, d. h. vorübergehend oder dauernd daran gehindert wird, ihrem Wunsch oder ihren Bedürfnissen entsprechend zu leben"*. Sie unterscheidet „aktive" Gewaltanwendung, worunter sie Mißhandlungen faßt, und „passive" Gewaltanwendung, welche die Vernachlässigung der Opfer beinhaltet. Wenngleich hier ebenfalls Analogien zu den gefundenen Kategorien gegeben sind, so ist aber Gewalt nicht mit Macht gleichzusetzen. Nach Arendt (1970) gründet Gewalt stets auf einer Zweck-Mittel-Rationalität, während Macht sozialen Gemeinschaften inhärent ist. Gewalt ist so lange rational, als sie dazu dient, einen bestimmten Zweck zu erreichen. Sie wird gefährlich und irrational, wenn der Zweck durch die Mittel bestimmt wird. Während Mißhandlungen vor diesem Hintergrund als nicht zu rechtfertigende Gewalt gewertet werden können, sind Vernachlässigungen m. E. eher Ausdruck des Mißbrauchs „verweigernder Macht", da dabei in den meisten Fällen weder ein begründbarer Zweck, noch das Mittel der Vernachlässigung selbst motivierend sein dürften. Grundsätzlich wird das Thema Gewalt in der Altenpflege intensiver diskutiert als in der Krankenpflege, was sich darauf zurückführen läßt, daß Heimbewohner noch mehr als Patienten von den Pflegekräften abhängig sind, die Bewohner älter und die Beziehungen längerfristig sind und die Bewohner das Heim i. d. R. auch nicht wieder verlassen können.

In der hermeneutisch orientierten Forschung werden die Beziehungen und Kommunikationen zwischen Pflegekräften und Patienten u. a. vor dem Hintergrund tiefenpsychologischer Theorien gedeutet. Winkler (1982) stellte fest, daß im Krankenhaus Komplementär-Transaktionen zwischen dem Kind-Ich der Patienten und dem Erwachsenen-Ich der Pflegekräfte häufig sind. Schneider (1987) identifizierte die *„Interaktionslogik des Helfens"*, welche darin besteht, daß Pflegekräfte aus ihrer Perspektive und weitgehend ohne Berücksichtigung der Patientensicht entscheiden, was gut und richtig für den Patienten ist. Daß diese Haltungen in vielen Fällen die Entscheidungen der Pflegekräfte leitet, konnte auch durch die vorliegende Untersuchung bestätigt werden. Erscheinen diese Mechanismen auf der Basis der hermeneutischen Untersuchungen aber eher als Ergebnis individueller oder auch kollektiver Verarbeitungsweisen, so geraten durch die vorliegende Untersuchung die realen Machtstrukturen in den Blick, die eine solche Bewältigung nahelegen.

Ein zentraler Aspekt im Zusammenhang mit „verweigernder Macht" ist die Informationsgabe. In Interventionsstudien wurde nachgewiesen, daß sich ein verbesserter Informationsstand von Patienten positiv auf die gesamte Behandlung auswirkt (vgl. Wilson-Barnett 1981; Wimmer-Pelikan 1984). Damit wird die Aufforderung an Pflegekräfte verbunden, Patienten im Rahmen ihrer Kompetenzen besser zu informieren. Einige aktuelle Studien (vgl. Steininger 1996; Cortis/Lacey 1996) kamen zu dem Ergebnis, daß Patienten mit dem Ausmaß an Informationen sehr zufrieden waren. Die Interviewäußerungen der Patienten in der vorliegenden Untersuchung lassen hieran jedoch einigen Zweifel aufkommen, klagten doch mehrere Patienten darüber, daß sie sich nicht ausreichend informiert

I Bestimmungselement „Pflegewirklichkeit"

fühlen und nur durch permanentes Nachfragen ein eher bruchstückhaftes Wissen erworben hätten.

Die vorliegende Studie erhellt die Bedingungen, unter denen die Informationsgabe erfolgt und macht auf Gründe für die zumindest teilweise ungenügende Informationsgabe aufmerksam. Im Unterschied zu Patienten verfügen Pflegekräfte über Expertenwissen, nämlich über spezialisiertes Wissen zu gesundheitsbezogenen Themen und sie haben außerdem Zugang zu Informationen über den Zustand der Patienten, da sie z. B. Befunde einsehen können. Für Patienten sind Pflegekräfte eine Quelle, um an diese Informationen zu gelangen, wobei allerdings die Aufklärung selbst ärztliche Aufgabe ist. Das Informationsgefälle zwischen Pflegekräften und Patienten wurde in der Untersuchung als eine Bedingung „verweigernder" Macht bestimmt. Pflegekräfte sind in der Lage zu entscheiden, wieviel und was die Patienten wissen sollen. Dies ist besonders relevant, wenn man in Betracht zieht, daß eine umfassende und ausgewogene Informationsbasis die Voraussetzung für freie Entscheidungen der Patienten ist. Die vorliegende Untersuchung hat gezeigt, daß Pflegekräfte eine Vielzahl von Strategien einsetzen, mit denen sie freie Patientenentscheidungen behindern. Eine Strategie besteht darin, Informationen manipulativ zu gestalten, indem bestimmte Aspekte besonders hervorgehoben und andere vernachlässigt werden. Durch die Verfügung über Informationen haben Pflegekräfte also ein Mittel, um auf die Patientenentscheidungen in ihrem Sinne Einfluß zu nehmen. Dies könnte ein Grund dafür sein, daß das Interesse der Pflegekräfte, Patienten vollständig und wahrheitsgemäß aufzuklären, möglicherweise gar nicht so groß ist. Die Forderung nach verbesserter Information muß also diese Machtstrukturen in Betracht ziehen, wenn sie denn Erfolg haben will. Im übrigen ist es für die medizinische Perspektive der Interventionsstudien kennzeichnend, daß ein erhöhter Informationsstand der Patienten mit positiven körperlichen Effekten begründet wird und nicht mit dem Recht der Patienten auf Selbstbestimmung.

Als weiteren Gründe für die Zurückhaltung bei der Informationsgabe führten Pflegekräfte Abstimmungsprobleme mit den Ärzten und Schwierigkeiten im Umgang mit negativen Informationen an. Letzteres Problem wurde auch in Untersuchungen der Arzt-Patienten-Kommunikation festgestellt (vgl. Köhle et al. 1990).

Unter den Bedingungen der Kategorie Entscheidungsfreiheit der Patienten können sich Patienten entscheiden, ob sie bestimmte Pflegehandlungen in Anspruch nehmen oder ob sie selbst bestimmte Pflegehandlungen vollziehen wol-

6. Diskussion der Ergebnisse

len. Die vorliegende Untersuchung kam zu dem Ergebnis, daß Pflegekräfte viele Verhaltensweisen zeigen, mit denen sie die Entscheidungsfreiheit der Patienten behindern und daß sie auf das ihrer Ansicht nach unkooperative Patientenverhalten zum Teil sehr emotional reagieren und daraufhin die betroffenen Patienten nicht mehr ernst nehmen. Dies stimmt mit den Resultaten von Heyman/Shaw (1984, 44) überein, wonach Pflegekräfte schlechte Beziehungen zu Patienten zu 80% auf mangelnde Kooperation der Patienten zurückführten. Heyman/Shaw ziehen daraus den Schluß, daß Pflegekräfte die Patienten vor allem unter dem Kontrollaspekt betrachten und sie nicht als Subjekte wahrnehmen. In der vorliegenden Untersuchung wurde demgegenüber festgestellt, daß sich Pflegekräfte mit den Normen der Schulmedizin identifizieren und daß deren Durchsetzung dadurch zu ihrem persönlichen Anliegen wird.

In der medizinischen Soziologie wird die mangelnde Mitarbeit von Patienten unter dem Begriff der „Compliance" diskutiert. Darunter wird die Bereitschaft der Patienten verstanden, ärztliche Ratschläge, insbesondere Anordnungen zur Therapie zu befolgen (vgl. Siegrist 1995, 250). Einer *„persönlichen, informationsreichen und motivierenden Arzt-Patient-Beziehung"* (Siegrist 1995, 250) werden dabei positive Effekte für die Compliance der Patienten zugeschrieben. Wenngleich eine Erhöhung des Informationsstands der Patienten voraussetzend ist, damit Patienten freie Entscheidungen fällen können und daher auch in diesem Sinne wünschenswert ist, so steht aber offenbar in der Compliance-Forschung, ebenso wie in der Sichtweise der Pflegekräfte, eher das Bemühen im Vordergrund, die Patienten dazu zu bewegen, das zu tun, was aus medizinischer Perspektive für sinnvoll gehalten wird. In der vorliegenden Studie wurde deutlich, daß die Patientenvorstellungen zu Pflegebedürfnissen und erforderlichen Pflegehandlungen aus Sicht der Pflegekräfte, also gemessen z. B. am medizinischen Fachwissen, zwar als defizitär gelten, gemessen an den individuellen Bedeutungen und Erfahrungen der Patienten sind sie aber berechtigt und sinnvoll. Hier stehen sich also zwei prinzipiell als gleichwertig zu betrachtende Rationalitäten gegenüber, die einer Vermittlung bedürfen. Diese Sichtweise ist z. T. auch in der medizinischen Soziologie zu finden, weshalb der Begriff der „Compliance" zunehmend kritisch bewertet und anstelle dessen der Begriff der „Kooperation" präferiert wird (vgl. Koerfer et al. 1994, 64). Wie die Untersuchung ergeben hat, sind Pflegekräfte aber zu einer vermittelnden Position aufgrund ihrer Fixierung auf die Normen der Schulmedizin häufig nicht in der Lage.

Die Spuren der Kategorie „Druckmittel der Patienten" sind in der Pflegepraxis nur sehr dezent. Einige Patienten beschweren sich nach Krankenhausaufenthalt und ein Patient drückte die Absicht aus, das Krankenhaus wechseln zu wollen, wenn er mit der Betreuung nicht zufrieden sein sollte. Am ehesten nehmen Patienten als Kunden gegenwärtig über zusätzliche materielle Zuwendungen Einfluß auf die Pflege.

Der Patient als Abnehmer der Dienstleistung Pflege hat in den letzten Jahren aus der Sicht des Krankenhausmanagements dadurch zentrale Bedeutung erlangt, daß die Krankenhäuser wegen der Gesundheitsstrukturreformen zunehmend unter ökonomischen Druck geraten und mit anderen Krankenhäusern konkurrieren müssen. Um wettbewerbsfähig zu bleiben, müssen die Krankenhäuser ihre Leistungen, also auch die pflegerische Versorgung, verbessern. Die „Kundenfreundlichkeit", d. h. die Beurteilung der Qualität des Krankenhauses aus der Perspektive der Patienten, stellt dabei einen zentralen Bewertungsgesichtspunkt der Gesamtleistung dar. Eine Unternehmensführung, bei der die Qualität des Produkts, hier also der Dienstleistung Pflege, in den Mittelpunkt der Unternehmensorganisation gestellt wird, wird mit dem Begriff „Total Quality Management" (TQM) bezeichnet. Personal- und Organisationsentwicklung sind Instrumente der TQM. Zahlreiche Monographien zum Qualitätsmanagement im Krankenhaus sowie Publikationen in Fachzeitschriften (vgl. Erkert 1991; Eversmann et al. 1993; Badura et al. 1995; Kirchner 1997; Klein/Borsi 1997; Schmitz/Schmitz 1997 u. a.) dokumentieren die Aktualität des Themas.

So wünschenswert es ist, daß die Patientenbedürfnisse stärker als bisher im Mittelpunkt der Krankenhausorganisation, der medizinischen Behandlung und der Pflege stehen, so ist doch höchst zweifelhaft, ob dies mit dem Konzept „Kundenorientierung" erreicht werden kann. Die Reaktionen der Pflegekräfte zeigen, daß das Druckmittel „Patient als Kunde", das einige Krankenhäuser dazu veranlaßte, Aktivitäten zur vermehrten Kundenorientierung zu initiieren, keine geeignete Motivation für Pflegekräfte darstellt, das eigene Verhalten gegenüber den Patienten zu ändern. Die Ergebnisse der vorliegenden Untersuchung legen den Schluß nahe, daß dies darauf zurückzuführen ist, daß hier von außen ein ökonomisches Prinzip auf das Krankenhaus übertragen wird, ohne die Besonderheiten der Beziehungen im Krankenhaus zu würdigen und ohne die real vorhandenen Probleme zu berücksichtigen. Bemühungen, eine stärkere Ausrichtung der Pflege an den Bedürfnissen der Patienten herbeizuführen, erfordern daher die Offenlegung und Anerkennung der charakteristischen Merkmale der Pflegekraft-Patient-Beziehung sowie pflegespezifische und persönlichkeitsspezifische Begründungen. Die Bedeutung des Druckmittels „Der Patient als Kunde" liegt m. E. vor allem in seiner Wirkung auf Einstellung und Verhalten der Patienten.

6. Diskussion der Ergebnisse

Indem für Patienten deutlicher zu erkennen ist, daß sie für die Krankenhausleistungen bezahlen und daher ein Recht auf bestimmte Leistungen haben, könnte dies ein kritisches Bewußtsein gegenüber diesen Leistungen befördern.

Die Kategorie „Entscheidungsfreiheit der Pflegekräfte" mag für Leser, welche die Erwartung haben, daß Pflegekräfte so viel wie möglich tun sollen, um das Wohlbefinden der Patienten zu steigern, zunächst provokant wirken. Diese Kategorie ist aber keine Norm, sondern sie spiegelt die Realität wider und die Anerkennung dieser Realität kann m. E. helfen, ein realistisches Bild von den Möglichkeiten pflegerischen Handelns zu entwickeln. Im Unterschied dazu orientieren sich insbesondere viele der auf einem empirisch-analytischen Wissenschaftsverständnis basierenden Untersuchungen an einem unrealistischen Idealbild pflegerischer Interaktion. Wenn Macleod Clark (1983, 36) resümierend feststellt, daß die Kommunikation mit Patienten häufig oberflächlich und aufgabenorientiert ist und „tiefere" Gespräche von Pflegekräften mittels einer Vielzahl von Taktiken verhindert werden, so steht hinter dieser Feststellung zugleich die Auffassung, daß „tiefere" Gespräche wesentlicher Bestandteil pflegerischen Handelns sein sollten. Ob den „tieferen" Gesprächen aber von den Betroffenen selbst ein solch zentraler Stellenwert zugemessen wird, wird von ihr nicht hinterfragt. In der vorliegenden Untersuchung wurde festgestellt, daß sich die meisten Patienten in erster Linie eine „normale" Kommunikation sowie freundliche und zugewandte Umgangsformen wünschen. Darüber hinaus erwarten sie, daß sie von Pflegekräften über krankheits- und krankenhausbezogene Themen informiert werden. Eher wenige Patienten konnten sich auch vorstellen, mit Pflegekräften über ihre Sorgen zu sprechen. Darüber hinaus wurde in der vorliegenden Untersuchung ermittelt, daß sowohl aus der Perspektive von Pflegekräften als auch aus der der Patienten problematische Kommunikationssituationen v. a. im Zusammenhang mit Entscheidungen über Pflegebedürfnisse und Pflegehandlungen standen. Es sind also gerade die von Macleod Clark abwertend als „aufgabenorientierte Kommunikation" bezeichneten Gespräche, die für die Beteiligten von Bedeutung sind. Dies heißt nicht, daß es nicht wünschenswert wäre, wenn Pflegekräfte in der Lage wären, mit Patienten, welche das Bedürfnis dazu haben, Gespräche über deren emotionale Befindlichkeit führen zu können. Dies aber zum zentralen Maßstab zu machen, ist nicht angemessen.

Die Erwartung, daß Pflegekräfte mit Patienten „tiefere" Gespräche führen sollen, läßt sich auch in einen größeren – problematischen – pflegetheoretischen Kontext einordnen. So wird mit dem Begriff der „ganzheitlichen" Pflege z. B. in Pflegelehrbüchern (vgl. Juchli 1991) der Anspruch erhoben, daß Pflegekräfte neben

I Bestimmungselement „Pflegewirklichkeit"

den physischen auch die seelischen, sozialen und sogar spirituellen Bedürfnisse der Patienten berücksichtigen und nach Möglichkeit befriedigen sollen. Dieser totalitäre Anspruch ist nicht nur unrealistisch und uneinlösbar, er ist zugleich inhuman, beinhaltet er doch die grenzenlose Verfügbarkeit des Patienten und die totale Zuständigkeit der Pflegekraft (zur Kritik z. B. Bischoff 1996a). Für Pflegekräfte resultiert daraus ein permanentes schlechtes Gewissen, da sie diesen Ansprüchen nie werden genügen können. Dies kam auch in den Interviews mit den Pflegekräften zum Ausdruck. Die Erfahrung, ständig an den eigenen Erwartungen zu scheitern, führt zu Frustration, Berufsflucht, Burnout, Zynismus und letztlich zu Gewalt (vgl. Dörner 1993). Anstelle dessen gilt es, realistische Vorstellungen von den pflegerischen Aufgaben zu entwickeln. Hier eröffnet sich eine weite, pflegetheoretisch und pflegewissenschaftlich zu klärende Fragestellung, die an dieser Stelle nicht zu lösen ist. Angesichts der Ergebnisse der vorliegenden Untersuchungen möchte ich aber zu bedenken geben, daß eine „Kolonialisierung" der Psyche des Patienten durch die Pflege die Abhängigkeit des Patienten und den Machtbereich der Pflegekräfte noch um ein vielfaches vergrößern würde.

7. Ausblick

Abschließend werde ich der Frage nachgehen, welche Konsequenzen aus den Ergebnissen der vorliegenden Untersuchung für die Praxis erwachsen. In der Studie wurde festgestellt, daß die Beziehung und die Interaktion zwischen Pflegekräften und Patienten wesentlich von der „zwingenden" und „verweigernden" Macht der Pflegekräfte geprägt ist, welche sich auch in Bereichen auswirkt, in denen Patienten eigentlich frei entscheiden könnten. Die Druckmittel der Patienten haben in der Kommunikation demgegenüber kaum Bedeutung. Die Macht der Pflegekräfte ist der pflegerischen Beziehung inhärent und resultiert zu einem wesentlichen Teil aus der Hilfs- und Pflegebedürftigkeit des Patienten. Hier muß zunächst anerkannt werden, daß die zugrundeliegenden Machtbedingungen nicht abgeschafft werden können, denn wenn der Patient nicht pflegebedürftig wäre, dann wäre er gar nicht im Krankenhaus. Ein bedeutsamer Schritt besteht aber darin, die Machtbedingungen einschließlich ihrer Gefährdungen transparent zu machen. Dies gilt für alle Bemühungen, die auf eine Verbesserung der Beziehungen und Interaktionen im Krankenhaus abzielen, denn nur

7. Ausblick

wenn die realen Machtbedingungen beachtet werden, können auch realistische Konzepte entwickelt werden. Die Macht der Pflegekräfte, die auf der Abhängigkeit und Pflegebedürftigkeit der Patienten beruht, legt eine bevormundende Gestaltung der Interaktion eher nahe als eine demokratische Interaktion. Eine demokratische Interaktion würde bedeuten, daß Pflegekräfte darauf verzichten müßten, ihren Willen gegen den des Patienten durchzusetzen. Dieser Zusammenhang wird aber häufig verschleiert bzw. nicht genügend hervorgehoben. Wenn z. B. ein großes Hamburger Krankenhaus in seinem Leitbild den Anspruch erhebt, den Patienten als „Mitglied im Behandlerteam" (Direktorium des AK Barmbek 1996, 44 ff.) zu betrachten, so wirkt dies eher etwas unbedarft, da nicht zugleich betont wird, daß die Eigenständigkeit und die Möglichkeiten des Patienten, selbstbestimmte Entscheidungen zu treffen, aufgrund seiner Abhängigkeit permanent gefährdet sind.

An dieser Stelle sehe ich auch einen Ansatzpunkt für die Krankenpflegeaus-, -fort- und -weiterbildung. Diese hat außerdem zu beachten, daß die realen Pflegesituationen in Wechselwirkung zu den individuellen psychischen Verarbeitungsweisen der Pflegekräfte stehen. Gerade die Pflegebedürftigkeit des Patienten und die damit verbundene Macht der Pflegekräfte führt viele Menschen in den Beruf, die die *„Rolle des mächtigen Helfers, der sich für andere Menschen einsetzt"*, brauchen, um eigene Gefühle von Hilflosigkeit und Abhängigkeit abzuwehren (vgl. Schmidbauer 1992a, 59). Diese Menschen werden besonders Schwierigkeiten damit haben, den Patienten mehr Selbständigkeit und Unabhängigkeit zuzugestehen. Die Auseinandersetzung mit den realen machtgeprägten Strukturen der Pflegekraft-Patienten-Interaktion und mit der individuellen Bedeutung von Macht und Abhängigkeit müßte einen Kernbereich von Bildungsbemühungen in der Krankenpflege darstellen.

Die Störungen in der Pflegekraft-Patienten-Kommunikation dürfen aber nicht allein den unmittelbar daran Beteiligten zugeschrieben werden, sie sind auch Ausdruck der hierarchischen Strukturen, in welche die Pflegekräfte eingebunden sind. Dies gilt sowohl für die Pflegediensthierarchie (Pflegekraft, stellvertretende Stationsleitung, Stationsleitung, Abteilungsleitung, stellvertretende Pflegedienstleitung, Pflegedienstleitung) als auch für die hierarchischen Beziehungen zu den Ärzten, die den Pflegekräften wiederum in mehreren Hierarchiestufen gegenüberstehen (Stationsarzt, Oberarzt, Chefarzt). Insbesondere die Beziehung zu den Ärzten ist häufig konfliktreich. Arbeitsrechtlich trägt der Arzt die Anordnungsverantwortung für das diagnostische und therapeutische Vorgehen und haftungsrechtlich die Gesamtverantwortung für die Behandlung des Patienten,

Pflegekräfte haben dagegen nur Durchführungsverantwortung (vgl. Brenner 1987, 311 ff.). Hieraus resultiert die Weisungsbefugnis des Arztes gegenüber dem Pflegepersonal. Die Zusammenarbeit von Pflegekräften und Medizinern ist damit bereits durch die rechtlichen Voraussetzungen von Über- und Unterordnung und nicht von Kooperation geprägt. Wie die Pflegekräfte in den Interviews berichten, entstehen in der Praxis häufig Konflikte, wenn z. B. unterschiedliche Standpunkte über Behandlungskonzepte oder Aufklärungsnotwendigkeiten bestehen. Letztlich können die Ärzte aufgrund ihrer Weisungsbefugnis ihre Vorstellungen durchsetzen, wobei sich die Stationsärzte noch eher um eine diskursive Verständigung bemühen, während Ober- und Chefärzte oft sehr autoritär auftreten. Die daraus resultierenden Ohnmachtserfahrungen veranlassen die Pflegekräfte nicht nur zu destruktiven Verhaltensweisen gegenüber den Ärzten (vgl. Bischoff 1996b, 731), sondern es ist zu vermuten, daß sich dies auch negativ auf die Kommunikation mit den Patienten auswirkt, indem die Pflegekräfte hier ihrerseits ihre Interessen gegen den Willen der Patienten durchsetzen. Außerdem entstehen Probleme, wenn Pflegekräfte gegenüber Patienten z. B. Aufklärungskonzepte vertreten müssen, mit denen sie nicht einverstanden sind und die nicht mit ihnen besprochen wurden. Aus diesem Zusammenhang läßt sich ein weiterer Ansatzpunkt für die Verbesserung der Pflegekraft-Patienten-Kommunikation bestimmen, nämlich eine Krankenhausorganisationsentwicklung, die auf die Abflachung hierarchischer Strukturen im Krankenhaus und die partnerschaftlichere Zusammenarbeit von Pflegekräften und Medizinern abzielt. Dies erfordert bei allen Beteiligten einen Lernprozeß, in dem starre Einstellungen und wechselseitige Vorbehalte bewußt und abgebaut werden. Ein solcher Prozeß könnte z. B. durch die Einrichtung von Qualitätszirkeln vorangetrieben werden könnte (vgl. Görres 1992; 1998). Die krankenhausinterne Entwicklung muß außerdem durch die Reform der rechtlichen Rahmenbedingungen flankiert werden. Gedacht werden muß dabei an die Festlegung eines originär pflegerischen Aufgabenbereichs.

Auch die Arbeitsbedingungen der Pflegekräfte müssen in den Blick genommen werden, wenn eine Verbesserung der Pflegekraft-Patienten-Kommunikation beabsichtigt wird. So lehnten die Mitarbeiter einer Station die Teilnahme an der Untersuchung u. a. mit der Begründung ab, daß auf ihrer Station aufgrund von Personalmangel viel zuwenig Zeit sei, um mit Patienten zu kommunizieren. Störungen in der Kommunikation seien allein darauf zurückzuführen. Auch wenn diese Sicht die Vielfalt von Gründen nicht beachtet, so weist sie doch auf eine wesentliche Rahmenbedingung hin, nämlich das Vorhandensein zeitlicher Freiräume, um sich mit Patienten auseinanderzusetzen. Hierfür zu sorgen, ist in erster Linie Aufgabe des Krankenhausmanagements. Aber auch die Pflegekräfte selbst müssen sich dafür engagieren, anstelle die z. T. miserablen Arbeitsbedingungen einfach hinzunehmen und auf Kosten der eigenen Gesundheit und des eigenen Wohlbefindens zu kompensieren. Im übrigen sind Maßnahmen von Bedeutung, die auf die Entlastung und das psychosoziale Wohlbefinden der Pflegekräfte abzielen, wie sie z. B. in der Burnout-Forschung (vgl. Burisch 1994) und in der Forschung über Gesundheitsförderung im Krankenhaus (vgl. Pelikan et al. 1993) gefordert werden.

Das Machtverhältnis zwischen Pflegekräften und Patienten wird außerdem durch strukturelle Rahmenbedingungen verschärft. So müssen sich Patienten im Krankenhaus einer Vielzahl von Reglementierungen und Einschränkungen, wie z. B. einem festgelegten Tagesablauf, der Störbarkeit zu jeder Tageszeit und der Aufhebung des Privat- und Intimbereichs, unterwerfen. Diese institutionalisierten Machtstrukturen des Krankenhauses dürften dazu beitragen, daß Patienten sich auch in den Interaktionen mit Pflegekräften eher angepaßt verhalten. Um die Stellung der Patienten in der Interaktion zu stärken, müßten daher auch die strukturellen Bedingungen transparent gemacht und daraufhin überprüft werden, ob sie in dieser Form notwendig sind oder ob sie zumindest teilweise zugunsten größerer Entfaltungs- und Handlungsmöglichkeiten der Patienten gelockert werden könnten.

Die Position des Patienten in dieser Beziehung könnte desweiteren durch eine unabhängige Stelle im Krankenhaus gestärkt werden, an die sich sowohl Pflegekräfte als auch Patienten wenden könnten und die bei Konflikten vermittelnd eingreifen könnte. In einigen Bundesländern ist die Einsetzung sogenannter Patientenfürsprecher in Krankenhäusern gesetzlich geregelt. Allerdings war deren Tätigkeit in der Vergangenheit oft nicht sehr erfolgreich, da sich nur wenige Patienten an sie wandten und diese außerdem ein unmittelbares Eingreifen der Fürsprecher in den Konflikt mit der Befürchtung ablehnten, daß ihnen daraus unangenehme Konsequenzen erwachsen könnten (vgl. Elsbernd/Glane 1996, 46 f.). Hier müßten wirksamere Konzepte als bisher ausgearbeitet werden. Eine größere Wertschätzung dieser Einrichtungen würde erreicht, wenn die Besetzung mit hauptamtlichen Mitarbeitern erfolgen würde. Diese könnten auch von sich aus Kontakt zu den Patienten herstellen und ggf. über Befragungen sich wiederholende Problempunkte ermitteln.

I Bestimmungselement „Pflegewirklichkeit"

Zu überlegen ist auch, wie der Zugang der Patienten zu Informationen erleichtert werden könnte. Möglicherweise könnte dies von Personen übernommen werden, die nicht unmittelbar Mitglied des Pflegeteams sind, damit den Machtbedingungen nicht in dem Maß unterliegen und daher zu „neutralerer" Information fähig sind. Allerdings stellt sich dann die Frage, ob diese Personen nicht zuwenig mit der persönlichen Situation der Patienten vertraut wären.

Insgesamt ist aber auch ein gesamtgesellschaftliches Umdenken wünschenswert, das mit einem größeren Selbstbewußtsein auch gegenüber Vertretern der Institution Krankenhaus einhergeht. Patientenstellen, Patientenselbsthilfegruppen, Verbraucherzentralen und Krankenkassen, aber auch die Medien können dazu beitragen, daß Patienten über ihre Rechte besser aufgeklärt sind und über ein größeres medizinisches Wissen verfügen.

In diesem Teil der Arbeit wurden Anforderungen an die kommunikative Kompetenz von Pflegekräften aus der Sicht der „Pflegewirklichkeit" ermittelt. Hierfür wurde eine qualitativ-heuristische Untersuchung durchgeführt, um die zentralen Strukturen der Pflegekraft-Patienten-Kommunikation beschreiben und daraus „Schlüsselprobleme" ableiten zu können. Die Fähigkeit zur Bewältigung der auf diese Weise identifizierten Schlüsselprobleme muß Ziel der Krankenpflegeausbildung sein. Nachdem in diesem Teil die Frage im Vordergrund stand, welche Situationen und Probleme bewältigt werden müssen, wird sich Teil II der Frage widmen, wie in diesen Situationen gehandelt werden soll, d. h. welche Normen dem Handeln zugrundeliegen sollen. Habermas (1988, I, 447 ff.) bezeichnet den hierfür erforderlichen Wissenstypus als „moralisch-praktisches" Wissen. Von der Pflegetheorie wurden hier unterschiedliche normative Konzepte für die Gestaltung der Pflegekraft-Patienten-Kommunikation entwickelt. Diese werden im nächsten Teil vorgestellt und diskutiert.

II Bestimmungselement „Pflegetheoretische Normen"

Im vorangehenden Teil wurden mittels einer empirischen Untersuchung die Anforderungen bestimmt, die im pflegerischen Alltag an die kommunikative Kompetenz von Pflegekräften gestellt werden. Dabei wurden Schlüsselprobleme identifiziert, wie „Umgang mit zwingender Macht", „Umgang mit verweigernder Macht" und „Umgang mit freien Patientenentscheidungen". Diese Situationen werden von den Pflegekräften in der Praxis in unterschiedlicher Weise bewältigt. So erbrachte die Analyse Hinweise darauf, daß freie Patientenentscheidungen von Pflegekräften in vielen Fällen behindert werden, in einigen Fällen bringen Pflegekräfte aber auch die Akzeptanz solcher Entscheidungen zum Ausdruck. Diese Beobachtung weist darauf hin, daß soziale Handlungen, wie die Interaktion zwischen Pflegekräften und Patienten und ein Großteil von Pflegehandlungen überhaupt, stets von Normen reguliert werden und daß es unterschiedliche Normen gibt. Für die Krankenpflegeausbildung resultiert hieraus die Frage, auf welcher normativen Grundlage beschriebenes Verhalten bewertet und zukünftiges geplant werden soll oder wie die Auszubildenden denn handeln, welchen Normen sie folgen sollen. Das hierfür erforderliche Wissen läßt sich dem Wissenstypus des moralisch-praktischen Wissens zuordnen (vgl. Habermas 1988, I, 447 f.). Normenregulierte Handlungen können unter dem Geltungsanspruch der Richtigkeit geprüft werden kann. Dabei kann sowohl die Richtigkeit einer bestimmten Handlung, die mit einer gegebenen Norm begründet wird, als auch die Richtigkeit der Norm selbst angezweifelt werden. Die Entwicklung, Begründung und kritische Prüfung normativer Zielvorstellungen betrachte ich ebenso wie die Erfassung der Realität als Aufgabe der Pflegewissenschaft. Während die Erfassung und Beschreibung der Realität und der Schlüsselprobleme mittels empirischer Forschung gelang, sind für die Antwort auf die Frage, welche Normen bei der Gestaltung dieser Interaktionssituationen leitend sein sollen, andere Verfahren erforderlich (für die Pädagogik vgl. Danner 1989, 145). Ich teile die Auffassung Danners (1989, 167), daß *„phänomenologisches Beschreiben (...) ergänzt werden (muß) durch Verstehen, also durch hermeneutisches Vorgehen und durch vorwärtsstrebendes Reflektieren, etwa durch dialektisches Vorgehen, aber auch durch normative Reflexion"* (Einschub I. D.).

II Bestimmungselement „Pflegetheoretische Normen"

Die Aufgaben der Pflegewissenschaft bei der Identifizierung pflegerischer Normen möchte ich in Anlehnung an Klafkis Überlegungen zur Begründung pädagogischer Zielsetzungen bestimmen. Klafki sieht dabei (1989, 153 ff.) fünf kritisch-analytische und zwei konstruktive Aufgaben. Ziel kritischer Analyse ist demnach z. B. die Aufdeckung geschichtlicher Voraussetzungen und Implikationen von Positionen oder unreflektierter gesellschaftlicher Interessen und Machtpositionen, aber auch die Überprüfung von in den Zielen enthaltenen empirischen Annahmen. Die konstruktiven Aufgaben richten sich darauf, pädagogische Ziele im „praktischen Diskurs" auszuhandeln, sowohl in „Diskurs-Symposien" mit unterschiedlichen Interessengruppen als auch im Unterricht mit den Lernenden. Ähnlich lassen sich auch die Aufgaben der Pflegewissenschaft bei der Formulierung pflegerischer Zielsetzungen definieren, nämlich kritische Analyse und Verständigung über pflegerische Normen im praktischen Diskurs.

Die Pflegewissenschaft hat zur Gestaltung der Interaktionsstruktur zwischen Pflegekräften und Patienten verschiedene präskriptive/normative Konzepte hervorgebracht. In diesem Teil der Arbeit sollen einige dieser Konzepte zunächst vorgestellt und beschrieben werden. Eine umfassende Analyse im Sinne der oben beschriebenen Aufgaben der Pflegewissenschaft bei der Bestimmung pflegerischer Normen ist an dieser Stelle nicht möglich, da dafür noch zahlreiche Fragen einer wissenschaftlichen Klärung bedürfen. Dennoch werde ich im folgenden Kapitel (Kap. 1) den Diskussionshorizont aufzeigen, Fragen aufwerfen und z. T. diskutieren, die bei einer kritischen Analyse beantwortet werden müßten. Anschließend werden Schlußfolgerungen für die Krankenpflegeausbildung gezogen (Kap. 2).

1. Präskriptive/Normative Konzepte

Die Kategorisierung der Konzepte wurde durch die Arbeiten von Dukes Hess (1996), Dewe et al. (1984, 1995) und Wittneben (1993) inspiriert.

Dukes Hess (1996) entwickelt in Anlehnung an die Arbeiten von Gadow (1980, 1989 und 1995) mittels einer dialektischen Vorgehensweise unterschiedliche normative Perspektiven in Hinblick auf die Gestaltung der Pflegekraft-Patienten-Beziehung. Sie gelangt zu drei „Ebenen des ethischen Wissens", nämlich „Compliance", „Isolatet autonomy" and „Engagement". In der von Dukes Hess (1996, 21) als „Compliance" bezeichneten Ebene schafft das Gesundheitssystem eine moralische

1. Präskriptive/Normative Konzepte

Basis, welche die Entscheidungen von Pflegekräften und Patienten leitet und von diesen unkritisch akzeptiert werden soll. Die Normen stammen von keinem der beiden Beteiligten, sondern werden qua Autorität vorgeschrieben. Dieser Ebene liegen z. B. die Annahmen zugrunde, daß die Krankenrolle mit der Pflicht verbunden ist, medizinische Leistungen in Anspruch zu nehmen und mit Angehörigen der Gesundheitsfachberufe zu kooperieren. Durch das dialektische Verfahren gewinnt Dukes Hess (1996, 22 f.) als Antithese zu dieser Ebene die Ebene der „isolierten Autonomie". Diese Ebene wird von der Auffassung bestimmt, daß Individuen und damit auch Patienten ein Recht darauf haben, das zu tun, was sie für richtig halten, solange sie nicht die Rechte Anderer verletzen. Für die Pflegekräfte bedeutet dies, daß sie lediglich die für eine Entscheidung erforderlichen Informationen erteilen, sich aber ansonsten aus dem Entscheidungsprozeß heraushalten und dadurch Patienten „zwingen", wichtige Entscheidungen alleine zu treffen. Die dritte, durch Synthese der beiden ersten Ebenen ermittelte Ebene „Engagement" beruht auf einem Diskurs zwischen Pflegekräften und Patienten, in welchem gesundheitsbezogene Ziele und Wege zu deren Erfüllung gemeinsam und wechselseitig festgelegt werden (vgl. Dukes Hess 1996, 23 ff.).

Dewe et al. (1995, 15 ff.) bestimmen den Interaktionsprozeß zwischen „Experten" und „Klienten" im Rahmen sozialer Dienstleistungen im Anschluß an das wissenssoziologische Erklärungsmodell (vgl. Schütz 1971) vor dem Hintergrund differenter Wissens- und Handlungsstrukturen. Dabei wird davon ausgegangen, daß moderne Dienstleistungsgesellschaften durch die Zunahme an spezialisiertem Wissen dazu tendieren, die Lösung ihrer Probleme dadurch zu rationalisieren, daß sie ausdifferenzierte Berufe etablieren, die über ein Sonderwissen verfügen. Dies führt zur Einführung der sozialen Typen des „Experten" und des „Laien", die sich durch kontrastierende Wissensstrukturen voneinander unterscheiden. Dewe et al. (1995, 15 ff.) unterscheiden zwei Professionalisierungskonzepte, nämlich den Experten und den Professionellen. Während der Experte sein Handeln auf wissenschaftlichem Wissen gründet, mit diesem linear den *"einzig richtige(n)"* (Einschub I. D.) Weg der Problembearbeitung deduktiv begründet und das Ziel verfolgt, dem Klienten Entscheidungen abzunehmen und für ihn Probleme zu lösen, zeichnet sich das professionelle Handeln durch Fallverstehen aus, d. h. Aufgabe des Professionellen ist es, die Klienten bei der Deutung und Klärung ihres Problems und dadurch bei der autonomen Entscheidungsfindung zu unterstützen. Dabei wird das wissenschaftliche Wissen mit seinen instrumentellen Problembearbeitungsstrategien durch Erfahrungswissen und hermeneutische Sensibilität für den Fall ergänzt.

II Bestimmungselement „Pflegetheoretische Normen"

Mit der Kritik am expertokratischen Praxisverständnis und an der damit verbundenen asymmetrischen Interaktionsstruktur in der Pflege stellt Wittneben (1993, 206 f.) einen „*radikal-demokratischen*" Rationalitäts- bzw. Praxisbegriff auf der Basis der Habermasschen Theorie des kommunikativen Handelns (1988) zur Diskussion. Dieser Ansatz wird hier mit dem Begriff der verständigungsorientierten Interaktion gefaßt.

Auf der Grundlage dieser Arbeiten werden hier folgende Konzeptualisierungen voneinander abgehoben:

- die expertokratische Orientierung, die sich in allen drei Arbeiten wiederfindet,
- in Anlehnung an die von Dukes Hess (1996) als „Isolierte Autonomie" bezeichnete Ebene die autonomistische Orientierung,
- die lebensweltbezogene Orientierung des von Dewe et al. (1995) entfalteten Professionalisierungskonzeptes und
- die Verständigungsorientierung, wie sie Wittneben (1993) vorgeschlagen hat und wie sie auch in der von Dukes Hess als „Engagement" beschriebene Ebene zum Ausdruck kommt.[23]

1.1 Expertokratische Orientierung

Ziel des expertokratischen Konzeptes ist es, dem Patienten gesundheitsbezogene Entscheidungen abzunehmen, die er aufgrund seines eigenen defizitären Wissens in diesem speziellen Bereich selbst nicht treffen könnte. Die Kriterien, die für die Entscheidung herangezogen werden, stammen aus der Fachwissenschaft. Vom gesundheits- und pflegebezogenen Regelwissen wird ein ganz bestimmter Weg zur Problembewältigung deduktiv begründet. In diesem Kontext ist es die Pflicht des Patienten, mit den Pflegekräften zu kooperieren bzw. umgekehrt die Aufgabe der Pflegekräfte, die Mitarbeit der Patienten (Compliance) zu sichern.

Die „expertokratische" Orientierung prägt eine Vielzahl pflegetheoretischer Ansätze. So hat Wittneben (1993, 206) die „Allgemeine Theorie der Pflege" von Orem als eine solche qualifiziert. Weitere Modelle, die sich hier subsumieren lassen, sind die Pflegemodelle von Roper et al. (1993) und von Roy (1984). Am

---

[23] Zu ähnlichen Unterscheidungen gelangen Koerfer et al. (1994, 61 ff.) bei ihrer Beschreibung und Analyse von Modellen der Arzt-Patienten-Beziehung.

Beispiel der „Allgemeinen Theorie der Pflege" von Orem (1991) soll hier die expertokratische Orientierung in der Pflegetheorie verdeutlicht werden.

Die „Allgemeine Theorie der Pflege" (self-care deficit theory of nursing) besteht aus drei Theorieteilen, nämlich der Theorie der Selbstpflege (theory of self-care), der Theorie des Selbstpflegedefizits (theory of self-care deficit) und der Theorie des Krankenpflegehandlungssystems (theory of nursing system) (vgl. Orem 1991, 66).

In der Theorie der Selbstpflege vertritt Orem die Annahme, daß Menschen täglich bewußte, absichtsvolle und zielgerichtete Handlungen, sogenannte Selbstpflegehandlungen, hervorbringen, um ihre auf Gesundheit und Wohlbefinden gerichteten Selbstpflegeerfordernisse zu erfüllen (vgl. Orem 1991, 67). Die Summe der Selbstpflegeerfordernisse bezeichnet Orem als therapeutischen Selbstpflegebedarf (therapeutic self-care demand) (vgl. Orem 1991, 135). Die erlernten Fähigkeiten des Individuums zur Befriedigung ihrer Selbstpflegeerfordernisse bilden das Selbstpflegehandlungsvermögen (self-care-agency) (vgl. Orem 1991, 145).

In der Theorie des Selbstpflegedefizits beschreibt Orem das Vorliegen eines Selbstpflegedefizits als Bedingung für legitime Pflege. Ein Selbstpflegedefizit liegt dann vor, wenn der Selbstpflegehandlungsbedarf einer Person größer ist als ihre Selbstpflegehandlungskompetenz.

In der Theorie des Krankenpflegehandlungssystems schließlich legt Orem (1991, 72 f.) dar, wie Pflegekräfte Menschen mit Selbstpflegedefiziten helfen. Sie verfügen über ein Krankenpflegehandlungsvermögen (nursing agency), mit dem sie Systeme von Handlungsfolgen etablieren, in die auch Selbstpflege- und Nächstenpflegesysteme integriert werden können. Dabei handelt es sich um Handlungsfolgen, die geeignet sind, den therapeutischen Selbstpflegebedarf, das Selbstpflegehandlungsvermögen und damit das Selbstpflegedefizit einer zu pflegenden Person zu diagnostizieren, dem Selbstpflegedefizit gerecht zu werden und das Selbstpflegehandlungsvermögen zu erhalten und zu fördern (Orem 1991, 265 ff.).

Wittneben (1991, 136 ff.) qualifiziert die Oremsche Theorie auf der Basis der Habermas-Kritik am Weberschen Handlungsbegriff als *„zweckrationale pflegerische Handlungstheorie"* und hebt hervor, daß es Orem mit dieser Theorie gelingt, einen Orientierungsrahmen zu schaffen, *„innerhalb dessen tendenziell irrationale krankenpflegerische Akte (...) theoretisch analysiert und bewertet und in zielgerichtete Handlun-*

gen umgeleitet werden können" (Wittneben 1991, 142). Gleiches gelte für die Selbstpflegehandlungen von Gepflegten.

Die Zweckrationalität der Orem-Theorie ist aber zugleich auch Anlaß für Kritik. Nicht nur wird jedem Menschen die Fähigkeit zur Selbstpflege zugestanden, sondern zugleich wird das Konzept der „Selbstpflege" als Norm gesetzt (vgl. Darmann 1998, 12), d. h. Menschen können nicht nur, sie sollen Handlungen zur Regulierung der persönlichen Funktionsfähigkeit, Entwicklung und Vorsorge sowie zur Kontrolle und Heilung von Krankheiten und Verletzungen und deren Auswirkungen anstreben und ausführen (vgl. Orem/Taylor 1995, 88). *„Eine Pflegezielvorgabe der Selbstpflege durch die Pflegenden sowie selbst eine Pflegezielübernahme der Selbstpflege durch die Gepflegten impliziert die Gefahr eines höheren Potentials von Herrschaftsausübung von Pflegenden über Gepflegte*" (Wittneben 1991, 143). Durch die Behauptung einer verbindlichen Norm wird in der Oremschen Theorie eine asymmetrische, paternalistische Kommunikationsstruktur angelegt und legitimiert. Von den Patienten wird erwartet, daß sie sich den Normen der Pflegekräfte anpassen und kooperieren. Haben Patienten andere Vorstellungen als Pflegekräfte, so wird dies als Abweichung, mangelnde Kooperation und defizitäre Sichtweise gebrandmarkt. Pflegekräften kommt dabei die Aufgabe zu, die Kooperation des Patienten sicherzustellen, was eine gezielte Behinderung autonomer Patientenentscheidungen zur Folge hat. *„Die reale Gefahr eines expertokratischen Mißverständnisses der helfenden Berufe liegt so betrachtet eher darin, daß dieses direktive Interventionsstrategien, welche sich in asymmetrischen Kommunikationsstrukturen niederschlagen und die lebenspraktische Autonomie des Klienten mißachten, in der Praxis nach sich zieht.*" (Dewe et al. 1995, 23). Eine solche Fremdbestimmung wiederum wirkt sich letztlich, wenn man Gesundheit in einem umfassenden Sinne als Fähigkeit zur selbstbestimmten Lebensgestaltung definiert (vgl. WHO 1986), nachteilig auf die Gesundheit aus. Die expertokratische Haltung wird dabei durch die karitative Ideologie, nur das Beste für den Patienten zu wollen, verschleiert. Außerdem wird nicht nur die Patientenautonomie, sondern letztlich auch die Autonomie der Pflegekräfte eingeschränkt. Dukes Hess (1996, 21) stellt fest, daß auf der Ebene der „Compliance" die vorgegebenen Normen weder von der Pflegekraft noch vom Klienten stammen, sondern daß es sich um Normen des Gesundheitssystems handelt, welche nicht für kritische Reflexion offen sind.

Neben der grundsätzlichen Kritik an der Mißachtung der Patientenautonomie kann aber auch die Wirksamkeit der expertokratischen Orientierung angezweifelt werden. So kann häufig nicht sicher prognostiziert werden, ob die expertokratisch verordneten Maßnahmen auch tatsächlich den erhofften Erfolg nach sich ziehen, also ob dadurch der gesundheitliche Zustand oder das Wohlbefinden des Patienten verbessert werden, – im Gegenteil – in manchen Fällen verschlechtert sich die Situation des Patienten gerade durch die angeordneten Maßnahmen (vgl. Dukes Hess 1996, 21). Umgekehrt müssen Handlungen der Patienten, die den expertokratischen Vorgaben zuwiderlaufen, nicht zwangsläufig schädigende Auswirkungen haben. Desweiteren sind auch die langfristigen Folgen expertokratischer Interaktion häufig nicht unbedingt im expertokratischen Sinne. In der expertokratischen Interaktion wird den Patienten von den Gesundheitsexperten eine bestimmte, nämlich die fachwissenschaftlich gestützte Wirklichkeit und Wahrheit präsentiert, welche sie zu übernehmen, sich anzueignen und zu befolgen haben. Ein solch objektivistisches Lernkonzept ist aber vor dem Hintergrund konstruktivistischer und kognitionstheoretischer Lerntheorien heute nicht mehr haltbar (vgl. Arnold 1996, 721). In der pflegerischen Praxis zeigt sich der mangelnde Erfolg expertokratischer Interventionen z. B. darin, daß Patienten den gesetzten Regeln nur solange folgen, wie sie unter Beobachtung sind, sie aber vernachlässigen, sobald sie wieder auf sich gestellt sind. Sollen auch langfristig Verhaltensveränderungen herbeigeführt werden, so muß der Lernprozeß bei den vorhandenen Erfahrungen und Deutungsmustern der Betroffenen ansetzen.

Schließlich könnte sich die expertokratische Orientierung auch auf die Entwicklung der Pflegekräfte ungünstig auswirken. Die Normen des Gesundheitssystems bzw. der Pflegetheorie sind nicht nur für Patienten gesetzt, sondern auch für Pflegekräfte. Während Patienten die Regeln zu befolgen haben, haben Pflegekräfte für deren Durchsetzung zu sorgen. Die unkritische Anwendung der Normen unabhängig von der konkreten Situation könnte bei Pflegekräften zur Stagnation der eigenen Entwicklung beitragen.

1.2 Autonomistische Orientierung

Als autonomistische Orientierung wird hier ein Pflegeverständnis bezeichnet, welches das Recht des Patienten auf eigenverantwortliche Entscheidungen und auf Selbstbestimmung betont und von der Pflegekraft weitestgehende Zurückhaltung ihrer eigenen Perspektive verlangt.

In der Pflegetheorie findet sich die autonomistische Orientierung z. B. in der „Man-Living-Health Theory of Nursing" von Rizzo Parse (1987). Nach ihren Grundannahmen zum Konstrukt „Mensch-Leben-Gesundheit" (Rizzo Parse 1995,

II Bestimmungselement „Pflegetheoretische Normen"

116 ff.) legt der Mensch den Sinn von Lebenssituationen frei und seinen persönlichen Werten folgend aus. Insofern wird Gesundheit *„vom Individuum erfahren und kann nur vom Individuum beschrieben werden. Es gibt keine optimale Gesundheit; Gesundheit ist einfach die Art und Weise, wie jemand sein persönliches Leben erlebt"* (Rizzo Parse 1987, 136; Übersetzung durch van Kampen 1997, 2). Der Mensch steht mit der Umwelt in einem sich rhythmisch vollziehenden wechselseitigen Interaktionsprozeß, in dem Mensch und Umwelt einander zwar beeinflussen, sich aber dennoch voneinander unterscheiden. Menschliche Entwicklung bzw. Entfaltung bedeutet, daß Mögliches oder Geträumtes Wirklichkeit wird.

Eine nach Parse pflegende Pflegekraft fordert den Patienten auf, ihr die individuelle Bedeutung einer Situation zu erzählen und bemüht sich, sich den vom Patienten vorgegebenen Rhythmen anzupassen bzw. die Rhythmen zu synchronisieren. Durch diesen Kontakt mit der Pflegekraft kann beim Patienten „Transzendenz" mobilisiert werden, d. h. der Patient wird fähig, die Verwirklichung von Hoffnungen und Träumen zu planen (vgl. Rizzo Parse 1995, 121). In dieser Theorie gibt es keinen objektiven Maßstab zur Beurteilung der Pflegeergebnisse, dieser wird durch die *„gepflegte Person selbst im Lichte der eigenen Pläne zur Änderung gesundheitlicher Verhaltensmuster im Zusammenhang mit der Lebensqualität"* (vgl. Rizzo Parse 1987, 137; Übersetzung durch van Kampen 1997, 3) definiert.

Einen ähnlichen Ansatz wie die Pflegetheoretikerin Rizzo Parse verfolgt die Weltgesundheitsorganisation in der Ottawa-Charta zur Gesundheitsförderung. Diese zielt *„auf einen Prozeß, allen Menschen ein höheres Maß an Selbstbestimmung über ihre Gesundheit zu ermöglichen und sie damit zur Stärkung ihrer Gesundheit zu befähigen"* (WHO 1986).

Für die autonomistische Orientierung spricht die Parteinahme für die Perspektive und die Autonomie der Patienten. Sie strebt die Befreiung der Patienten von Fremdbestimmung durch das Gesundheitssystem bzw. durch das Gesundheitsfachpersonal an und enthält damit ein emanzipatorisches Potential.

Die Kritik an der autonomistischen Orientierung richtet sich zum einen gegen den Primat der Autonomie an sich und zum anderen gegen die möglichen Wirkungen einer autonomistischen Interaktion.

Ein fundamentaler Einwand gegen die autonomistische Orientierung an sich besteht darin, daß die Autonomie offensichtlich nur den Patienten vorbehalten bleibt, nicht aber den Pflegekräften. M. E. müßte eine konsequente Beachtung des Wertes der Autonomie auch Pflegekräften die Möglichkeit geben, autonome Entscheidungen zu fällen. Stehen die Zielvorgaben und Normen der Patienten nicht zur Diskussion und müssen Pflegende fraglos die Vorgaben der Patienten erfüllen, dann impliziert die autonomistische Orientierung analog zur expertokratischen Orientierung *„die Gefahr eines höheren Potentials von Herrschaftsausübung"* (Wittneben 1991, 143), nur diesmal von Gepflegten über Gepflegte. Darüber hinaus gibt es Entscheidungen, bei denen außerdem auch noch die Interessen, Bedürfnisse und Rechte anderer gesellschaftlicher Gruppen berührt sind und auch diese müßten die Möglichkeit haben, sich zu äußern. Ein Konzept pflegerischer Interaktion müßte daher beiden Beteiligten das Recht einräumen, ihre Positionen einzubringen und das Ziel haben, einen Konsens zu erreichen, mit dem beide Seiten einverstanden sind.

Gegen den Primat der Autonomie kann außerdem eingewandt werden, daß er die Vernachlässigung anderer Werte, wie Fürsorge und Unterstützung des Patienten, zur Folge haben könnte. So kritisiert Dukes Hess (1996, 22 f.), daß Patienten, wenn sie von Pflegekräften bei notwendigen Entscheidungen lediglich mit sachlichen Informationen versorgt würden, gezwungen wären, wichtige Entscheidungen alleine zu treffen und dies könne nicht im Interesse der Patienten sein. Mit dieser Kritik wird ein weiteres Gegenargument berührt, nämlich, daß der Primat der Autonomie zugleich den Zwang zur Autonomie bedeuten kann. Gadow kennzeichnet dies als *„hochentwickelte Form des Paternalismus"* (Gadow, zit. nach Dukes Hess 1996, 23). Der Primat der Autonomie führe daher außerdem ebenso wie der expertokratische Ansatz dazu, daß der Einzelfall dem Allgemeinen/Generellen untergeordnet und daß Kontext und Patientenindiviudalität nicht berücksichtigt würden, denn der Patient muß nun autonom sein, ob er will oder nicht (vgl. Dukes Hess 1996, 23).

Ein weiteres Problem dieses Ansatzes besteht darin, daß die Forderung nach dem Primat der Patientenautonomie voraussetzt, daß die Patienten zu autonomen Entscheidungen in der Lage sind und daß sie fähig sind, diese Entscheidungen auch mitzuteilen. Beides ist aber nicht in jedem Fall gegeben. So fragt van Kampen (1998, 5 f.), wie mit Menschen verfahren werden soll, die nicht im herkömmlichen Sinne kommunizieren können, wie komatöse Patienten, schwer geistig behinderte Menschen und Menschen mit schweren körperlichen Beeinträchtigungen.

Außerdem kritisiert Dukes Hess (1996, 23), daß von autonomistischen Ansätzen die Möglichkeiten zum verborgenen Zwang in der Pflegekraft-Patienten Kommunikation etwa durch manipulative Aufklärung zu wenig thematisiert wird. Dies ist m. E. aber kein Einwand nur gegen die autonomistische Orientierung, sondern damit wird auf ein Problem der Pflegekraft-Patienten-Kommunikation überhaupt hingewiesen, welchem nur durch kritische Selbstreflexion im Sinne einer Reflexion über die Logik pflegerischer Kommunikation begegnet werden kann.

Eine wesentliche Kritik in Hinblick auf die Wirkungen beschäftigt sich mit dem Problem, daß Patienten auch solche Entscheidungen treffen könnten, die ihrer Gesundheit von außen betrachtet eher abträglich sein und damit den Zielen der Pflegekräfte zuwiderlaufen könnten (vgl. Dukes Hess 1996, 22; van Kampen 1998, 6). Während Dukes Hess für die Ebene der „isolierten Autonomie" den Vorrang der Autonomie vor dem Schutz vor möglicherweise ungünstigen gesundheitlichen Konsequenzen konstatiert, stellt van Kampen fest, daß Parse den *„Willen des Patienten zur Gesundwerdung"* voraussetze und daher kaum Hinweise für den Umgang mit Patienten, die dies nicht anstreben, gebe. Dieser Vorwurf läßt sich in der expertokratischen Perspektive verorten und impliziert, daß es einen objektiven Maßstab für optimales Patientenverhalten gibt. Dies ist aber nicht der Fall. Wie bereits dargelegt, können vom Gesundheitssystem zunächst als schädigend beurteilte Handlungen langfristig auch im Sinne des Gesundheitssystems positive Effekte haben. Auch könnte es aus Sicht des Patienten durchaus einen Sinn haben, nicht gesund zu werden oder sich z. B. belastender therapeutischer Eingriffe zu entziehen und dafür eine kürzere Lebenserwartung in Kauf zu nehmen. M. E. kann daher nicht mit dem Argument, die autonomistische Orientierung verhindere, daß der Patient gesund wird, argumentiert werden. Die Frage, die hier gestellt werden muß, lautet vielmehr: Wie gehen Pflegekräfte damit um, wenn Patienten nicht gesund werden wollen? Können sie es emotional aushalten und ertragen?

Desweiteren kann gegen die Parsesche Theorie eingewandt werden, daß die von Parse angestrebte einseitige Betonung der empathischen und intuitiven Klientenorientierung zur Abkehr von der Distanz einer beruflichen Beziehung und stattdessen zur Intimität einer Primärbeziehung, in der der Klient *„zum Nachbarn, Kumpel, zum Freund bzw. zur Freundin"* wird, führen könnte (Dewe et al. 1995, 23 f.). Dadurch könnte wiederum bei Pflegekräften das Ausbrennen und durch unreflektierte Interaktion die Möglichkeit der Manipulation von Klienten durch Professionelle gefördert werden.

Ein weiteres Argument richtet sich dagegen, daß den Patienten durch die möglicherweise voreilige Akzeptanz ihrer Deutungen und Entscheidungen die Möglichkeit genommen wird, ihre Deutungen durch Distanz- und Differenzerfahrungen zu transformieren (vgl. Arnold 1996, 722).

1.3 Lebensweltbezogene Orientierung

Dewe et al. (1995, 50 ff.) entfalten für die Sozialpädagogik in Abgrenzung vom expertokratischen Praxisverständnis ein Konzept der lebensweltbezogenen Professionalität. Während im expertokratischen Praxisverständnis nach ihrer Auffassung Expertenwissen angewendet und aus dessen Sicht eine Problemlösung entwickelt wird, zeichnet sich das lebensweltbezogene professionelle Handeln durch die widersprüchliche Gleichzeitigkeit von Regelwissen auf wissenschaftlicher Grundlage und hermeneutischem Fallverstehen aus. Hermeneutisches Fallverstehen meint hier die Fähigkeit und Bereitschaft, *„einen individuell-spezifischen lebenspraktischen Problemfall kommunikativ auszulegen und so dem Klienten aufgeklärte Begründungen für selbst zu verantwortende lebenspraktische Entscheidungen anzubieten und soziale Verursachungen wie auch subjektive Handlungsmöglichkeiten zu deuten"* (Dewe/Otto 1984, 795). Anstelle um Problemlösung geht es in der lebensweltbezogenen Orientierung um stellvertretende Problemdeutung bzw. –verdeutlichung. Professionelle unterstützen die Klienten *"beim Aufbau von Begründungen für Entscheidungen ihrer Lebenspraxis"* (Dewe/Otto 1984, 798), sie nehmen diesen aber nicht die Entscheidung ab, sondern die Entscheidung wird letztlich vom Klienten selbst getroffen. Das lebensweltbezogene Praxisverständnis ist durch den Primat der – zumindest kontrafaktisch gesetzten – Entscheidungs- und Handlungsautonomie des Klienten geprägt, die Förderung und Wiederherstellung der Autonomie des Klienten bildet zugleich den Maßstab für die Angemessenheit professionalisierten Handelns. Dies beinhaltet auch die Akzeptanz solcher Klientenentscheidungen, die den Erwartungen der Professionellen zuwiderlaufen. *„Was aus Sicht des Experten 'eigentlich' sachlich geboten wäre, verbietet sich, wenn der Klient die je konkrete Form der Problembearbeitung als unzumutbar, inakzeptabel usw. deklariert"* (Dewe et al. 1995, 16).

Im Anschluß an das von Dewe und Otto (1984) für die Sozialarbeit formulierte Professionsverständnis entwickelt Weidner (1995) einen Professionsbegriff für die Pflege anhand *„konstitutiver Kompetenzen des professionellen Pflegehandelns"* und prüft Ansätze professioneller Handlungskompetenz in der Pflegepraxis. Dabei stellt er fest, daß Pflegehandeln in diesem Sinne zwar *„grundsätzlich professionalisierbar"* (Weidner 1995, 56), die analysierte Pflegepraxis aber bislang *„keineswegs professionell"* (Weidner 1995, 57) ist. Dies, so müßte ergänzt werden, ist nicht besonders verwunderlich, beruht doch das Handeln auch auf der Entscheidung, die Praxis nach einem solchen lebensweltorientierten Professionsbegriff gestalten zu wollen. Zudem erfordert hermeneutisches Fallverstehen trotz seiner Basis

II Bestimmungselement „Pflegetheoretische Normen"

in alltagsweltlichen Handlungskompetenzen spezifische Kompetenzen, die zunächst gefördert, erlernt und verinnerlicht werden müssen (vgl. Schütze 1992, 133).

Ebenso wie beim autonomistischen Ansatz hat die Aufrechterhaltung und Anerkennung der Handlungs- und Entscheidungsautonomie des Patienten Priorität. Der lebensweltorientierte Ansatz begibt sich damit in Opposition zum expertokratischen Ansatz. Im Unterschied zum autonomistischen Ansatz wird der Patient mit seinen Entscheidungen aber nicht allein gelassen, sondern er wird beraten und unterstützt. Ihm wird durch stellvertretende Deutung geholfen, seine Position zu klären und auf dieser Grundlage selbstbestimmte Entscheidungen zu treffen. Die Auslegung bzw. Interpretation des individuellen Problems verhilft dem Klienten zu einer im Vergleich zu seiner bisherigen nicht mehr ausreichenden, erweiterten und „aufgeklärteren" Sichtweise der *„sozialen wie subjektiv-besonderen Verursachungszusammenhänge seines sozialen respektive persönlichen Leidensdrucks"* (Dewe/Otto 1984, 803). Die Beziehung zwischen dem Professionellen und dem Klienten wird als professionelle Beziehung konzipiert, in der nicht nur intuitives Einfühlen, sondern reflexives Verstehen angestrebt wird.

Gegen den lebensweltorientierten Ansatz lassen sich aufgrund der zentralen Bedeutung des Wertes der Patientenautonomie z. T. ähnliche Argumente vorbringen wie gegen den autonomistischen Ansatz. Zentral ist auch hier die Kritik gegen die einseitige Setzung von Patientenautonomie. So soll die Deutung des individuellen Problemfalls *„im Rahmen der Plausibilitäten"* der Klienten erfolgen und gemeinsam mit den Klienten sollen *„ 'richtige' wie auch emotional ertragbare Begründungen für praktische Bewältigungsstrategien entwickelt werden"* (Dewe/Otto 1984, 802). Die Zumutbarkeit für den Patienten hat dabei Vorrang vor dem, was aus Sicht des Beraters angemessen wäre. Ob die Begründungen und Strategien aber auch für die Berater, in diesem Fall Pflegekräfte, ertragbar sind, scheint für die Autoren nicht von Bedeutung zu sein. Die Interessen und Bedürfnisse der Professionellen selbst werden in diesem Konzept nicht berücksichtigt und daher auch nicht systematisch integriert. Dementsprechend wird auch die Möglichkeit, daß ein Professioneller die Entscheidung eines Klienten nicht akzeptieren und nicht damit leben könnte, nicht in Betracht gezogen.

Desweiteren gibt Schütze (1992, 133) zu bedenken, daß auch der auf der Theorie der stellvertretenden Deutung basierende Professionalisierungsansatz möglicherweise auf eine neue – wenn auch andere – Form von Expertenautorität hinauslaufen könnte.

1.4 Verständigungsorientierung

Vor dem Hintergrund eines verständigungsorientierten bzw. demokratischen Praxisverständnisses wird der Interaktionsprozeß zwischen Pflegekräften und Patienten von der Vorstellung und Forderung des kommunikativen Handelns geprägt. Kommunikatives Handeln meint, daß die Beteiligten bereit und fähig sind, sich über die ihrem Handeln zugrundeliegenden Geltungsansprüche in Diskursen mit guten Argumenten zu verständigen.

Dieses Konzept gründet auf der „Theorie des kommunikativen Handelns" von Habermas (1988 I und II). In Auseinandersetzung mit der Weberschen Rationalisierungsthese und im Anschluß an die Diskussion um die „instrumentelle Vernunft" (Horkheimer) fordert Habermas einen Paradigmenwechsel vom zweckorientierten zum kommunikativen Handeln. Während im Rahmen der Weberschen Handlungstheorie das *„einsam erkennende Subjekt"* aus einem definierten Wertehorizont Zwecke und unter Berücksichtigung alternativer Folgen geeignete Mittel auswählt, ist das Habermassche *„kommunikative Handeln"* von der Vorstellung einer intrapsychischen und interpersonalen argumentativen Verständigung geprägt. Diese Verständigung erfolgt im Medium der Sprache in unterschiedlichen Formen des Diskurses. Kommunikativ sind Handlungen, *„wenn Handlungspläne der beteiligten Aktoren nicht über egozentrische Erfolgskalküle, sondern über Akte der Verständigung koordiniert werden. Im kommunikativen Handeln sind die Beteiligten nicht primär am eigenen Erfolg orientiert, sie verfolgen ihre individuellen Ziele unter der Bedingung, daß sie ihre Handlungspläne auf der Grundlage gemeinsamer Situationsdefinitionen aufeinander abstimmen können. Insofern ist das Aushandeln von Situationsdefinitionen ein wesentlicher Bestandteil der für das kommunikative Handeln erforderlichen Interpretationsleistungen"* (Habermas 1988, I, 385). Habermas geht davon aus, daß jeder kommunikativ Handelnde mit seinem Tun und Sprechen sogenannte Geltungsansprüche unterstellt, die er, wenn erforderlich, begründen könnte. *„Für kommunikatives Handeln sind nur solche Sprechhandlungen konstitutiv, mit denen der Sprecher kritisierbare Geltungsansprüche verbindet"* (Habermas 1988 I, 410). Habermas identifiziert vier Geltungsansprüche, nämlich normative Richtigkeit, subjektive Wahrhaftigkeit, Wahrheit von Sachverhalten und Verständlichkeit von Äußerungen (Habermas 1976b, 335 ff.)[24]. Im kommunikativen Handeln werden die Geltungs-

---

[24] Den Geltungsanspruch der Verständlichkeit von Äußerungen führt Habermas nicht immer explizit auf und spricht daher nur von drei Geltungsansprüchen (vgl. Habermas 1988, I, 410 ff.). Neben den vier genannten Geltungsansprüchen kann außerdem der Anspruch auf die Wirksamkeit teleologischer Handlungen erhoben

II Bestimmungselement „Pflegetheoretische Normen"

ansprüche zunächst „naiv" vorausgesetzt und im Einverständnis auf deren Basis gehandelt. Ist ein Einverständnis aber nicht mehr gegeben, so kann kommunikatives Handeln nicht mehr fortgesetzt werden. Entweder kann dann zu zweckrationalem Handeln übergegangen werden oder die Kommunikation wird abgebrochen oder aber das verständigungsorientierte Handeln wird auf der Ebene des Diskurses weitergeführt, in dem die problematisch gewordenen Geltungsansprüche mit dem Ziel thematisiert werden, erneut ein Einverständnis herzustellen (vgl. Richter 1998, 61 f.). *„Diskurs meint bei Habermas das handlungsentlastete, freiwillige und gleichberechtigte Gespräch mündiger Teilnehmer zum Zwecke der wechselseitigen Überprüfung von problematisch gewordenen Geltungsansprüchen"* (Richter 1998, 62, Hervorhebung im Original). Diese Voraussetzungen faßt Habermas mit dem Begriff der *„idealen Sprechsituation"*, die kontrafaktisch zu unterstellen ist (Habermas 1971, 136 ff). In ihr gilt kein anderer Zwang als der *„eigentümlich zwanglose Zwang des besseren Arguments"* (Habermas 1971, 137). *„Die ideale Sprechsituation ist weder ein empirisches Phänomen noch bloßes Konstrukt, sondern eine in Diskursen unvermeidliche, reziprok vorgenommene Unterstellung. Diese Unterstellung kann, sie muß nicht kontrafaktisch sein; aber auch wenn sie kontrafaktisch gemacht wird, ist sie eine im Kommunikationsvorgang operativ wirksame Fiktion"* (Habermas 1972, 180).

Nutzt man die Habermassche Theorie als Maßgabe für die pflegerische Interaktion, so müßten sich Pflegekräfte und Patienten nach Überlegungen von Wittneben (1993, 206 f.) in Diskursen z. B. über die Wirksamkeit bestimmter Maßnahmen der Dekubitusprophylaxe, über die Wahrheit bestimmter Symptomzusammenhänge oder über die Richtigkeit der Übertragung tierischer Organe auf Menschen verständigen.

Dukes Hess (1996, 20) übernimmt von Gadow die Vorstellung eines „ethical narrative". Sie bezieht sich zwar nicht auf Habermas, das Konzept weist aber viele Parallelen auf. „Narrativ" bedeutet in diesem Zusammenhang, daß die Bedeutung gesundheitlicher Erfahrungen diskursiv in Kooperation von Pflegekraft und Patient hergestellt wird. In diesen Diskurs können beide ihre Werte und Annahmen einbringen und sich über Ziele sowie über Möglichkeiten der Realisierung verständigen. Dabei können auch Erwartungen des Gesundheitssystems

---

und bezweifelt werden (vgl. Habermas 1988, I, 45). Dieser läßt sich aber letztlich auf den Geltungsanspruch der Wahrheit zurückführen, denn die Regeln, denen das zweckorientierte Handeln folgt, *„verkörpern technisch und strategisch verwertbares Wissen, das im Hinblick auf Wahrheitsansprüche kritisiert und durch eine Rückkoppelung mit dem Wachstum empirisch-theoretischen Wissens verbessert werden kann"* (Habermas 1988, I, 447, Hervorhebungen im Original).

behauptet werden, sie sind aber nicht mehr unhinterfragbar gesetzt, sondern offen für Kritik. Im Konzept des „ethical narrative" bleibt der Patient autonom im Sinne von Selbstbestimmung, andererseits hat diese Autonomie nicht länger Isolierung zur Folge, sondern erfolgt innerhalb der Beziehung zu den Pflegekräften. Dukes Hess (1996, 24) gibt zu bedenken, daß auch dieses Konzept ein paternalistisches und zwingendes Potential beinhaltet und daß sich Pflegekräfte und Patienten der potentiellen Machtdifferenz bewußt sein sollten.

Wittneben hat in Auseinandersetzung mit expertokratischen Pflegekonzepten, wie dem von Orem (1991), das Habermassche verständigungsorientierte Modell vorgeschlagen, in dem *„von einer radikal symmetrischen Kommunikation, einer Gleichberechtigung und einer Gleichwertigkeit der den Subjekten eigenen Rationalität ausgegangen wird"* (Wittneben in Obex 1995, 30). Nach diesem Modell sind Entscheidungen dann rational, wenn sie durch Verständigung herbeigeführt wurden. Im Unterschied zu den anderen Konzepten zur Gestaltung der Pflegekraft-Patienten-Interaktion wird hier nicht einer Perspektive oder Rationalität der Vorrang gegeben und die Perspektiven bleiben auch nicht unverbunden nebeneinander stehen, sondern sie werden im Diskurs vermittelt.

Wittneben (in Obex 1995, 30) selbst stellt die Brauchbarkeit der „Theorie des kommunikativen Handelns" für die Pflegetheoriebildung weiterer pflegewissenschaftlicher Prüfung anheim und äußert die Befürchtung, daß die von Habermas intendierte radikale Rationalität möglicherweise auch patientenignorierend wirken könnte, da Patienten durch die konsequente Verteidigung von Geltungsansprüchen gesundheitliche Störungen, wie Blutdruckanstieg, Pulsbeschleunigung und Magenschmerzen, davon tragen könnten. Dieser Einwand kann nicht von der Hand gewiesen werden, solange empirische Befunde ausstehen. Trotzdem soll zu bedenken gegeben werden, daß das Ziel der Aushandlung kontroverser Geltungsansprüche darin besteht, ein Einverständnis oder einen Konsens zu erreichen, mit dem beide Beteiligten leben und den beide akzeptieren können. Es geht weniger darum, wer sich durchsetzt, sondern darum, gemeinsam ein neues Verständnis herbeizuführen (vgl. Richter 1998, 77 ff.). Dabei unterstellen beide Beteiligten einander Zurechnungsfähigkeit und die Fähigkeit und Bereitschaft, ihr Handeln mit guten Argumenten zu begründen (vgl. Habermas 1971, 118 f.).

Aus der Sicht autonomistischer oder lebensweltbezogener Orientierung könnte kritisiert werden, daß Patienten schon am besten wüßten, was gut für sie ist, und daß daher nicht einsehbar ist, warum sie sich mit Pflegekräften auf einen Kon-

II Bestimmungselement „Pflegetheoretische Normen"

sens einigen sollen. Mit umgekehrten Vorzeichen könnte eine ähnliche Kritik auch aus expertokratischer Perspektive vorgebracht werden. Hier treten die in den Orientierungen enthaltenen unterschiedlichen Menschenbilder zu Tage. Während die expertokratische, die autonomistische und die lebensweltbezogene Orientierung von der Vorstellung des „einsam erkennenden Subjekts" ausgehen, ist für Habermas die intersubjektive Verständigung paradigmatisch. Er begründet dies sprachphilosophisch und weist nach, daß der verständigungsorientierte Sprachgebrauch der Originalmodus ist. Eine ähnliche Auffassung vertritt auch der symbolische Interaktionismus (vgl. Mead 1968). Verhaltenserwartungen, Bedürfnisse und Normen sind demnach nicht statisch, sondern werden zwischen Interaktionspartnern ausgehandelt. Richter (1998, 77) betont, daß das Aushandlungsergebnis nicht nur als Kompromiß zu verstehen ist, dem die Partner notgedrungen zustimmen, sondern vielmehr *„ein neues Verständnis, ein neues Begreifen von Sachverhalten"* bedeutet. Was bedeutet dies aber nun für Entscheidungen, die unmittelbar die Person des Patienten und seine Gesundheit betreffen? Richter (1998, 44 ff.) beantwortet diese Frage mit dem liberalistischen Grundsatz, daß Schutz vor Selbstschädigung, also davor, daß eine andere Person sich selbst schädigt, kein ausreichender Grund ist, um die Freiheit dieser Person einzuschränken. Dies ist nur dann legitim, wenn damit auch die Schädigung weiterer Personen, z. B. der eigenen Person, verbunden ist. *„Haben wir das Recht, jemanden daran zu hindern, sein Leben mehr oder weniger systematisch zu vernichten? Haben wir es zumindest dann, wenn wir selbst zu belastet wären, wenn wir nicht eingriffen? Der Grundsatz des Liberalismus macht deutlich, daß zumindest bei der zweiten Frage die Grenze der Gerechtigkeit erreicht ist und Fragen des <u>gemeinsamen</u> guten Lebens <u>gemeinsam</u> zu diskutieren sind"* (Richter 1998, 46; Hervorhebungen im Original).

Weitere Fragen, die einer gründlichen wissenschaftlichen Klärung bedürfen, richten sich darauf, wie pflegerische Interaktionssituationen konkret gestaltet werden sollen, wenn die Voraussetzungen für Diskurse nicht gegeben sind. Der Hinweis darauf, daß diese kontrafaktisch unterstellt werden müssen, hilft dabei nicht immer weiter. So gibt es in der Pflege zwar auch die Handlungspause, in der ein handlungsentlasteter Diskurs geführt werden könnte, aber irgendwann muß dann doch wieder gehandelt werden. Wie sollen sich die Beteiligten verhalten, wenn bis dahin kein Konsens erzielt wurde? Auch ist die Freiwilligkeit in der pflegerischen Interaktion häufig nicht gegeben, d. h. die Beteiligten haben oft nicht die Möglichkeit, die Situation zu verlassen und z. B. ein anderes Krankenhaus aufzusuchen oder die Pflege eines bestimmten Patienten abzulehnen. Des weiteren können Gleichberechtigung und Chancengleichheit aufgrund der real vorhandenen Machtbedingungen (Kap. I) nicht vorausgesetzt werden. Hier ist auch an die in den meisten Fällen bestehende erhebliche Informationsdifferenz hinsichtlich gesundheitsbezogenen Wissens zu denken. Schließlich erfüllt nicht jeder Patient die Voraussetzung von Mündigkeit, dies gilt etwa für geistig behinderte und psychisch kranke Menschen sowie für Kinder.

Zu diskutieren ist in diesem Zusammenhang, ob die Pflegekraft-Patienten-Kommunikation möglicherweise analog zum Habermasschen Konzept der „therapeutischen Kritik" verstanden werden kann. Diese stellt Habermas vor dem Hintergrund der Beziehung zwischen Psychoanalytiker und Analysanden dar. Ziel der therapeutischen Kritik ist es, den Analysanden zu einer *„reflexiven Einstellung zu seinen eigenen expressiven Äußerungen"* (Habermas 1988, 42) zu befähigen und damit Wahrhaftigkeit zu ermöglichen. Im Unterschied zu anderen Diskursen befindet sich der Klient gegenüber dem Analytiker aber nicht in einer symmetrischen Position, sondern *„die Voraussetzungen eines Diskurses können erst erfüllt werden, nachdem die Therapie zum Erfolg geführt hat"* (Habermas 1988, 43). Dies gilt für den Diskurs selbst, in der Eingangs- und der Ausgangssituation gilt aber *„in jedem Fall"*, daß *„die Mündigkeit und Freiwilligkeit des Patienten unhintergehbar ist"* (Richter 1998, 64), d. h. der Patient entscheidet, ob er sich in eine Behandlung begibt und er entscheidet auch, ob er der Diagnose und dem Behandlungsvorschlag zustimmen kann. Wie Richter (1998, 65) darlegt, verwendet Habermas den Begriff des therapeutischen Diskurses für Aufklärungs- und Bildungsprozesse. Möglicherweise könnte dieses Konzept auch fruchtbar für das Verständnis gesundheitsbezogener Aufklärung oder emotional stützender Gespräche im Rahmen pflegerischer Kommunikation sein.[25]

---

[25] Aspekte, die bei der Offenlegung des ärztlichen Expertenwissens von Bedeutung sind und die auch in Hinblick auf die Informationsgabe im Rahmen der Pflegekraft-Patienten-Kommunikation zu erwägen sind, diskutieren Koerfer et al. (1994, 66 ff.).

2. Zusammenfassung und Schlußfolgerungen

In diesem Kapitel wurden unterschiedliche Konzepte zur Gestaltung der Interaktionsstruktur in der Pflege vorgestellt. Diese Konzepte werden hier als normative Vorgaben betrachtet, wie mit den phänomenologisch identifizierten Schlüsselproblemen der pflegerischen Interaktion umgegangen werden soll. Während in der expertokratischen Orientierung Normen vom Gesundheitssystem gesetzt werden, gelten in der autonomistischen Orientierung per se die Normen der Patienten, in der lebensweltbezogenen Orientierung sollen Pflegekräfte stellvertretend und kommunikativ ein gesundheitsbezogenes Problem des Patienten deuten und dadurch die Klienten bei der autonomen Entscheidungsfindung unterstützen und beim verständigungsorientierten Konzept sollen die Normen in der idealen Sprechsituation vermittels eines rationalen Diskurses zwischen den Beteiligten ausgehandelt werden.

Wie gezeigt wurde, orientieren sich die meisten pflegetheoretischen Modelle an einer expertokratischen Norm. Durch die Analyse der Pflegekraft-Patienten-Kommunikation in Teil I – Bestimmungselement „Pflegewirklichkeit" – wurde festgestellt, daß die Pflegekräfte sich vielfach mit den Normen der Schulmedizin identifizieren und daher Schwierigkeiten im Umgang mit aus ihrer Sicht „unkooperativen" Patienten haben. Auch bei der Bewältigung der Pflegewirklichkeit dominiert also die expertokratische Norm. Wie hier argumentiert wurde, impliziert die expertokratische Kommunikation, bei der das Handeln an den Normen des Gesundheitssystems ausgerichtet wird, die Fremdbestimmung sowohl der Patienten als auch der Pflegekräfte. Während Pflegekräfte dies häufig gar nicht bemerken, leiden Patienten unter den Versuchen der Pflegekräfte, ihre selbstbestimmten Entscheidungen zu unterbinden. Letztlich behindert die expertokratische Kommunikation aber die Entfaltung beider Beteiligten, denn sie führt zur Anpassung an gegebene Normen anstelle zur selbstbestimmten Lebensführung und wirkt damit langfristig nicht gesundheitsfördernd sondern -hemmend (vgl. Trojan/Stumm 1992). Die autonomistische und die lebensweltbezogene Orientierung stellen die Normen der Patienten in den Vordergrund. Wenngleich eine stärkere Betonung der Patientenperspektive vor dem Hintergrund der vorherrschenden expertokratischen Kommunikationsstruktur notwendig ist, so kann die Lösung aber auch nicht darin bestehen, nun die Vorstellungen der Pflegekräfte und des Gesundheitssystems gar nicht mehr zu berücksichtigen, denn dies hätte wiederum die Unterordnung der Pflegekräfte zur Folge. Die Vermittlung der

2. Zusammenfassung und Schlußfolgerungen

Perspektiven aller an der Interaktion Beteiligten wird von der verständigungsorientierten bzw. demokratischen Norm angestrebt, sowohl die Ansprüche der Pflegekräfte als auch die der Patienten werden dabei in einen Kompromiß überführt. Auch wenn an dieser Stelle noch nicht alle Fragen abschließend geklärt werden konnten und möglicherweise in einigen Situationen auch andere Normen leitend sein sollten, wird die Norm einer auf Einverständnis abzielenden Kommunikation daher im folgenden bei der Beurteilung und Planung von Kommunikation als Maßstab zugrunde gelegt. Wie durch die vorangehende Untersuchung der zentralen Strukturen der Pflegekraft-Patienten-Kommunikation aufgezeigt wurde, ist die Umsetzung dieser Norm in der Realität durch die Macht- und Abhängigkeitsbeziehung zwischen Pflegekraft und Patient ständig gefährdet und erfordert besondere Kompetenzen auf Seiten der Pflegekräfte, etwa die Erkenntnis und Anerkennung der gegebenen Machtstrukturen, welche durch die Ausbildung gefördert werden müssen.

Das Ausbildungsziel der verständigungsorientierten Interaktion kann aber nicht erreicht werden, indem den Auszubildenden Normen gesetzt werden, vielmehr ist eine kritische Auseinandersetzung mit Normen erforderlich. *„Zur bildenden Auseinandersetzung gehört zentral die – an exemplarischen Beispielen zu erarbeitende – Einsicht, daß und warum die Frage nach 'Lösungen' der großen Gegenwarts- und Zukunftsprobleme verschiedene Antworten ermöglicht, die etwa durch unterschiedliche ökonomisch-gesellschaftliche-politische Interessen und Positionen oder durch klassen-, schichten- oder generationsspezifische Sozialisationsschicksale und Wertorientierungen oder durch höchst individuelle weltanschauliche Grundentscheidungen bedingt sein können"* (Klafki 1993, 61). Der Unterricht hat die Aufgabe, eine differenzierte Problemklärung vorzunehmen, also z. B. die Machtverhältnisse der Pflegekraft-Patienten-Kommunikation zu verdeutlichen und über die zentralen Problemlösungswege, die normativen Orientierungen und die damit verbundenen Interessenlagen aufzuklären. Dabei sind auch die gegenwärtig vorherrschenden Normen und ihre Folgen transparent zu machen. Die unterschiedlichen Normen sollten in der Ausbildung aber nicht nur gleichberechtigt nebeneinander stehen bleiben, sondern Gegenstand des Unterrichts muß auch ihre Beurteilung sein. Das entscheidende Urteilskriterium, so schlägt Klafki (1993, 61) vor, läßt sich in der Frage ausdrücken: *„Wieweit können die einem Lösungsvorschlag zugrundeliegenden Prinzipien für alle potentiell Betroffenen verallgemeinert werden?"*, d. h. für die pflegerische Interaktion müßten bei der Beurteilung mindestens die Perspektiven von Pflegekräften und Patienten bedacht werden. Durch eine solche diskursive Auseinandersetzung über unterschiedliche normative Orientierungen wird die eigene Urteilsbildung der Auszubildenden ermöglicht. Normen werden nicht gesetzt, sondern kritisch reflektiert. Die dadurch zu erwerbende, auf normengeleitete Kommunikation bezogene Teilkompetenz der kommunikativen Kompetenz kann als moralisch-praktische Kompetenz bezeichnet werden.

Eine im Zusammenhang mit theoretischen Normen zentrale, im Unterricht ebenfalls zu thematisierende Schwierigkeit ist das Theorie-Praxis-Problem (vgl. Dewe et al. 1995, 57 ff.). Einerseits können Theorien nicht wie eine Technik in der Praxis angewandt werden, andererseits stellt sich für Auszubildende das Erfordernis, unmittelbar in konkreten Situationen entscheiden und handeln zu müssen. Aufgabe des Unterrichts ist es hier, die Differenz von theoretischer Reflexion und praktischem beruflichen Handeln und dem damit verbundenen Wissen sowie die Bedeutung theoretischen Wissens für das berufliche Handeln aufzuzeigen.

In den beiden vorangehenden Teilen der Arbeit wurde den Fragen nachgegangen, welche Anforderungen sich an die kommunikative Kompetenz von Pflegekräften in der Pflegepraxis stellen und nach welchen Normen diese bewältigt werden sollen. Dabei wurden in Teil I Schlüsselprobleme identifiziert, wie z. B. der Umgang mit „zwingender" und „verweigernder" Macht und der Umgang mit freien Entscheidungen der Patienten. In Teil II wurden normative Konzepte vorgestellt und diskutiert, die die Beurteilung und Reflexion beobachteten Verhaltens und die Planung zukünftigen Handelns ermöglichen. Mit Vorbehalten, die mit dem bislang noch unzureichenden Forschungsstand begründet werden, wurde für Verständigungsorientierung als normatives Leitbild der Pflegekraft-Patienten-Kommunikation plädiert. Diese beiden Teile repräsentieren die Anforderungen, für die Auszubildenden qualifiziert werden sollen. Daß diese in der Praxis häufig nicht angemessen bewältigt werden, hängt u. a. damit zusammen, daß bei der Generierung von Handlungen die subjektiven Ansprüche des Subjekts, wie Bedeutungszuschreibungen, Wünsche und Phantasien, beachtet werden müssen. Um die inneren Ansprüche des Individuums konzeptualisieren und in ein didaktisches Konzept überführen zu können, wird sich der folgende Teil der Entfaltung eines geeigneten persönlichkeitstheoretischen Modells widmen.

III Bestimmungselement „Persönlichkeitstheoretische Grundlage"

Im Bestimmungselement „Pflegewirklichkeit" wurden die situativen Anforderungen der Pflegekraft-Patienten-Kommunikation ermittelt und im Bestimmungselement „Pflegetheoretische Normen" wurde die verständigungsorientierte Norm als wünschenswerte normative Zielorientierung der Kommunikation aus Sicht der Pflegetheorie bestimmt. In diesem Teil der Arbeit wird der Frage nachgegangen, welche inneren Ansprüche sich dem Individuum bei der Generierung von Handlungen stellen und wie die inneren Ansprüche und die Anforderungen der Realität psychisch verarbeitet werden. Auf der Basis einer geeigneten Persönlichkeitstheorie, welche die Komplexität psychischer Verarbeitung erfaßt, können Voraussetzungen für gelungene, d. h. situations- und realitätsgerechte und auf Einverständnis zielende Kommunikation, bzw. Ursachen von Kommunikationsstörungen verstanden und Bedingungen für den Erwerb kommunikativer Kompetenz bestimmt werden.

Bei der Suche nach einer geeigneten persönlichkeitstheoretischen Grundlage für das didaktische Konzept setze ich mich zunächst mit einer Theorie auseinander, die oft zur Konzeptualisierung der Interaktion und der dafür erforderlichen Qualifikationen herangezogen wird, nämlich dem symbolischen Interaktionismus (Kap. 1). Da die Prüfung dieses Ansatzes aber zu dem Ergebnis führt, daß er nicht in der Lage ist, die psychische Verarbeitung angemessen zu erfassen, wird das psychoanalytische Persönlichkeitsmodell herangezogen (Kap. 2). Dies erweist sich als fruchtbar, denn es beschreibt differenziert die psychische Verarbeitung als Synthese der Ansprüche der Realität, des Es und des Über-Ich und zeigt in der psychischen Verarbeitung gründende Ursachen für gelungene und gestörte Kommunikation auf. In Kap. 3 werden daraus Schlußfolgerungen für die Förderung der kommunikativen Kompetenz gezogen.

III Bestimmungselement „Persönlichkeitstheoretische Grundlage"

1. Interaktionistisches Persönlichkeitsmodell

Beim Interaktionismus handelt es sich um eine Gesellschafts- und Sozialisationstheorie, die v. a. die mikrosoziologische Perspektive, nämlich die Interaktion zwischen einzelnen Individuen in den Blick nimmt. Einer der herausragenden Theoretiker war George Herbert Mead (1863-1931). Indem der Interaktionismus davon ausgeht, daß die Bedeutungen von Dingen und Beziehungen in sozialen Interaktionen ausgehandelt werden und daß diese Bedeutungen in der Auseinandersetzung mit der Umwelt verändert und situationsspezifisch interpretiert werden (vgl. Blumer 1973, 81), tritt er für sogenannte qualitative und interpretative Methoden sozialwissenschaftlicher Forschung ein. Das Forschungsinteresse richtet sich darauf, wie in sozialen Lebenswelten Bedeutungen konstituiert werden.

Im folgenden werden einige Grundgedanken der interaktionistischen Theorie unter der Frage dargestellt, welche Voraussetzungen aus dieser Perspektive für die gelungene Bewältigung von Kommunikationssituationen erforderlich sind. Dabei sind die Begriffe Ich-Identität und Interaktion von Bedeutung.

Im Konzept der Identität bzw. der Ich-Identität führt die interaktionistische Theorie einen biographisch geprägten Anteil, die personale Identität, und einen Anteil, der in aktuelle soziale Situationen eingebunden ist, die soziale Identität, zusammen. *„Die persönliche Identität kommt zum Ausdruck in einer unverwechselbaren Biographie, die soziale Identität in der Zugehörigkeit ein und derselben Person zu verschiedenen, oft inkompatiblen Bezugsgruppen. Während persönliche Identität so etwas wie Kontinuität des Ich in der Folge der wechselnden Zustände der Lebensgeschichte garantiert, wahrt soziale Identität die Einheit in der Mannigfaltigkeit verschiedener Rollensysteme, die zur gleichen Zeit 'gekonnt' sein müssen. (...) Ich-Identität kann dann als die Balance zwischen der Aufrechterhaltung beider Identitäten, der persönlichen und der sozialen, aufgefaßt werden"* (Habermas 1968/1973, 13). In jeder Interaktion stellt sich die Herausforderung, die beiden z. T. widersprüchlichen Identitäten ins Gleichgewicht zu bringen, erneut. Die personale Identität verlangt die Darstellung von Unverwechselbarkeit und Einmaligkeit, die soziale Identität die Darstellung von Gewöhnlichkeit und die Orientierung an normierten Verhaltenserwartungen. Vor diesem Hintergrund definieren Krüger/Lersch (1993, 140) Ich-Identität als Fähigkeit, *„sich in beliebigen Situationen als derjenige darzustellen, der angesichts unvereinbarer Rollenerwartungen und im Durchgang durch eine Folge widersprüchlicher Lebensabschnitte sozial handlungsfähig bleibt"* (Hervorhebung I. D.).

1. Interaktionistisches Persönlichkeitsmodell

Wie erfolgt nun diese Ausbalancierung in der Interaktion mit anderen und welches sind Kriterien für die gelungene Interaktion? Unter Interaktion wird in der interaktionistischen Theorie das *„wechselseitige (...) Aufeinander-Bezugnehmen der Akteure durch Erwartungen an das Verhalten anderer und das antizipierende Erwarten von den Erwartungen an das eigene Verhalten"* (Brumlik/Holtappels 1987, 91) verstanden. „Wechselseitiges Aufeinander-Bezugnehmen" meint nun aber nicht, daß die aneinander herangetragenen Erwartungen einfach übernommen werden. Vielmehr werden diese Erwartungen vom Subjekt interpretiert und *„mit selbstentworfenem Handeln beantwortet"* (Tillmann 1993, 134). Dabei ist die Antwort des Subjekts i. d. R. nicht völlig bzw. nur teilweise deckungsgleich mit der Erwartung seines Gegenübers[26] und auf diese Antwort wird das Gegenüber mit einer Antwort reagieren, die ebenfalls nur teilweise den Erwartungen entspricht. Indem die an der Interaktion Beteiligten wechselseitig ihre Erwartungen antizipieren,[27] sie interpretieren und eigene Verhaltens- bzw. Identitätsentwürfe entgegenhalten,[28] findet ein Aushandlungsprozeß statt, der entweder zu einem Einverständnis, oder aber, wenn dies nicht zu erzielen ist, zu einem Abbruch der Interaktion führen kann. Auf diese Weise wird über die gegenseitigen Erwartungen auch die Identität in Interaktionsprozessen immer wieder neu ausgehandelt. Nach Maßgabe des Interaktionismus ist eine Interaktion dann befriedigend, wenn Raum für die Darstellung der eigenen Identität vorhanden ist und wenn die wechselseitigen Bedürfnisse und Erwartungen zumindest partiell erfüllt werden (vgl. Tillmann 1993, 138).

Die interaktionistische Theorie nennt zwei Voraussetzungen für eine solche befriedigende Interaktion. Erstens benötigen die Subjekte, um in Interaktionen ihre Ich-Identität immer wieder hervorbringen zu können, bestimmte Fähigkeiten. Habermas (1968/1973) hat neben allgemeiner Sprachkompetenz und empathischen Fähigkeiten Frustrationstoleranz, Ambiguitäts-toleranz und Rollendistanz als sogenannte „Grundqualifikationen des Rollenhandelns" identifiziert. Diese wurden von Krappmann (1969) als „identitätsfördernde Fähigkeiten" mit

---

[26] Deckungsgleiche Erwartungen sind nach der Theorie des symbolischen Interaktionismus die Ausnahme und Anzeichen für einen hohen Grad an Repression, z. B. in „totalen Institutionen" (Goffman 1972). Der Interaktionismus wendet sich damit gegen die Position der strukturfunktionalistischen Theorie.

[27] Der Vorgang, daß sich das Subjekt in die Rolle seines Gegenübers versetzen kann und sich mit dessen Augen betrachten kann, wird als „role-taking" bezeichnet.

[28] Das Einbringen eines eigenen Verhaltens- bzw. Identitätsentwurfs benennt die interaktionistische Theorie als „role-making".

III Bestimmungselement „Persönlichkeitstheoretische Grundlage"

anderen Schwerpunkten weiter präzisiert. *„Nur wenn ein Subjekt über diese Grundqualifikationen (des Rollenhandelns) verfügt, kann es in selbstbewußter und bedürfnisorientierter Weise an der gesellschaftlichen Interaktion teilnehmen"* (Tillmann 1993, 142; Einschub I. D.).

Die zweite Voraussetzung für befriedigende Interaktion besteht darin, daß die Individuen auch ausreichend Raum haben müssen, um ihre Identitäten einbringen und ihre Bedürfnisse wechselseitig befriedigen zu können. Günstige Bedingungen beschreibt der Interaktionismus mit dem Terminus der „repressionsfreien Interaktion" (vgl. Tillmann 1993, 142). Die Aushandlungsfreiräume sind aber z. B. in Institutionen wesentlich eingeschränkt, hier sind die Erwartungen an die Interaktanden institutionell definiert und werden von daher mit bestimmten Handlungsregularien zementiert.

Sind die von der interaktionistischen Theorie entwickelten Vorstellungen von Identität und Interaktion nun geeignet, um die bei der Kommunikation erforderliche psychische Verarbeitung der inneren und äußeren Ansprüche zu erfassen? Dem Interaktionismus gelingt es, mit der *„repressionsfreien Interaktion"* geeignete Rahmenbedingungen und mit den *„Grundqualifikationen des Rollenhandelns"* die individuellen Voraussetzungen für gelungene Interaktion zu beschreiben. Allerdings sagen die Grundqualifikationen nichts darüber aus, welche inneren Ansprüche berücksichtigt werden müssen und wie die Verarbeitung funktioniert, sondern diese Begriffe sind bereits das Ergebnis einer bestimmten Verarbeitung. Brumlik (1989, 775) kennzeichnet diesen Mangel in den Ansätzen von Habermas (1968/1973) und Krappmann (1969) als *„Phantomhaftigkeit des Selbst"*, welches allein dadurch definiert wird, daß es in der Lage ist, sich von anderen abzugrenzen,[29] nicht aber durch seine *„Bestände kontinuierlicher Art"* (Brumlik 1989, 776). Zwar rekurriert Habermas (1974, 219) z. T. auf die psychoanalytische Theorie, so faßt er mittels der psychoanalytischen Strukturbegriffe die *„innere Koordinierung"* von Interaktionsmustern. Er interessiert sich aber nicht für die spezifischen Erfahrungen eines Individuums, die bestimmen, wie die innerpsychische Verarbeitung und schließlich auch die äußerlich sichtbare Handlung bzw. Interaktion ausfällt. Dieser Mangel ist m. E. nicht zuletzt auf die soziologi-

---

[29] Habermas (1974, 194) schreibt: *„Wir können jetzt sagen, daß sich das Ich in einem System von Abgrenzungen konstituiert, worin sich die Subjektivität der inneren Natur gegenüber der Objektivität einer wahrnehmbaren äußeren Natur, gegenüber der Normativität der Gesellschaft und gegenüber der Intersubjektivität der Sprache abgrenzt"* (Hervorhebung im Original).
„Das Ich kann sich gerade in der Unterscheidung des bloß Subjektiven vom Nicht-Subjektiven mit sich selbst identifizieren" (Habermas 1974, 195).

sche Perspektive des Interaktionismus zurückzuführen. Hinsichtlich der Förderung der kommunikativen Kompetenz muß den „kontinuierlichen Beständen" bzw. den Erfahrungen eines Individuums und den damit verbundenen innerpsychischen Verarbeitungsweisen besondere Aufmerksamkeit gewidmet werden, weil nur auf dieser Grundlage die individuelle Genese kommunikativer Kompetenz angemessen verstanden und gefördert werden kann. Dies gelingt mit Hilfe der psychoanalytischen Persönlichkeitstheorie, welche im folgenden Kapitel mit ihren Grundgedanken dargestellt wird.

2. Psychoanalytisches Persönlichkeitsmodell[30]

Freud (1972e, GSW Bd. 14, 301) hat die Psychoanalyse als die *„Wissenschaft des Unbewußten"* bezeichnet und drei Bedeutungen bestimmt: *„Psychoanalyse ist der Name (1) eines Verfahrens zur Untersuchung seelischer Vorgänge, welche sonst kaum zugänglich sind; (2) einer Behandlungsmethode neurotischer Störungen, die sich auf diese Untersuchung gründet; (3) einer Reihe von psychologischen, auf solchem Wege gewonnenen Einsichten, die sich allmählich zu einer neuen wissenschaftlichen Disziplin zusammenwachsen"* (Freud 1972b, GSW Bd. 13, 211). Zur Entwicklung einer Theorie „des Unbewußten" muß sich die Psychoanalyse gegenstandsgemäßer Forschungsmethoden bedienen. So kann das Unbewußte nicht von außen beobachtet werden, sondern muß aus den Äußerungen und Handlungen des Klienten interpretativ erschlossen werden. Die „Datenerhebung" erfolgt im analytischen Gespräch zwischen Klient und Therapeut u. a. durch die Technik der *„freien Assoziation"*. Dabei wird der Klient veranlaßt, seine freien Einfälle gegen seine inneren Widerstände und Hemmungen zu offenbaren. Die psychoanalytische Theoriebildung erfolgte schließlich durch die Verallgemeinerung der am einzelnen Fall gewonnenen Erkenntnisse.

Die von Freud entdeckten Zusammenhänge über die Struktur und Funktionsweise der menschlichen Psyche ermöglichen nicht nur das Verständnis und die Therapie neurotischer Störungen, sondern das Verständnis menschlicher Denk- und

---

[30] Eine umfassende Darstellung von Freuds Theorie der Psychodynamik unter berufspädagogischer Perspektive nimmt Lehmkuhl (1998, Habilitationsschrift in Vorbereitung) vor. In ihrer Arbeit prüft sie die Bedeutung der Psychoanalyse für die Qualifizierung von Arbeitnehmern unter den Anforderungen der Lean Production.

III Bestimmungselement „Persönlichkeitstheoretische Grundlage"

Handlungsfähigkeit überhaupt und damit auch der Kommunikationsfähigkeit von Pflegekräften. Im folgenden werden die von der Psychoanalyse entwickelten Thesen zur Funktionsweise der menschlichen Psyche zunächst vor dem Hintergrund der Frage dargestellt, welches die Voraussetzungen für gelungene Kommunikation bzw. welches mögliche Ursachen für Kommunikationsstörungen sind (2.1). Dies wird an zwei Beispielen illustriert (2.2). Desweiteren wird der Frage nachgegangen, welche Faktoren die psychische Verarbeitung beeinflussen (2.3) und schließlich werden Schlußfolgerungen für die Krankenpflegeausbildung gezogen (Kap. 3).

2.1 Voraussetzungen für „gelungene" Kommunikation

Um die Voraussetzungen für gelungene Kommunikation angemessen fassen zu können, werden zunächst die Struktur und Funktion des *„psychischen Apparates"*, nämlich die psychischen Qualitäten Unbewußt, Vorbewußt und Bewußt und die Instanzen Es, Ich und Über-Ich, erläutert. Die Darstellung orientiert sich in erster Linie an den späteren Werken Freuds, wie dem *„Abriß der Psychoanalyse"* (Freud 1972g, GSW Bd. 17), und konzentriert sich auf die grundlegenden Begriffe und Zusammenhänge. Dies hat zwangsläufig eine starke Vereinfachung des komplexen Theoriegebäudes zur Folge. Auch erscheint die Psyche durch die Verwendung der theoretischen Begriffe zergliedert, sie ist aber in Struktur und Funktion als Ganzes zu sehen und zu verstehen.

Eine Grundannahme der Psychoanalyse besagt, daß ein bedeutender Teil des Seelenlebens nicht in das Bewußtsein des Menschen vordringt, aber trotzdem vorhanden ist, und, was noch bedeutungsvoller ist, auch im Handeln wirksam ist. Freud (1972g, GSW Bd. 17, 83 ff.) unterscheidet je nach Bewußtseinsgrad drei Systeme, nämlich Unbewußt, Vorbewußt und Bewußt. Im Unterschied zu bewußten Vorstellungen sind vorbewußte Vorstellungen zunächst nicht bewußt, können aber leicht ins Bewußtsein gerufen werden. Dagegen setzt das Innere dem Bewußtwerden der im eigentlichen Sinne unbewußten Vorstellungen Widerstände entgegen. Gleichwohl erreichen „Abkömmlinge" des Unbewußten auch das Bewußtsein, jedoch nur in entstellter Form. Überhaupt sind die Systemgrenzen grundsätzlich durchlässig, nicht nur können unbewußte Inhalte vorbewußt und schließlich bewußt werden, auch umgekehrt können bewußt gemachte Erfahrungen unbewußt werden. Dabei stehen die Systeme in wechselseitigem Austausch. Die drei psychischen Bereiche lassen sich ferner durch ihre unterschiedlichen Arbeitsweisen voneinander abheben. So sind die Vorstellungen im Vorbewußten und im Bewußten mit Wortvorstellungen verbunden, während die Erfahrungen des Unbewußten nicht versprachlicht sind.

Desweiteren unterscheidet Freud drei Instanzen, die sich im Verlauf der ersten sechs Lebensjahre herausbilden, nämlich das Es, das Ich und das Über-Ich. Das Es ist die älteste psychische „Provinz". „*Sein Inhalt ist alles, was ererbt, bei Geburt mitgebracht, konstitutionell festgelegt ist, vor allem also die aus der Körperorganisation stammenden Triebe*" (Freud 1972g, GSW Bd. 17, 67). Damit ist aber nicht gemeint, daß das Es die körperlichen Triebe selbst enthält, sondern nur deren psychische Repräsentanzen (vgl. Lehmkuhl 1998, 66) oder mit den Worten Freuds: „*Sie (die Triebe) repräsentieren die körperlichen Anforderungen an das Seelenleben*" (Freud 1972g, 70, GSW Bd. 17, Einschub I. D.). Das zentrale Anliegen des Es ist es, diesen Triebrepräsentanzen Befriedigung zu verschaffen. „*Das Es gehorcht dem unerbittlichen Lustprinzip*" (Freud 1972g, GSW Bd. 17, 129). Mit den Triebrepräsentanzen enthält das Es zugleich ein großes „*Libidoreservoir*", d. h. ein großes Ausmaß an sexueller[31] Energie, mit der Vorstellungen und Empfindungen und damit auch die Beziehungen zu anderen Menschen lustvoll besetzt werden können (vgl. Lehmkuhl 1998, 76). Aus diesem Energiereservoir schöpft auch das Ich, der weitgehend ungehinderte Fluß der Energie ist Voraussetzung für jegliche Art von Handlungsfähigkeit.

Aus dem Es wird im Laufe der Entwicklung das Ich gebildet. Das Ich übernimmt die Wahrnehmung der Außenwelt und ist damit realitäts- und gegenwartsorientiert. Zugleich hat es synthetische Aufgaben, indem es die Außenwelt vor dem Hintergrund der Triebansprüche überprüft und entscheidet, ob die Triebansprüche „*zur Befriedigung zugelassen werden sollen, diese Befriedigung auf die in der Außenwelt günstigen Zeiten und Umstände (...) (verschoben) oder ihre Erregungen überhaupt unterdrückt*" (Freud 1972g, GSW Bd. 17, 68; Einschub I. D.) werden sollen. Mit der Entstehung des Ich wird das Lustprinzip des Es vom „*Realitätsprinzip*"

---

[31] Dabei wird der Begriff „sexuell" in der Psychoanalyse in einem umfassenderen Sinn gebraucht, als dies normalerweise üblich ist. „*Der Begriff des Sexuellen umfaßt in der Psychoanalyse weit mehr; er geht nach unten wie nach oben über den populären Sinn hinaus. (...); wir rechnen zum 'Sexualleben' auch alle Betätigungen zärtlicher Gefühle, (...) auch wenn diese Regungen eine Hemmung ihres ursprünglich sexuellen Zieles erfahren oder dieses Ziel gegen ein anderes, nicht mehr sexuelles vertauscht haben. Wir sprechen darum auch lieber von Psychosexualität, legen so Wert darauf, daß man den seelischen Faktor des Sexuallebens nicht übersehe und nicht unterschätze. Wir gebrauchen das Wort Sexualität in demselben umfassenden Sinne, wie die deutsche Sprache das Wort 'lieben'*" (Freud 1972a, GSW, Bd. 8, 120, Hervorhebung im Original).

III Bestimmungselement „Persönlichkeitstheoretische Grundlage"

(Freud 1972g, GSW Bd. 17, 129) abgelöst. Durch seine Realitätsorientierung dient das Ich der Selbsterhaltung und der Sicherheit, welche das Es in seinem Streben nach Triebbefriedigung vernachlässigt.

Die dritte Instanz, das Über-Ich, erwächst aus dem Ich. Es umfaßt den Bereich der internalisierten Gebote und Verbote. „*Als Niederschlag der langen Kindheitsperiode, während der der werdende Mensch in Abhängigkeit von seinen Eltern lebt, bildet sich in seinem Ich eine besondere Instanz heraus, in der sich dieser elterliche Einfluß fortsetzt*" (Freud 1972g, GSW Bd. 17, 69). Indem im Über-Ich der Kinder das Über-Ich der Eltern weiterlebt, werden auch familiäre und gesellschaftliche Werte und Normen in der Psyche tradiert.

Mit der Hervorbringung des Über-Ich fällt dem Ich eine weitere Aufgabe zu, es muß nun nicht mehr nur zwischen den Triebbedürfnissen des Es und den Anforderungen der Realität, sondern darüber hinaus auch noch zwischen diesen beiden und den Geboten des Über-Ich vermitteln (vgl. Abbildung 4). „*Eine Handlung ist dann korrekt, wenn sie gleichzeitig den Anforderungen des Es, des Über-Ichs und der Realität genügt, also deren Ansprüche miteinander zu versöhnen weiß*" (Freud 1972g, GSW Bd. 17, 69). Freud bezeichnet die drei zu vermittelnden Bereiche als „*Zwingherren*" (Freud 1972f, GSW Bd. 15, 84) des Ich. Durch diesen Begriff wird deutlich, daß der Autonomie des Ich Grenzen gesetzt sind.

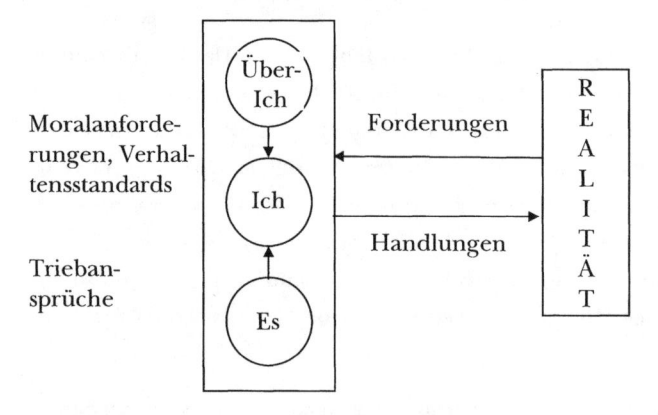

Abbildung 4: Psychischer Apparat nach Freud (nach: Tillmann 1993, 58)

Eben die realitätsgerechte Synthese der drei „*Zwingherren*" kann damit aus der Sicht der Psychoanalyse als Voraussetzung für gelungene, d. h. situationsgerechte und normengeleitete, Pflegekraft-Patienten-Kommunikation betrachtet werden. Dabei repräsentieren das Es und das Über-Ich die inneren Ansprüche des Individuums, die Anforderungen der Realität werden in der Pflegekraft-Patienten-

Kommunikation durch die im Bestimmungselement „Pflegewirklichkeit" identifizierten Schlüsselprobleme repräsentiert. Die Ansprüche des Es, des Über-Ich und der Realität sind meistens durchaus widersprüchlich. Um die verschiedenen Ansprüche synthetisieren zu können, ist ein starkes Ich erforderlich, das die Anforderungen des Über-Ich, die Bedingungen der Realität und die Wünsche des Es kritisch überprüft, ggf. zurückweist und dann mögliche Kompromißlösungen ermittelt. Eine Form der Kompromißlösung zwischen den Triebrepräsentanzen und der äußeren Realität stellt der Bewältigungsmechanismus der Sublimierung dar. Da nicht die gesamten Triebbedürfnisse unmittelbar befriedigt werden können, wird dabei ein großer Teil der Energie auf andere, kulturell höherstehende Ziele umgelenkt und die Triebe werden dann andersartig befriedigt.[32] Das Finden solcher Kompromisse setzt aber voraus, daß die widersprüchlichen Anforderungen dem Individuum bewußt sind.

Eine solche realitätsgerechte Bewältigung gelingt nicht, wenn das Ich aus unterschiedlichen Gründen nicht in der Lage ist, die widersprüchlichen Ansprüche kritisch zu prüfen. Sie bleiben dann in ihrer ursprünglichen Form bestehen und eine kompromißhafte Lösung erscheint zunächst nicht möglich. Daraus resultieren unlustvolle Gefühle und Affekte, in erster Linie Ängste, aber auch Scham und Schuldgefühle, Wut und Trauer. Um sich von diesen unangenehmen Gefühlen einschließlich der damit verbundenen kognitiven Inhalte zu entlasten, setzt das Ich unterschiedliche Formen der Abwehr ein (vgl. A. Freud 1984). Abwehrprozesse sind eine normale Reaktion auf aktuelle überfordernde Eindrücke und dienen dem Zweck, die Integrität und den Selbstwert zu erhalten. Sie bewirken, daß die abgewehrten Vorstellungsinhalte dem Bewußtsein entzogen werden, zugleich sind sie selbst unbewußt oder auch vorbewußt. Indem die nicht integrierbaren Ansprüche unbewußt gemacht werden, ist nun eine Synthese der verbliebenen Ansprüche möglich. Je länger aber Abwehrmechanismen bestehen bleiben und je weiter sie von der bewußten Kontrolle des Ich entfernt sind, desto verzerrter wird die Realität wahrgenommen, weil die abgewehrten Vorstellungen in ihrer nicht realitätsangepaßten Form die Wahrnehmung beeinflussen, und

---

[32] Über die Bewertung der Sublimierung gibt es unterschiedliche Ansichten. Während die einen Sublimierung als „Abwehrmechanismus" werten, hier mit ihrer Kulturkritik ansetzen und die gesellschaftliche Triebunterdrückung anprangern, betrachten die anderen die Sublimierung als äußerst gelungene Form des Triebausdrucks (vgl. Lehmkuhl 1998, 74 f. und 80 ff). Mentzos (1993, 197) sieht in der Sublimierung dann einen normalen Bewältigungsmechanismus, wenn das Ergebnis dem Wunsch der betreffenden Person auch tatsächlich gerecht wird.

um so mehr überwiegen die Nachteile der Abwehr, da den unbewußt gemachten Ansprüchen eine Befriedigung vorenthalten wird bzw. sie nur eine indirekte oder symbolische Befriedigung erfahren (vgl. Mentzos 1993). Auch wenn die Affekte und die abgewehrten Vorstellungsinhalte unbewußt wurden, so bestehen sie dennoch im Unbewußten fort, entwickeln sich dort unkontrolliert weiter und bilden Ausläufer, die wieder in entstellter Form bis ins Bewußtsein vordringen. Unbewußte und vorbewußte Sinnzusammenhänge können Grundlage verschiedenster Störungen sein, die das Selbstwertgefühl, das körperliche und seelische Befinden sowie die Denk- und Handlungsfähigkeit und damit auch die Kommunikationsfähigkeit beeinträchtigen können.

Abwehrmechanismen sind z. B. Projektion, Identifikation, Verleugnung, Verdrängung, Regression, Reaktionsbildung, Verlagerung, Verschiebung und Rationalisierung (vgl. Mentzos 1993, 195 ff.). Eine zentrale und sehr bekannte Form der Abwehr ist der Vorgang der Verdrängung. Ausgangspunkt ist dabei ein Konflikt zwischen den Triebbedürfnissen des Es und der Umwelt oder dem Über-Ich. Scheint die Realisierung der Wünsche nicht möglich zu sein, werden die das Ich überfordernden Triebbedürfnisse unbewußt gemacht. Bei der Projektion werden eigene angst- oder schuldauslösende Gefühle, Wünsche und Gedanken auf eine andere Person übertragen, sie werden dann nicht mehr als zu sich selbst gehörig betrachtet. Durch Reaktionsbildung werden unerlaubte oder unlustvolle Vorstellungen abgewehrt, indem entgegengerichtete Verhaltensweisen entwickelt werden. Zu hohe Über-Ich Ansprüche und daraus resultierende Minderwertigkeits- und Schuldgefühle können z. B. durch Identifikation mit den Anforderungen des Über-Ich (vgl. A. Freud 1984, 109 ff.) oder durch übermäßige Initiative und Leistung abgewehrt werden (vgl. Lehmkuhl 1998, 79). Eine realistische Umgangsweise mit dem Über-Ich ist besonders schwer, da die Identifizierung mit dem Über-Ich als Abwehrmechanismus in der westlichen Gesellschaft weit verbreitet und häufig mit beruflichem Erfolg verbunden ist und dementsprechend anerkannt und honoriert wird.

Was haben die beschriebenen Abwehrmechanismen nun mit der Kommunikation zwischen Pflegekräften und Patienten zu tun? Werden Ansprüche abgewehrt anstelle einer rationalen Prüfung und Lösung unterzogen zu werden, so beeinflussen sie unbewußt in ihrer ursprünglichen, nicht realitätsangepaßten Form das kommunikative Geschehen. Die Anforderungen der Realität können daher nicht angemessen bewältigt werden, eine auf Einverständnis abzielende Kommunikation gelingt nicht und es kommt zu Kommunikationsstörungen. An zwei Beispielen soll dies im folgenden illustriert werden.

2.2 Psychoanalytische Deutung von Kommunikationsstörungen

Um den Zusammenhang von dysfunktionaler innerpsychischer Verarbeitung und Kommunikationsstörungen zu verdeutlichen, werden im folgenden zwei Interviewausschnitte, in denen Pflegekräfte Konflikte in der Kommunikation mit Patienten schildern, vor dem psychoanalytischen Hintergrund gedeutet. Die Interviewausschnitte stammen aus halbstrukturierten Interviews, die zunächst nicht mit der Absicht einer tiefenhermeneutischen Bearbeitung erhoben wurden. Die Deutung muß daher zwangsläufig eher oberflächlich bleiben und dient v. a. dem Zweck der Veranschaulichung. Von daher läßt sich auch rechtfertigen, daß die Deutungen ohne Beteiligung der betreffenden Pflegekräfte zustande gekommen sind und daß damit von der üblichen psychoanalytischen Vorgehensweise abgewichen wurde.

Auf die Frage, ob sie schon mal Konflikte mit Patienten gehabt habe, berichtet eine Pflegerin im Interview von einem aus ihrer Sicht „unkooperativen" Patienten.

> *PK: Also, das war ne Situation, das war 'n Patient, der vorher schon im R-Krankenhaus, glaub ich, lag und da auf eigenen Wunsch gegangen ist und der hatte 'n HI und kam dann hierher, weil er auch so Beschwerden hatte und ähm sich hier ja auch überhaupt nichts an sich machen lassen wollte, eigentlich. Er wollte seine Medikamente nicht nehmen und ist dann auch ähm, ich hatte Frühdienst, ist dann auch abends auf eigenen Wunsch gegangen und ist dann so in der Nacht wiedergekommen. Und das war schon ziemlich schwierig und ähm er hat sich eben halt so nichts sagen lassen, hat seine Medikamente nicht genommen, hat nicht, ließ sich kein Blutdruck messen, nichts. Und ich hab zuerst versucht, mit ihm darüber zu sprechen und zu sagen, warum und wofür die Medikamente sind und nachher hab ich dann aber auch gesagt, da wurds mir einfach auch zuviel, weil es brachte überhaupt nichts, er war völlig uneinsichtig, da hab ich gesagt, es ist mir jetzt egal, ob Sie die Tabletten nehmen, es ist Ihre Sache, es ist Ihr Herz und nicht meins. (Int PK E)*

Der Patient verweigert die aus medizinischer Sicht gebotenen Verhaltensweisen und nachdem er sich von ihr nicht mit guten Argumenten überzeugen läßt, wird die Pflegerin ungeduldig, wütend und aggressiv. Sie schleudert dem Patienten an den Kopf, daß es ihr jetzt egal sei, ob er die Tabletten einnehme, es sei seine Sache, sein Herz und nicht ihrs. Aus diesen Worten der Pflegerin spricht eine Verletztheit, ganz als füge der Patient eher ihr einen Schaden zu als sich selbst, die Pflegerin fühlt sich offenbar vom Verhalten des Patienten persönlich gekränkt.

III Bestimmungselement „Persönlichkeitstheoretische Grundlage"

Wie bereits in der Analyse herausgestellt wurde, kann diese persönliche Kränkung als Beleg für die Annahme gewertet werden, daß sich die Pflegerin mit den schulmedizinischen Regeln identifiziert. Der Hintergrund für diese Identifikation kann aus psychoanalytischer Sicht erhellt werden. Demnach ist Identifikation ein Abwehrmechanismus, mit dem starre, nicht realitätsgerechte Über-Ich-Ansprüche abgewehrt werden. Nicht realitätsgerechte Anforderungen an das eigene Verhalten sowie unflexible Vorstellungen davon, was richtig ist und was falsch, bilden also die psychische Basis des nach außen gezeigten Verhaltens der Pflegerin. Für diese Deutung spricht auch, daß die Pflegerin Schuldgefühle entwickelt und im weiteren Verlauf des Interviews meint, sie hätte noch besser auf den Patienten eingehen und ihn dann vielleicht doch noch überzeugen können. Sie bringt damit die Auffassung zum Ausdruck, daß sie sich nicht genügend angestrengt hat und daß das Verhalten des Patienten letztlich auf ihre eigene Unzulänglichkeit zurückzuführen ist. Auch sonst finden sich im Interview mehrere Stellen, in denen sie den Wunsch formuliert, gerne noch mehr für die Patienten tun zu wollen. Daß sie an sich hohe Ansprüche in ihrer beruflichen Arbeit stellt, wird auch von Patienten bemerkt. So urteilt ein Patient, daß sie *„eine der Besten, was Kommunikation und liebevolle Behandlung angelangt"* (Int Pat E) sei. Vor diesem Hintergrund kann die empfindliche Reaktion der Pflegerin in der oben beschriebenen Situation darauf zurückgeführt werden, daß der Patient, der nicht das medizinisch Notwendige tut, ihre Bemühungen zunichte macht, ihre eigenen Über-Ich-Ansprüche zu erfüllen. Daraus resultieren negative Gefühle, wie mangelndes Selbstwertgefühl und Schuldgefühle. Gegenüber dem Patienten entlädt sich dies als Wut, ausgedrückt in der feindselig behaupteten Gleichgültigkeit gegenüber der Erkrankung seines lebensnotwendigen Organs, seines Herzens.

Eine andere Pflegerin erzählt im Interview von Schwierigkeiten im Umgang mit „fordernden" Patienten.

> *PK: Aber wenn, dann waren das eher Patienten, die eher zu hohe Forderungen gestellt haben, ne. Also überzogene, mein ich sicherlich irgendwo, überzogene Forderungen. (..) Eher auch Privatpatienten. (...) Dann reduzier ich mein (PK lacht) <.> Kommunikation <.> auf ein Minimum, das ist wirklich pissig, (PK lacht) (..) so Rachegelüste, (..) und ähm das ist natürlich nicht so kommunikationsfördernd, ganz klar. (..) Dann werd ich ironisch, schnippisch, (..) führt zu nichts, aber man muß (..) man muß ja auch mal was abreagieren. Und gerade mit Ironie, das ist mir schon klar, das ist genau die falsche Methode dann. /.../ Also, ertapp ich mich denn auch dabei, daß ich den dann mal so ins Messer laufen lasse. (..) Mal gucken, was kommt. (Int PK G)*

Nach Ansicht der Pflegerin sind die Wünsche dieser für sie „schwierigen" Patienten nicht angemessen, sondern zu hoch und überzogen. Trotzdem scheint die Pflegerin den Wünschen der Patienten zu entsprechen. In dieser Situation entwickelt sie Rachegefühle und sadistische Gefühle (*„daß ich den dann mal so ins Messer laufen lasse"*), welche sie in Form reduzierter, schnippischer und ironischer Kommunikation auslebt. Wofür sie sich eigentlich rächen muß, sagt die Pflegerin im Interview nicht. Rachegefühle sind i. d. R. eine Reaktion auf eine Schädigung durch eine andere Person, offenbar fühlt sich die Pflegerin persönlich gekränkt und enttäuscht. Unabhängig von der Frage, ob die Wünsche der Patienten tatsächlich überzogen sind und welches Kriterien für angemessene Wünsche sind, bezieht die Pflegerin den Umstand, daß ein Patient ihrer Meinung nach überzogene Wünsche an sie richtet, nicht nur auf ihre Rolle als Pflegekraft, sondern auf sich persönlich und interpretiert den Wunsch als Abwertung ihrer Person. Die persönliche Kränkung, die sie empfindet, könnte als Hinweis dafür gedeutet werden, daß sie mit dieser Beziehung unbewußt Bedürfnisse und Wünsche nach Liebe und Anerkennung, verbindet, die in dieser Art von Beziehung eigentlich gar nicht angebracht sind. Indem „fordernde" Patienten mehr einfordern, als sie bisher erhalten haben und damit ihre Unzufriedenheit mit den Leistungen zum Ausdruck bringen, entziehen sie der Pflegerin die Befriedigung dieser Bedürfnisse, schaden ihr auf diese Weise und lösen in ihr Rachegefühle aus. Das unangenehme Gefühl der Kränkung ist der Pflegerin nicht bzw. nicht mehr bewußt, sie spürt lediglich das für sie entlastende Gefühl, Rache nehmen zu können. Die realen Bedingungen, nämlich die professionelle Beziehung zwischen ihr und dem Patienten, werden von der Pflegerin verkannt.

Diese Beispiele zeigen, wie sich abgewehrte Vorstellungen, wie im Über-Ich enthaltene starre Gebote oder der Wunsch nach Liebe und Anerkennung, in der Kommunikation Ausdruck verschaffen und wie die Abwehrprozesse zu einem kommunikativen Verhalten führen, welches weder der Realität der Patienten, die sich – aus den unterschiedlichsten Gründen – nicht den medizinischen Anordnungen unterwerfen möchten oder einen überhöhten Wunsch äußern, noch der Realität der Pflegekräfte selbst gerecht wird. An dieser Stelle kann festgehalten werden, daß sich aus Sicht der Psychoanalyse Kommunikationsstörungen zu einem großen Teil auf die Abwehr von kognitiven Vorstellungen und damit verbundenen unlustvollen Affekten durch einen der Kommunikationspartner[33] zurückführen lassen. Ansätze zur Förderung der kommunikativen Kompetenz müssen dementsprechend auf die Aufdeckung der Abwehrmechanismen und auf eine realitätsgerechtere Verarbeitung der Ansprüche abzielen. Bevor aber Perspektiven zur Förderung aufgezeigt werden, soll zunächst der Frage nachgegangen werden, von welchen Faktoren die psychische Verarbeitungsweise beeinflußt wird und warum Abwehrprozesse gerade in der Pflegekraft-Patienten-Kommunikation eine große Rolle spielen.

2.3 Einflußfaktoren auf die psychische Verarbeitungsweise

Wie es einer Person gelingt, in einer bestimmten realen Situation die inneren und äußeren Ansprüche zu verarbeiten, hängt von verschiedenen Bedingungen ab. In diesem Kapitel werden drei Einflußfaktoren beleuchtet und auf die Arbeit von Pflegekräften bezogen, nämlich die individuelle Lebensgeschichte, die Bedingungen einer Situation und der gesellschaftlich übliche Umgang mit bestimmten Situationen.

Schwerpunkt der psychoanalytischen Betrachtung ist die individuelle Lebensgeschichte. Dabei wird angenommen, daß bei der Entwicklung des Menschen biologisch angeborene Triebwünsche mit Beziehungs- und Kommunikationsprozessen zusammenwirken. In der Interaktion mit seinen primären Bezugspersonen macht das Kind zahlreiche, anfangs unbewußte, an Triebwünsche gekoppelte und später auch bewußte Erfahrungen. Auf die Äußerung eines Triebwunsches durch das Kind, z. B. in Form von Weinen oder Unruhe, reagieren die Mütter entsprechend ihrer eigenen unbewußten Erfahrungen. So nimmt die eine Mutter vielleicht das Kind sofort hoch, um es zu wickeln oder zu stillen, eine andere wartet eher ab. Auch die Art und Weise, wie die Mütter diese Handlungen durchführen, ist unterschiedlich. So können manche Mütter mit den Bedürfnissen des Kindes nach Bemutterung und Versorgung einfühlsam und verständnisvoll umgehen, andere vielleicht nicht. Diese „szenischen" Erfahrungen werden angesammelt und in Form sogenannter Repräsentanzen[34] gespeichert. Ein Kind, das

---

[33] Dies kann natürlich prinzipiell auch der Patient sein. Da in dieser Arbeit aber die kommunikative Kompetenz von Pflegekräften fokussiert wird, wird das Problem hier nur aus dieser – einseitigen – Perspektive betrachtet.

[34] Die Psychoanalyse unterscheidet drei Kategorien von Erfahrungen bzw. Repräsentanzen, nämlich Erfahrungen über sich selbst (Selbstrepräsentanzen), Erfahrungen über

2. Psychoanalytisches Persönlichkeitsmodell

sich mit seinen Bedürfnissen in dieser ersten, der sogenannten oralen Phase, angenommen fühlt, kann das sogenannte Urvertrauen (Erikson 1973), das grundsätzliche Vertrauen in sich und andere Menschen, entwickeln. Hierzu gehören die emotionale Überzeugung, sich auf die Glaubwürdigkeit anderer verlassen zu dürfen, nicht verloren zu gehen, geliebt zu werden und mit sich und anderen auch ohne Leistungsnachweis zufrieden zu sein (vgl.Muck 1993, 24). Ein Kind dagegen, das sich abgelehnt fühlte, gewinnt mehr oder weniger das grundlegende Gefühl, daß es selbst und die Welt nicht in Ordnung seien. Neben den Repräsentanzen entstehen durch die in der Kommunikation gemachten Erfahrungen auch die Instanzen Ich und Über-Ich und verschiedene Bewußtseinsstufen. *„So strukturiert sich die Psyche, die anstelle kaum vorhandener ererbter Instinktprogrammierungen, gleichsam als 'Niederschlag der Objektbeziehungen' nun die 'Steuerung' des Verhaltens, des Erlebens und des Selbsterlebens übernimmt, durch die eigene Lebensgeschichte: der Mensch 'programmiert' sich für sein Leben, indem er (er-)lebt"* (Muck 1991, 26). Die auf diese Weise geprägte psychische Struktur bildet die Grundlage für immer wiederkehrende Verhaltens-, Erlebens-, Kommunikations- und Denkweisen, zugleich entstehen durch die so individuelle Kommunikation mit „Objekten" auch wieder neue Erfahrungen, die ebenfalls wieder in das Denken und Verhalten eingehen (vgl. Muck 1991, 26).

Ein Beispiel für die Auswirkungen bestimmter Kindheitserfahrungen auf spätere Verarbeitungsweisen ist das besonders von Schmidbauer (1983; 1992a; 1992b) gründlich untersuchte „Helfersyndrom". Das Helfen deutet Schmidbauer als Abwehrmechanismus. Die seelischen Störungen der Helfer entstehen demnach häufig *„durch einen unbewußten Konflikt zwischen verpönten, dem bewußten moralischen Urteil unerträglichen aggressiven und/oder sexuellen Wünschen einerseits, der verinnerlichen Zensur und Abwehr solcher Triebe andererseits"* (Schmidbauer1992b, 109). Im Selbstbild der Helfer *„dominiert oft die Gewissensinstanz über das Ich, oder allgemeiner, über den vernünftigen, realistischen Kompromiß zwischen den gefühlshaften Grundlagen des Verhaltens und den äußeren Leistungsanforderungen"* (Schmidbauer 1992b, 111). Als Ursache einer solchen innerpsychischen Verarbeitung der verschiedenen an das Ich gerichteten Ansprüche identifiziert Schmidbauer (1992a, 52 ff.) das Gefühl des Abgelehntwerdens in der frühen Kindheit. Die *„tiefe narzißtische Kränkung"* führt zur Verdrängung der narzißtischen Triebbedürfnisse und zur Identi-

---

die Mutter oder andere wichtige Bezugspersonen (Objektrepräsentanzen) und Erfahrungen über die Art und Weise des Umgangs miteinander (Beziehungsrepräsentanzen) (vgl. Muck 1991, 26).

fizierung mit einem hohen und unrealistischen Über-Ich. „*Das abgelehnte Kind, (bzw. das sich abgelehnt fühlende Kind, I. D.) das nicht um seiner Selbst willen geliebt wurde, sondern wegen seiner Verhaltensweisen, muß glauben, nur für das, was es macht, geliebt zu werden, nicht für das, was es ist*" (Bauer/Gröning 1992, 66). Eigene Gefühle der Hilflosigkeit und Abhängigkeit und aus der Enttäuschung der Bedürfnisse erwachsende gewalttätige und sadistische Phantasien werden nun abgewehrt und durch die „*Rolle des mächtigen Helfers, der sich für andere Menschen einsetzt*" (Schmidbauer 1992a, 59), ersetzt. Auf diese Weise erhält die Person die Anerkennung von außen, auf die sie aufgrund der mangelnden Selbstliebe angewiesen ist und damit auch narzißtische Befriedigung. Schmidbauer (1983, 23) spitzt die Situation des Helfenden zu, wenn er sie als „*Widerspruch zwischen omnipotenter Fassade und innerem, verwahrlostem Baby*" kennzeichnet. Besonders Pflegeberufe sind prädestiniert für Menschen, die mehr oder weniger Angst vor eigener Bedürftigkeit und Abhängigkeit haben, da der Umgang mit pflegebedürftigen Menschen gute Möglichkeiten bietet, diese Gedanken und Gefühle abzuwehren. In jeder Kommunikationssituation, in der die Pflegekräfte mit diesen für sie angsterregenden Vorstellungen in Berührung kommen, muß die Abwehr erneut errichtet werden.

Unabhängig von der individuellen Lebensgeschichte sind bestimmte Situationen aber auch für eine große Anzahl von Menschen belastend und führen zu Abwehrprozessen. So löst gerade die Arbeit im Krankenhaus viele Grundängste aus. Dabei handelt es sich um reale, existentielle Ängste, die durch den Kontakt mit Ereignissen hervorgerufen werden, welche den Menschen in seiner Existenz bedrohen (vgl. Bauer/Prinzl-Wimmer 1992, 122). Pflegekräfte arbeiten mit Menschen, die von Krankheit, Behinderung, Einsamkeit, Abhängigkeit und Tod betroffen sind. Diese Situationen bringen die Pflegekräfte mit den belastenden Gedanken in Berührung, daß sie selbst krank, behindert, einsam und abhängig werden könnten und daß auch sie selbst einmal sterben müssen. Indem Pflegekräfte oft mit solchen beängstigenden Ereignissen konfrontiert werden, ist in diesem Beruf die Abwehrproblematik besonders gravierend.

Schließlich steht die individuelle Psychodynamik des Helfers in Wechselbeziehung zu gesellschaftlichen und institutionellen Umgangsformen mit bestimmten Situationen, mit kollektiven Abwehrprozessen. So werden Themen, wie Tod und Sterben, in der gesellschaftlichen Interaktion tabuisiert. Auch die Institution Krankenhaus ist u. a. durch festgelegte Handlungs- und Beziehungsabläufe an der Produktion psychosozialer Abwehr von Affekten, wie Ängsten (Angst vor dem Alter, Tod und Einsamkeit) und Schuldgefühlen (Angst davor, den Patienten nicht helfen zu können) beteiligt (vgl. Bauer/Gröning 1992, 60 f.). Menzies

(1974) identifizierte soziale Abwehrtechniken des Pflegedienstes, wie sprachliche Entpersonalisierung der Patienten („die Leber in Bett 10"), Gefühlsverneinung („einer guten Schwester ist es egal, auf welcher Station sie arbeitet"), ritualisierte Aufgabendurchführung und Aufspaltung der Schwester-Patient-Beziehung (vgl. hierzu auch Bain 1998). Schließlich wird die Abwehrproblematik der Helfer durch die gesellschaftlich vorherrschenden Erwartungen an das Helfer-Verhalten in Form unrealistischer Ideale, wie Geduld, Hingabe, psychische Belastbarkeit, Selbstlosigkeit und Freundlichkeit, verstärkt (vgl. Schmidbauer 1992b, 111).

Die vorangehenden Darlegungen machen deutlich, warum gerade die Arbeit von Pflegekräften durch Abwehrprozesse beeinflußt und gestört wird. In der Kommunikation mit Patienten bewirken diese unbewußten oder vorbewußten Zusammenhänge ein Kommunikationsverhalten, das weder der Realität der Patienten noch der der Pflegekräfte gerecht wird. Dadurch läßt sich ein psychoanalytisch begründetes didaktisches Konzept begründen, welches bei der Frage ansetzt, wie in der Ausbildung die psychische Verarbeitung dahingehend beeinflußt werden kann, daß widersprüchliche Ansprüche nicht abgewehrt werden müssen, sondern bewußt bleiben oder werden, dann geprüft, ggf. verworfen und in eine Kompromißlösung überführt werden können.

3. Zusammenfassung und Schlußfolgerungen

Aufgabe diesen Teils war es, eine persönlichkeitstheoretische Grundlage zu bereiten, von der aus ein didaktisches Konzept zur Förderung der kommunikativen Kompetenz begründet werden kann. Die Persönlichkeitstheorie soll in der Lage sein, die Komplexität der inneren und äußeren Einflußfaktoren auf das Zustandekommen eines kommunikativen Verhaltens zu erfassen. Unter diesem Blickwinkel wurden zunächst Grundgedanken der interaktionistischen Theorie dargestellt. Dabei wurde festgestellt, daß die psychische Verarbeitung vom Interaktionismus nur in ihrem Ergebnis, nicht aber in ihrer Struktur, Funktion und den sie prägenden Erfahrungen betrachtet wird. Um die psychische Verarbeitung angemessen fassen zu können, wurde daher die psychoanalytische Theorie herangezogen. Demnach müssen bei der psychischen Verarbeitung die Ansprüche des Es, des Über-Ich und der Realität berücksichtigt werden, gelungene Kommunikation wird durch die realitätsgerechte Synthese der drei Anforderungsbereiche erreicht, Kommunikationsstörungen lassen sich auf die Abwehr von Vorstellungen zurückführen, die unangenehme Affekte auslösen.

Die pädagogischen Bemühungen müssen sich vor diesem Hintergrund darauf richten, die Abwehr aufzulösen oder aufzuhalten, den individuellen Umgang mit den unterschiedlichen Ansprüchen einer rationalen Reflexion zugänglich zu machen und dadurch eine Veränderung im Sinne größerer Realitätsangemessenheit herbeizuführen. Da dadurch der Einflußbereich des Ich zunimmt, wird diese Vorgehensweise auch als Ich-Stärkung bezeichnet. Ich-Stärkung bedeutet Zunahme von Bewußtheit. Um die pädagogischen Ansatzpunkte für die Ich-Stärkung herausarbeiten zu können, soll zunächst ein Blick auf die therapeutische Vorgehensweise geworfen werden.

Die psychoanalytische Therapie beschäftigt sich mit unbewußten, in der Kindheit wurzelnden Abwehrprozessen. Im therapeutischen Prozeß gilt es, die abgewehrten Vorstellungen und den Abwehrmechanismus selbst durch die Erforschung und Deutung des zu Tage geförderten unbewußten Materials bewußt und damit der Reflexion zugänglich zu machen. Hintergrund dieses Vorgehens ist die Annahme, daß das erwachsene Ich stark genug geworden ist, um die Ansprüche, sofern sie ihm bewußt sind, zu integrieren, daß also aus Sicht des erwachsenen Ich die Abwehr gar nicht mehr erforderlich wäre. Das Bemühen richtet sich zunächst darauf, das Ich *„vom Über-Ich unabhängiger zu machen, sein Wahrnehmungsfeld zu erweitern und seine Organisation auszubauen, so daß es sich neue Stücke des Es aneignen kann"* (Freud 1972f, GSW Bd. 15, 86). Indem diejenigen Über-Ich Anteile, die eine realitätsgerechte Verarbeitung behindern, abgebaut werden, können bislang durch das Über-Ich abgewiesene Anteile des Es vom Ich angeeignet und mit Blick auf die Ansprüche der Realität geeignete Möglichkeiten zu deren Befriedigung gefunden werden. Damit nimmt der Einflußbereich des Ich zu. Eben diesen Vorgang faßt Freud mit dem Satz zusammen *„Wo Es war, soll Ich werden"* (Freud 1972f, GSW, Bd. 15, 86). Ziel der psychoanalytischen Therapie ist es, den Einflußbereich des Ich zu vergrößern, indem sowohl zuvor unbewußte Vorstellungen des Es als auch des Über-Ich bewußt gemacht und damit einer Prüfung unterzogen werden können. Im Unterschied zur Therapie richtet sich die Pädagogik aber auf bewußtseinsnähere Vorstellungen.

Im Fokus der pädagogischen Bemühungen stehen die bewußten und vorbewußten Vorstellungen des Ich und Über-Ich. Dies beruht auf der Einsicht, daß Kommunikationsstörungen nicht nur durch unbewußte Abwehr, sondern auch durch mangelnde realitätsbezogene Reflexion vorbewußter und bewußter Vor-

3. Zusammenfassung und Schlußfolgerungen

stellungen des Ich und Über-Ich sowie der damit verbundenen unlustvollen Affekte, wie Ängste, Kränkungen und Enttäuschungen, zustande kommen. Indem sich Pflegekräfte z. B. ihre Ängste vor dem Tod oder die von ihnen durch fordernde oder unkooperative Patienten erlebte Kränkung nicht genügend vergegenwärtigen und sich damit auseinandersetzen, haben sie Schwierigkeiten, mit Patienten über deren lebensbedrohende Krankheit und das Sterben zu sprechen oder verhalten sich gegenüber den aus ihrer Sicht „unkooperativen" Patienten feindselig und aggressiv. In der Ausbildung sollte daher das Ziel verfolgt werden, diese vorbewußten Vorstellungen bewußt und sie dadurch einer kritischen Prüfung und ggf. Veränderung zugänglich zu machen, eine realitätsgerechtere Verarbeitung herbeizuführen und Handlungsmöglichkeiten zu finden, die den Bedürfnissen der Betroffenen eher gerecht werden. Realitätsgerecht bedeutet in diesem Zusammenhang, daß die Verarbeitung der Ansprüche auf einer unverzerrten Realitätserfassung beruht.

Das Wissen über die subjektiven normativen Ansprüche und Bedeutungszuschreibungen wird von Habermas als *„expressives Wissen"* bezeichnet. *„Expressives Wissen läßt sich in Form derjenigen Werte explizieren, die der Bedürfnisinterpretation, der Deutung von Wünschen und Gefühlseinstellungen zugrunde liegen"* (Habermas 1988, I, 448). Ziel der Pädagogik ist die Erweiterung des expressiven Wissens der Auszubildenden und der Erwerb einer reflektierenden Einstellung dazu.

Im einzelnen lassen sich die erforderlichen Fähigkeiten der Auszubildenden zur realitätsangemessenen Synthese der drei Anspruchsbereiche Es, Über-Ich und Realität folgendermaßen differenzieren:

- die Fähigkeit zur Überprüfung der eigenen normativen Ansprüche und Entwicklung eines eigenen realitätsgerechteren Standpunktes,
- die Fähigkeit zum akzeptierenden und ehrlichen Umgang mit den eigenen Wünschen und Phantasien und
- die Fähigkeit zur Realitätsprüfung.

Diese Fähigkeiten sind für die kommunikative Kompetenz von Pflegekräften auf die Kommunikation mit Patienten zu übertragen, d. h. auf die Wirklichkeit, die normativen Ansprüche und die Wünsche und Phantasien im Zusammenhang mit Kommunikationssituationen mit Patienten.

Hervorgehoben werden soll, daß die Zielvorstellung des realitätsgerechten Handelns nicht meint, daß sich die Auszubildenden mit ihren Wünschen und normativen Ansprüchen an die restriktiven Bedingungen der Institution Krankenhaus anpassen sollen, sondern es sollen gerade auch die eine Persönlichkeitsentfaltung behindernden Bedingungen der Realität aufgedeckt und Möglichkeiten ihrer Veränderung erwogen werden. Der Bildungswert eines psychoanalytisch begründeten Vorgehens besteht m. E. darin, Normen zu hinterfragen, die auf gesellschaftlichen Anforderungen beruhen (vgl. Füchtner 1993), real vorhandene Möglichkeiten zur Umsetzung der eigenen Wünsche zu erkennen und zu gestalten und dadurch nicht nur der Realität, sondern auch den eigenen Wünschen besser gerecht werden zu können.

In diesem Teil wurde mit Hilfe der Psychoanalyse eine lerntheoretische Grundlage geschaffen, mit der verstanden werden kann, wie Auszubildende kommunikative Kompetenz erlernen bzw. was sie darin hindert, die identifizierten Schlüsselprobleme in der Pflegekraft-Patienten-Kommunikation, wie z. B. „Umgang mit verweigernder Macht" situationsgerecht und in verständigungsorientierter Form zu bewältigen. Nach den Vorstellungen der Psychoanalyse sind bei der Genese von Handlungen vom Ich neben den Anforderungen der Realität auch noch die Ansprüche des Es und des Über-Ich zu integrieren. Kommunikations-störungen lassen sich vor diesem Hintergrund auf Abwehrmechanismen, also auf eine dysfunktionale Verarbeitung der Ansprüche, zurückführen. Diese Erkennt-nisse erlauben zum einen die Konkretisierung der Zielvorstellung „kommunika-tive Kompetenz" und zum anderen methodische Schlußfolgerungen. Bei der Förderung der kommunikativen Kompetenz sind die zu bewältigenden Situa-tionen und die aus der Sicht der Pflegetheorie sinnvollen Normen stets im Zusammenhang mit den inneren Ansprüchen der Auszubildenden zu sehen. Erst nach Herstellen eines subjektiven Bezuges sowie der Bewußtmachung und Klärung der Bedeutung der Anforderungen der Realität für das innere Erleben der Auszubildenden können Handlungsalternativen entwickelt werden. Das didaktische Konzept muß daher eine Verknüpfung dieser unterschiedlichen Anforderungen, die in den drei Bestimmungselementen dieser Arbeit enthalten sind, schaffen. Diese Verknüpfung wird im folgenden Teil IV vorgenommen.

IV Ein situationsorientiertes und erfahrungsbezogenes pflegedidaktisches Konzept

Die Bestimmungselemente „Pflegewirklichkeit", „Pflegetheoretische Normen" und „Persönlichkeitstheoretische Grundlagen" werden im folgenden Teil zu einem situationsorientierten und erfahrungsbezogenen pflegedidaktischen Konzept zur Förderung der kommunikativen Kompetenz zusammengeführt. Situationsorientiert ist das Konzept, weil die thematische Strukturierung anhand von beruflichen Situationen bzw. „Schlüsselproblemen" der Pflegekraft-Patienten-Kommunikation vorgenommen wird. Erfahrungsorientiert ist es, weil Bewußtmachung und Reflexion individueller Erfahrungen wesentliche Ansatzpunkte des Konzepts sind. Auf der Basis dieses Konzepts könnten sowohl Curricula konstruiert als auch konkrete Unterrichtsentwürfe gestaltet werden.

Die folgende Darstellung orientiert sich an den grundlegenden didaktischen Strukturmomenten, nämlich den Zielen (Kap. 1), den Inhalten (Kap. 2), der Beziehungsgestaltung (Kap. 3) und den Methoden (Kap.4) (zu dieser Unterteilung vgl. Heursen 1989). Dabei wird davon ausgegangen, daß die Strukturmomente zwar wechselseitig voneinander abhängig sind und einander beeinflussen („Interdependenzthese"[35]), daß die Zielentscheidungen aber vorrangig sind und die Entscheidungen zu den anderen Strukturmomenten von den Zielen her begründet werden müssen (vgl. Klafki 1993, 116 ff.). In Kap. 5 werden die wichtigsten Kennzeichen des Konzepts zusammengefaßt.

Die didaktischen Schlußfolgerungen werden in erster Linie mit Blick auf die schulische Ausbildung gezogen. Gleichwohl erfordert eine Reform der schulischen Ausbildung auch Veränderungen am Lernort Krankenhaus und eine verstärkte Zusammenarbeit der beiden Lernorte (vgl. Pätzold 1990). Weitere Bedingungen werden in Kap. 6 „Rahmenbedingungen und Voraussetzungen" skizziert.

---

[35] Heimann (1962) hat die These von der Interdependenz der unterrichtsstrukturellen Momente zunächst in Abgrenzung von der bildungstheoretischen Didaktik aufgestellt. Jank/Meyer (1991, 193 ff.) weisen aber nach, daß auch die Vertreter der lehrtheoretischen Didaktik davon ausgehen, daß allgemeine Zielorientierungen die übrigen didaktischen Entscheidungen und Bewertungen leiten sollten.

IV Pflegedidaktisches Konzept

Die Förderung der kommunikativen Kompetenz ist letztlich durchgängiges Ziel bzw. Resultat in jeder ausbildungsbezogenen Veranstaltung und kann nicht allein spezifischen Unterrichtseinheiten vorbehalten werden. Dies ist selbst dann der Fall, wenn dies gar nicht beabsichtigt wird, weil die Gestaltung der unterrichtlichen Interaktion sowie der Umgang mit Inhalten immer Auswirkungen – förderlicher oder hemmender Art – auf die Entwicklung der kommunikativen Kompetenz haben. Die meisten der im folgenden dargestellten didaktischen Leitlinien betreffen daher die (schulische) Krankenpflegeausbildung als Ganzes.

1. Ziele

In den Bestimmungselementen I und II wurden die Anforderungen ermittelt, die in der Pflegepraxis und aus Sicht der Pflegetheorie an die Auszubildenden gestellt werden. Ziel der Ausbildung muß es demnach sein, die Auszubildenen dahingehend zu qualifizieren, die identifizierten problematischen Kommunikationssituationen, wie z. B. „Umgang mit verweigernder Macht", „Umgang mit zwingender Macht" und „Umgang mit freien Patientenentscheidungen", in einer realitätsgerechten und verständigungsorientierten Weise zu bewältigen. Die psychische Verarbeitung des Individuums hat nach den Annahmen der Psychoanalyse neben den äußeren Ansprüchen aber auch die inneren Ansprüche des Es und des Über-Ich zu berücksichtigen. Die Abwehr dieser Ansprüche bewirkt nicht nur Störungen in der beruflichen Kommunikation, sondern verhindert auch die angemessene Befriedigung der eigenen Bedürfnisse. Um die beruflichen Anforderungen erfüllen und zugleich den inneren Ansprüchen gerecht werden zu können, muß die Kompromißbildung zwischen den inneren und äußeren Ansprüchen auf einer bewußten Wahrnehmung der inneren Ansprüche und einer unverzerrten Realitätserfassung basieren (vgl. Abbildung 5).

1. Ziele

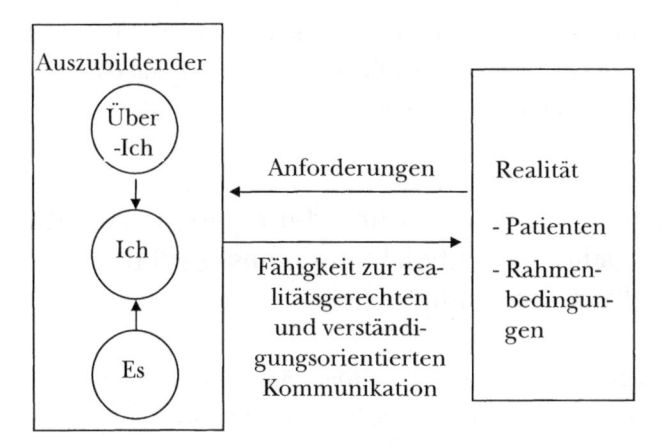

Abbildung 5: Anforderungen an die psychische Verarbeitung

Die Auszubildenden sollten also in der Lage sein, mit den drei Anspruchsbereichen bewußt und reflexiv umzugehen. In Hinblick auf die einzelnen Anspruchsbereiche können folgende Fähigkeiten als Zielvorstellungen formuliert werden (vgl. Abbildung 6):

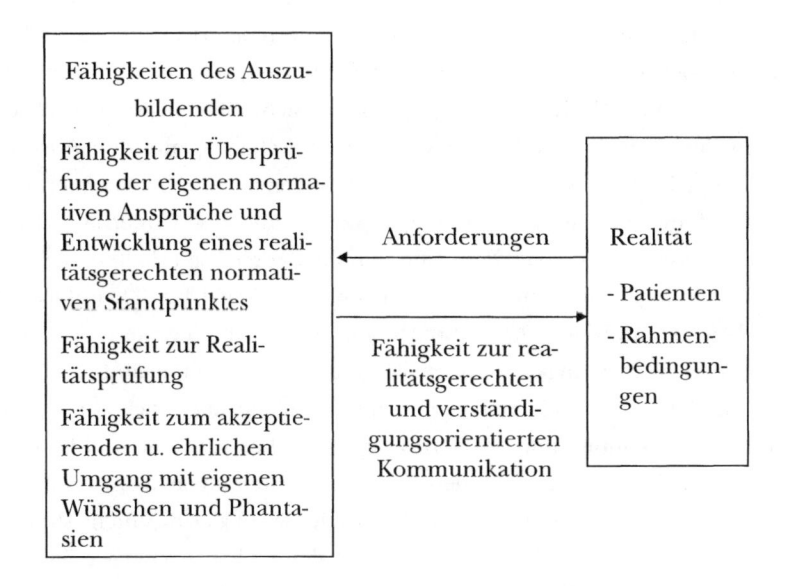

Abbildung 6: Fähigkeiten in Hinblick auf die psychische Verarbeitung

In den Kapiteln 1.1 bis 1.3 werde ich die Bedeutung dieser Fähigkeiten für die Anforderungen, pflegerische Kommunikationssituationen realitätsgerecht und verständigungsorientiert bewältigen zu können, erläutern. Die Fähigkeiten werden zunächst auf einer allgemeinen Ebene beschrieben und dann an Beispielen aus der Kommunikation mit Patienten verdeutlicht.

1.1 Fähigkeit zur Überprüfung der eigenen normativen Ansprüche und Entwicklung eines realitäts gerechten Standpunktes

Mit dieser Zielsetzung soll erreicht werden, daß sich die Auszubildenden ihrer – vorbewußten – normativen Ansprüche, Bedeutungszuschreibungen und Vorstellungen bewußt werden, diese einer kritischen Reflexion unterziehen, und daß dadurch solche Normen an Gewicht verlieren, die einer realitätsgerechten Verarbeitung hinderlich sind. Neben dem Abbau nicht realitätsgerechter Normen wird mit diesem Ziel auch der Aufbau eines neuen, realitätsangepaßten Standpunktes beabsichtigt.

Hintergrund dieses Ziels ist die Annahme, daß Bedeutungszuschreibungen und Anforderungen der Eltern und des sozialen Milieus, in dem die Eltern leben, die im Verlauf der Kindheit und Jugend als Über-Ich internalisiert wurden, auch bei Erwachsenen noch unbewußt das Handeln beeinflussen, obwohl sie eigentlich einer bewußten und realistischen Prüfung aus der Sicht einer inzwischen reifer gewordenen Person nicht standhalten könnten. Der Umgang mit den Ansprüchen des Über-Ich ist je nach den in der Kindheit gemachten Erfahrungen unterschiedlich. Eine eher ungünstige Umgangsweise mit diesen internalisierten Vorstellungen besteht darin, daß diese eine so hohe Bedeutung erhalten, daß das Ich seine Unabhängigkeit nicht bewahren kann, sich dem Über-Ich unterwirft bzw. sich damit identifiziert. Dies führt zu starren und intoleranten Über-Ich-Positionen (z. B. Vorstellungen darüber, wie man sich verhalten muß und was man nicht tun darf), die sich in erster Linie auf die eigene, aber auch auf andere Personen beziehen können und die Verdrängung solcher Wünsche und Bedürfnisse zur Folge haben, die sich mit den Über-Ich-Vorstellungen nicht vereinbaren lassen. Aber auch wenn eine solche Über-Ich-Identifizierung nicht stattgefunden hat und das Ich unabhängiger ist, sind dennoch bei jeder Person im Über-Ich zahlreiche Annahmen enthalten, die eine realitätsgerechte Verarbeitung behindern. Daher sollte die Ausbildung grundsätzlich darauf abzielen, daß die Auszubildenden ein bewußteres und kritischeres Verhältnis zu diesen Vorstellungen gewinnen als bisher und dadurch sich selbst und ihren Wünschen und

Phantasien, aber auch den Patienten gegenüber toleranter sein können (vgl. Cremerius 1977; Schmidbauer 1992a, 206).

In der Kommunikation mit Patienten bedeutet dies, daß Auszubildende in der Lage sein müssen, sich bei Konflikten ihre Bedeutungszuschreibungen und Normen zu vergegenwärtigen und sie einer kritischen Prüfung zu unterziehen. So werden pflegerische Regeln von Pflegekräften häufig nicht hinterfragt und ohne Rücksicht auf aktuelle situative Bedingungen oder individuelle Patientenbedürfnisse verfolgt. Dies wird sichtbar, wenn beispielsweise Wünsche oder Beschwerden von Patienten mit den Begründungen verweigert werden *„Nein, Sie haben so und so lange zu liegen"* (Int Pat M) oder *„Das muß so sein"* (Int Pat P). Hier sollten Auszubildende fähig sein, den Anspruch, daß sich Patienten an bestimmte Regeln zu halten haben, in Hinblick auf die reale Situation der Patienten zu überprüfen und sich davon zu lösen. Sie sollen dadurch in der Lage sein, sich in die Situation des Patienten einfühlen und den Bedürfnissen der Patienten besser gerecht werden zu können. Ähnliches gilt auch für den Umgang mit Patienten, die Entscheidungen treffen, die von den Erwartungen der Pflegekräfte abweichen („unkooperative" Patienten).

1.2 Fähigkeit zum akzeptierenden und ehrlichen Umgang mit eigenen Wünschen und Phantasien

Auszubildende sollen lernen, für ihre bewußtseinsfähigen Wünsche und Phantasien sensibel zu werden, die Realität auf Befriedigungsmöglichkeiten hin zu untersuchen und ggf. auf die Realität zugunsten der eigenen Bedürfnisse gestaltend Einfluß zu nehmen. Im Unterschied zur Therapie bezieht sich die Selbstklärung in der Ausbildung auf bewußtseinsnähere, sogenannte vorbewußte (für Selbsterfahrungsgruppen in der Schule vgl. Garlichs 1985, 381) und damit nicht auf stark verdrängte Vorstellungen. Allerdings kann durch den Abbau überhöhter internalisierter Normen auch eine größere Akzeptanz den unbewußten Vorstellungen gegenüber erreicht werden. Sind die Auszubildenden für ihre bewußtseinsfähigen Wünsche und Phantasien sensibilisiert, so sind sie eher fähig, diese bewußt zu halten.

Die Begriffe „Wünsche" und „Phantasien" wurden mit Blick auf die psychische Instanz des Es gewählt. Während Wünsche die bewußten oder vorbewußten Triebansprüche ausdrücken, soll der Begriff Phantasie sowohl die damit verbundenen möglichen lustvollen Phantasien als auch mögliche destruktive Phantasien beinhalten. Im Unterschied zu Freud[36] wird hier davon ausgegangen, daß destruktive Phantasien als Reaktion auf die Frustration der ursprünglichen produktiven Wünsche zustande kommen.

Die eigenen libidinösen Wünsche sind in der Kommunikation mit Patienten von Bedeutung, wenn Patienten z. B., anstelle Dankbarkeit zu äußern und sich in eine passive, abhängige Rolle einzufügen, ihre eigene Autonomie hervorheben und die Pflege vielleicht eher als selbstverständliche Dienstleistung betrachten. Pflegekräfte, die ihre eigenen Bedürfnisse verleugnen und sich dadurch bestätigt und anerkannt vorkommen, daß sie etwas für andere tun, fühlen sich durch diese Situationen häufig gekränkt und reagieren darauf mehr oder weniger bewußt aggressiv (s. hierzu Teil III, Kap. 2.2). Auszubildende sollen daher die eigene Bedürftigkeit hinter einer starren Konzeption der Helfer-Patient-Beziehung, bei der die Pflegekraft die progressive und der Patient eher eine regressive Position einnimmt, erkennen und direkte Wege zu deren Befriedigung suchen. Sie sollen außerdem in der Lage sein, die Gegenseitigkeit in der Beziehung zum Patienten zu betonen, indem sie klare Vorstellungen davon entwickeln, welche Leistungen beide Seiten erbringen sollten (vgl. Schmidbauer 1992a, 193 f.).

Insbesondere Schmidbauer hat darauf hingewiesen, daß ein akzeptierender Umgang auch mit destruktiven, aggressiven oder sadistischen Phantasien gerade in der Pflege notwendig ist, um der Gefahr von Machtmißbrauch und der Ausübung von Gewalt vorzubeugen. Destruktive Phantasien werden dabei als begründete emotionale Reaktionen angesehen, die als Phantasie eben nicht mit ihrer Ausführung zusammenfallen. *„Und wenn wir uns mit solchen Phantasien (gewalttätig zu werden, sich sadistisch zu verhalten) beschäftigen, gewinnen wir eine Möglichkeit, den Brunnen zuzudecken, ehe das Kind hineinfällt. Wir können Bedingungen analysieren, können teilweise die bedrohlich angesammelte Wut verbal abreagieren, können nach Entlastungen suchen, solange der Handlungsspielraum noch nicht durch den Vollzug des Verbotenen eingeengt ist"* (Schmidbauer 1992b, 110, Einschub I. D.). Die Auszubildenden sollen in der Lage sein, in der Kommunikation mit Patienten eigene destruktive Gefühle wahrzunehmen, sie bei sich und anderen zu akzeptieren und

---

[36] Freud (1972c, GSW Bd. 13, 268 ff.) unterscheidet zwei konstitutionell festgelegte Triebarten, nämlich den Sexualtrieb und den Destruktionstrieb. Der Sexualtrieb verkörpert das Lustprinzip und dient der Selbsterhaltung, mit dem Destruktionstrieb geht Freud von einer Neigung des Menschen zum „Bösen", zur Aggression, Destruktion und damit auch zur Grausamkeit aus. Neuere psychoanalytische Theorien betrachten Aggression aber als lebenserhaltenden Impuls, aus dem produktive und destruktive Formen von Aggression entstehen können (vgl. Musfeld 1998).

sich darüber auszutauschen. In einem weiteren Schritt sollen sie Möglichkeiten des Umgangs damit entwickeln und ggf. auch zugrundeliegende Bedürfnisse und reale Mißstände aufdecken können.

1.3 Fähigkeit zur Realitätsprüfung

Mit diesem Ziel wird angestrebt, daß die Auszubildenden die realen Bedingungen, unter denen die Kommunikation mit einem Patienten stattfindet, angemessen und unverzerrt wahrnehmen und daraufhin prüfen können, ob, und wenn ja, wie sie ihre Vorstellungen von der Gestaltung der Interaktion verwirklichen können. Sie sollen dadurch in der Lage sein, solche Handlungsmöglichkeiten bzw. Lösungen zu identifizieren, die sowohl in Hinblick auf ihre inneren Ansprüche als auch auf die Realität angemessen sind. Den Hintergrund dieses Ziels bildet die psychoanalytische Annahme, daß die Sicht auf die Realität durch Abwehrmechanismen verzerrt sein und daß aufgrund einer unrealistischen Wahrnehmung die Kommunikation unangemessen ausfallen kann. Die Realität wird u. a. durch die Patienten mit ihren Pflegebedürfnissen, durch die erforderlichen pflegerischen Handlungen, durch die Arbeitsbedingungen sowie durch das institutionelle und gesellschaftliche Umfeld bestimmt.

Das Beispiel einer Kommunikationssituation mit einem „fordernden" Patienten soll dieses Ziel verdeutlichen. Als „fordernde" Patienten werden von den Pflegekräften Patienten beschrieben, die *„überzogene Forderungen"* (Int PK G) stellen und dies in einer als unangebracht empfundenen Weise *„ohne Bitte und Danke"* (Int PK L) artikulieren. In dieser Kommunikationssituation würde die Fähigkeit zur Realitätsprüfung bedeuten, daß Auszubildende ohne Vorbehalte die Situation des Patienten und sein Anliegen erfassen und daraufhin untersuchen, ob der Patient für die Erfüllung seiner Wünsche von der Pflegekraft abhängig ist oder nicht. Wenn nicht, dann hat die Pflegekraft Entscheidungsfreiheit, d. h. sie kann entscheiden, ob sie bereit ist, dem Wunsch nachzukommen. Wenn der Patient tatsächlich nicht in der Lage ist, sich selbst zu helfen, kann die Pflegekraft zwar auch entscheiden, ob sie dem Wunsch entsprechen will oder nicht, es liegen aber dann die Bedingungen „verweigernder Macht" vor. Die Pflegekraft sollte in diesem Fall erkennen, daß der Patient von ihrer Hilfe abhängig und die Verweigerung der Hilfe mißbräuchlich ist. Auch sollte sie in der Lage sein, angemessene Lösungen zu entwickeln, beispielsweise, indem sie dem Wunsch nachkommt, jedoch die Art und Weise der Artikulation kritisiert. Die Einsicht der eigenen real vorhandenen Macht und der Entwurf eines verantwortungsvollen Umgangs damit sollte ein zentrales Ziel der Ausbildung sein, denn nur so kann dem Machtmißbrauch sinnvoll vorgebeugt werden. Vielen Pflegekräften ist gerade ihr real vorhandenes Machtpotential nicht bewußt, sie sehen sich eher in der „Opferposition".

Die hier beschriebenen selbstreflexiven Fähigkeiten und der bewußte Umgang mit den inneren Ansprüchen ist die Voraussetzung, damit Auszubildende fähig sind, Kommunikationssituationen in realitätsgerechter und verständigungsorientierter Weise zu bewältigen. Im folgenden Kapitel soll der Frage nachgegangen werden, anhand welcher Themen diese Fähigkeiten erworben werden sollen und welches Wissen für die realitätsgerechte und verständigungsorientierte Gestaltung von Interaktionssituationen erforderlich ist.

2. Themen und Auswahl von Wissen

Im Bestimmungselement „Pflegewirklichkeit" wurden Schlüsselprobleme in der Pflegekraft-Patienten-Kommunikation identifiziert. Durch sie werden die formalen Zielvorstellungen berufsspezifisch konkretisiert und zugleich sind sie Themen des Unterrichts. An diesen Schlüsselproblemen oder Themen müssen im Unterricht die in Kap. 1 beschriebenen Fähigkeiten erworben werden, wenn sie auf reale Kommunikationssituationen übertragbar sein sollen.

In der themenzentrierten Interaktion wird darauf hingewiesen, daß die Themen für den Unterricht so zu formulieren sind, daß die Auszubildenden in ihren Stärken angesprochen werden, also z. B. „Wie gehe ich mit verweigernder Macht um?" und nicht „Was sind meine Probleme mit verweigernder Macht?" (vgl. Cohn 1975, 113; Kroeger 1989, 198 ff.). Das heißt nicht, daß im Unterricht nicht über die Probleme im „Umgang mit verweigernder Macht" gesprochen werden soll. Die negative Formulierung könnte aber eine einseitige Fixierung der Auszubildenden auf ihre negativen Erlebnisse und Gedanken bewirken.

Folgende Schlüsselprobleme/Themen wurden ermittelt:
- Umgang mit zwingender Macht, d. h. Umgang mit Kommunikationssituationen, in denen Patienten den Pflegekräften ausgeliefert sind,
- Umgang mit verweigernder Macht, d. h. Umgang mit Kommunikationssituationen, in denen Patienten Pflegebedürfnisse äußern, für deren Befriedigung

sie aufgrund von Krankheit, Behinderung u. ä. von Pflegekräften abhängig sind,
- Gabe von Informationen, d. h. Umgang mit Kommunikationssituationen, in denen Patienten das Bedürfnis nach Informationen äußern,
- Gabe von negativen Informationen, d. h. Umgang mit Kommunikationssituationen, in denen Patienten Informationen zu Themen wünschen, die für Patienten und Pflegekräfte belastend sind, wie z. B. Informationen über Prognosen bei lebensbedrohlichen Krankheiten oder über irreversible körperliche Schäden,
- Umgang mit freien Patientenentscheidungen, d. h. Umgang mit Kommunikationssituationen, in denen Patienten in der Lage sind zu entscheiden, ob sie bestimmte Handlungen tun oder bestimmte Handlungen an sich machen lassen wollen,
- Umgang mit nach Ansicht der Pflegekräfte „unkooperativen" Patienten, d. h. Umgang mit Kommunikationssituationen, in denen Patienten Entscheidungen treffen, die nicht den Erwartungen der Pflegekräfte entsprechen, indem sie z. B. Handlungen der Pflegekräfte ablehnen,
- Umgang mit „unkooperativen", aber kompetenten Patienten, d. h. Umgang mit Kommunikationssituationen, in denen solche Patienten, die aufgrund jahrelanger Erfahrung mit einer Krankheit zu Experten ihrer Krankheit geworden sind, Entscheidungen treffen, die nicht den Erwartungen der Pflegekräfte entsprechen,
- Umgang mit Patienten als Kunden, d. h. Umgang mit Kommunikationssituationen, in denen Pflege als Dienstleistung betrachtet wird,
- Umgang mit „fordernden" Patienten, d. h. Umgang mit Kommunikationssituationen, in denen Patienten ihre Pflegebedürfnisse und Wünsche in fordernder Form vorbringen,
- Umgang mit nach Ansicht der Pflegekräfte unangemessenen Patientenbedürfnissen, d. h. Umgang mit Kommunikationssituationen, in denen Patienten Pflegebedürfnisse oder Wünsche äußern, für deren Erfüllung sie nicht von Pflegekräften abhängig sind,
- Umgang mit den Sorgen und den diesbezüglichen Gesprächsbedürfnissen von Patienten, d. h. Umgang mit Kommunikationssituationen, in denen Patienten das Bedürfnis äußern, mit Pflegekräften über ihrer gesundheitsbezogenen Sorgen zu sprechen.

Diese Schlüsselprobleme wurden in Hinblick auf die Kommunikation zwischen Pflegekräften und Patienten ermittelt. Bei der Förderung der kommunikativen

Kompetenz in der Krankenpflegeausbildung sind aber außerdem Schlüsselprobleme in der beruflichen Kommunikation mit anderen Personen zu berücksichtigen und auch Probleme in der unterrichtsbezogenen Kommunikation aufzugreifen.

Schlüsselprobleme stellen konkretisierte Ziele bzw. Unterrichtsthemen dar. Die zentrale Frage bei der Auswahl der Inhalte, anhand derer die Schlüsselprobleme der Pflegekraft-Patienten-Kommunikation bearbeitet werden sollen, besteht m. E. darin, ob sie einen Beitrag zum Verständnis und zur Lösung der identifizierten Schlüsselprobleme und damit zum Erwerb von Handlungsfähigkeit liefern können (vgl. Klafki 1993, 162 ff.; Robinsohn 1969, 47). Einer zu starken instrumentellen Ausrichtung der Ausbildung an die Erfordernisse der pflegerischen Praxis wird dabei u. a. dadurch begegnet, daß es sich bei den Schlüsselproblemen um Situationen handelt, die typisch sind und auf zentralen Strukturen der Pflegekraft-Patienten-Kommunikation basieren. Das Wissen, aus dem geeignete Inhalte ausgewählt werden können, wurde hier im Anschluß an die von Habermas (1988, I, 447 f.) herausgearbeiteten Wissenstypen differenziert. Demnach können drei Formen von Wissen unterschieden werden, nämlich empirisch-theoretisches Wissen, moralisch-praktisches Wissen und expressives Wissen. Aus dem empirisch-theoretischen und dem moralisch-praktischen Wissen wird das sogenannte Fachwissen ausgewählt.

Das expressive Wissen besteht aus dem bewußten Wissen der Auszubildenden über ihre subjektiven normativen Ansprüche und ihre Wünsche und Phantasien, es bezieht sich auf die Subjektivität der Auszubildenden. Die Erweiterung dieses individuell unterschiedlichen Wissens ist die Voraussetzung für die Förderung der kommunikativen Kompetenz und auch die Voraussetzung, um sich mit empirisch-theoretischem und moralisch-praktischem Wissen über die Realität mit einer weniger verzerrten Sichtweise beschäftigen zu können.

Das empirisch-theoretische und das moralisch-praktische Wissen beziehen sich auf die äußere Realität. Dabei handelt es sich um (pflege-)wissenschaftlich ermitteltes Wissen. Empirisch-theoretisches Wissen zur Pflegekraft-Patienten-Kommunikation wurde im Bestimmungselement „Pflegewirklichkeit" ausgeführt. Dort wurden zahlreiche Forschungsbefunde referiert und die Ergebnisse einer qualitativ-heuristischen Untersuchung zu den zentralen Strukturen pflegerischer Kommunikation ausführlich dargestellt. Außerdem läßt sich dem empirisch-theoretischen Wissen auch (kommunikations-)theoretisches Wissen anderer Bezugswissenschaften, wie etwa der Psychologie oder der Soziologie, zurechnen.

2. Themen und Auswahl von Wissen

Bestandteil empirisch-theoretischen Wissens ist auch technisch und strategisch verwertbares Wissen zur Pflegekraft-Patienten-Kommunikation und sogenanntes Handlungswissen (vgl. Reetz 1996). Dies könnten z. B. Strategien zur Informationsgabe, Konfliktlösungsstrategien und Strategien für Klärungsgespräche sein.

Moralisch-praktisches Wissen zur Pflegekraft-Patienten-Kommunikation wurde im Bestimmungslement „Pflegetheoretische Normen" diskutiert. Dabei wurden die expertokratische, die autonomistische, die lebensweltbezogene und die verständnisorientierte Norm voneinander abgehoben.

Die Bedeutung empirisch-theoretischen und moralisch-praktischen Wissens liegt in erster Linie darin, das in ihrer Lebenswelt verhaftete Wirklichkeitsverständnis der Auszubildenden zu verbreitern und *„Anregungen zur Horizonterweiterung"* (Klafki 1992, 167, Hervorhebung im Original) zu geben, damit die Auszubildenden neue Ansatzpunkte für die Lösung beruflicher Problemsituationen entdecken können (vgl. Klafki 1993, 162 ff.). Während die Beschäftigung mit empirisch-theoretischem Wissen dazu dient, reale Sachverhalte aufklären und zielgerichtete Handlungen begründen zu können, dient die Auseinandersetzung mit moralisch-praktischem Wissen dazu, zu einer reflexiven Einstellung gegenüber Handlungsnormen zu gelangen und normengeleitete Handlungen begründen zu können. Wird beispielsweise das Schlüsselproblem „Umgang mit verweigernder Macht" im Unterricht bearbeitet, so könnte empirisch-theoretisches Wissen über die Machtbedingungen pflegerischer Kommunikation herangezogen werden, um die Beziehung zwischen Pflegekräften und Patienten zu erhellen. Es könnte auch moralisch-praktisches Wissen z. B. über die expertokratische oder die verständigungsorientierte Norm zugrundegelegt werden, um auf dieser Basis die Implikationen unterschiedlicher Normen reflektieren zu können. Dabei sind stets konkurrierende normative Positionen, wissenschaftstheoretische Ansätze und Forschungsrichtungen einzubeziehen, da die Auszubildenden andernfalls ein scheinbar unhinterfragbares Bild erhalten.

In Hinblick auf die Förderung der kommunikativen Kompetenz ist das Auswahlkriterium, daß die Inhalte einen Beitrag zur Aufklärung und Lösung der Schlüsselprobleme leisten sollen, zentral. Grundsätzlich sind bei der Auswahl von Inhalten für die Krankenpflegeausbildung aber auch noch andere Kriterien zugrunde zu legen (s. hierzu Robinsohn 1969, 47; Klafki 1993, 271 ff.).

Prozesse des Lehrens und Lernens bestehen im wesentlichen aus Interaktionen. Sie müssen daher entsprechend der von Watzlawick et al. (1974) vorgenommenen Unterscheidung zwischen Inhalts- und Beziehungsaspekt nicht nur in Hinblick auf die Inhalte, sondern auch auf die Beziehungen analysiert und geplant werden. Dies wird im folgenden Kapitel geschehen.

3. Beziehungsgestaltung

Wenn Auszubildende die Fähigkeit erwerben sollen, pflegerische Kommunikationssituationen verständigungsorientiert zu bewältigen, dann muß auch die ausbildungsbezogene Kommunikation verständigungsorientiert gestaltet werden. In diesem Kapitel wird das didaktische Strukturmoment der Beziehungsgestaltung aus zwei unterschiedlichen Perspektiven beleuchtet, nämlich erstens unter Rückgriff auf die theoretischen Begründungen des symbolischen Interaktionismus (vgl. Krüger/Lersch 1993) (3.1) und zweitens aus der Perspektive der Themenzentrierten Interaktion (TZI) (vgl. Cohn 1975) (3.2). Bei der Themenzentrierten Interaktion handelt es sich um eine Methode *„zum Zwecke der Führung von Erziehungs- und anderen Kommunikationsgruppen"* (Cohn 1975, 111), die von der Psychoanalytikerin Ruth Cohn begründet wurde. Sie integrierte darin psychoanalytische Grundgedanken und gruppentherapeutische Erfahrungen. In diesem Kapitel werden die Vorstellungen dieser beiden Ansätze für die Beziehungsgestaltung erläutert und zu den in Kap. 1 aufgestellten Zielen in Bezug gesetzt.

3.1 Das Prinzip der Partizipation

Vor dem Hintergrund der Theorie des symbolischen Interaktionismus besteht eine zentrale Voraussetzung zum Erwerb der „Grundqualifikationen des Rollenhandelns" darin, daß Auszubildende in schulischen oder ausbildungsbezogenen Interaktionen ausreichend Freiräume erhalten, um ihre Identitäts- und Verhaltensentwürfe und insbesondere auch die nicht vergesellschaftete Komponente der Identität, die personale Identität, einbringen zu können. Das Schlagwort des Interaktionismus lautet „repressionsfreie Interaktion". Im Unterricht bzw. in der Ausbildung läßt sich diese Anforderung durch das Prinzip der Partizipation (vgl. Krüger/Lersch 1993, 208 ff.), also die Beteiligung der Auszubildenden an Entscheidungen bezüglich der Planung, Durchführung und Bewertung von Unterricht bzw. Ausbildung realisieren.

3. Beziehungsgestaltung

Als hemmend für die Entwicklung der Grundqualifikationen des Rollenhandelns und der Ich-Identität wird dagegen eine Unterrichtsinteraktion angesehen, bei der die Lehrperson den Unterricht alleine plant, Ziele setzt und geeignete Mittel für deren Verfolgung auswählt (vgl. Schäfer 1976). Eine solche „strategische" (Habermas 1988, I, 130 f.) Unterrichtsplanung hat zur Folge, daß die Auszubildenden lernen, sich an Vorgaben und Erwartungen anzupassen, sich also an äußeren Normen zu orientieren. Gelegenheit zur Darstellung der personalen Identität bzw. der spontanen und kreativen Seite der Identität erhalten die Auszubildenden dabei nicht.

Wie läßt sich die Interaktion zwischen Lehrenden und Lernenden vor diesem Hintergrund theoretisch konzeptualisieren? Partizipation kann zunächst nicht bedeuten, daß die Lehrenden ihrer Verantwortung für die Planung enthoben sind. Auch und gerade das Prinzip der Beteiligung der Auszubildenden an Planungsprozessen bedarf der – strategischen – Planung durch die Lehrperson.[37] Hier eröffnet sich ein zunächst widersprüchlich erscheinender Zusammenhang: Durch strategische Planung der Lehrenden sollen Lernende dazu befähigt werden, selbstbestimmt zu planen. In der Erziehungswissenschaft wird dieser Zusammenhang als „pädagogisches Paradox" diskutiert (vgl. Richter 1991; 1998). Richter löst dieses Paradox mit dem Konzept des „pädagogischen Diskurses" auf, den er unter Bezug auf den Habermasschen therapeutischen Diskurs bzw. die therapeutische Kritik beschreibt: *„Unter der Voraussetzung einer verständigungsorientierten Einstellung (kann) durchaus auch eine verdinglichend-zweckrationale Handlungsorientierung gewählt werden (...). Und zwar eben dann, wenn der Rekurs auf das Prinzip der subjektorientierten Verständigung – z. B. durch die Form des pädagogischen Diskur-ses – gesichert ist und somit einmal getroffene Entscheidungen und ihre Konsequenzen grundsätzlich reversibel bleiben"* (Richter 1991, 151, Hervorhebungen im Original, Einschub I. D.). Das kann z. B. konkret bedeuten, daß ein Lehrer dazu bereit ist, eine situativ getroffene, machtvolle Entscheidung in der Handlungspause zum Gegenstand eines pädagogischen Diskurses mit den Auszubildenden zu machen und ggf. zurückzunehmen, wenn bessere Argumente dafür sprechen sollten.

Wie könnte nun Partizipation der Auszubildenden an unterrichtsbezogenen Entscheidungen in der schulischen Realität praktisch verwirklicht werden? Hier sind unterschiedliche Formen der Beteiligung denkbar, wobei die Partizipationsmög-

---

[37] Bastian/Combe (1997, 248) weisen darauf hin, daß aufgrund der unterrichtlichen Komplexität Planungsentscheidungen sowieso nur im *„Modus möglichen Handelns"* erfolgen können.

lichkeiten mit wachsenden Fähigkeiten von Auszubildenden schrittweise erweitert werden sollten. Eine fortgeschrittene Form der Beteiligung der Auszubildenden, den Projektunterricht, beschreiben Bastian/Combe (1997, 250 ff.). Sie unterscheiden zwei Planungsphasen, nämlich die „vorausgehende Planung" und die „kooperative Planung". In der Phase der vorausgehenden Planung beschäftigen sich Lehrperson und Auszubildende weitgehend separat aus ihrer Perspektive mit dem Gegenstand. Die Funktion dieser Phase besteht primär darin, einen subjektiven Zugang zum Thema herzustellen, eigene Fragen zu entwickeln und die eigenen Interessen zu konkretisieren. So überlegt die Lehrperson, welche Fragen und Inhalte ihr wichtig sind, welche Handlungs-, Erkundungs- und Forschungsmöglichkeiten denkbar und geeignet erscheinen und welche Materialien, Medien und außerschulischen Lernorte bei der Bearbeitung des Gegenstandes hilfreich sein könnten (vgl. Bastian/Combe 1997, 253). Auf der Grundlage dieser Überlegungen entwickelt die Lehrperson eine „Projektskizze" (vgl. Gudjons 1990). Die vorausgehende Planung der Lernenden wird von der Lehrperson veranlaßt und kann mit vielfältigen Materialien (Lehrpläne, Literatur, Zeitungsausschnitte usw.) unterstützt werden. An dieser Stelle tritt die Aufgabe der Lehrperson in diesem Prozeß deutlich hervor: *„Die Planung des Lehrenden ist verantwortlich für die Selbstplanung der Lernenden"* (Bastian/Combe 1997, 250; im Original hervorgehoben, I. D.). Die Phase der kooperativen Planung soll mit einem Arbeitsplan für einzelne Arbeitsgruppen enden. Zuvor werden die Auszubildenden dazu angeregt, ihr Vorwissen, ihre vielfältigen Fragen, Ideen und Interessen zum Thema möglichst offen und unbefangen zu äußern, um so Fragen zu entwickeln, die ausreichend Potential für einen Lern- bzw. Forschungsprozeß in sich tragen. Erst danach sollen diese Fragen mit den Fragen der Lehrperson und mit fachlichen Aspekten in Beziehung gesetzt werden. Im nächsten Schritt können aus den Fragen Unterthemen entwickelt und arbeitsfähige Projektgruppen gebildet werden, welche in Abstimmung mit der Lehrperson einen Arbeitsplan erstellen, in dem die Lern- bzw. Forschungsfragen, die methodische Vorgehensweise, ein Zeitplan, Vorstellungen zum angestrebten Produkt sowie Kriterien für die Bewertung enthalten sind.

Wie lassen sich die mit dem Prinzip der Partizipation initiierten Lernprozesse vor dem Hintergrund der in Kap. 1 formulierten Ziele deuten? Das Konzept zielt auf eine Gestaltung der Interaktionsstrukturen in der Form ab, daß die Erwartungen an die Auszubildenden von der Lehrkraft möglichst offen gehalten werden und die Auszubildenden daher vielfältige, auch ungewöhnliche Interessen, Ideen oder Bedürfnisse einbringen können. Führt man sich die drei Anspruchsbereiche Es, Über-Ich und Realität vor Augen, deren Integration das Ich leisten muß, dann sind somit für das Individuum in der Realität günstige Bedingungen zur persönlichen Entfaltung, also z. B. zum Einbringen eigener Bedürfnisse gegeben. Eine mögliche Über-Ich-Identifizierung könnte auf diese Weise gemildert werden (vgl. Schmidbauer 1992a, 190).

Die Beteiligung der Auszubildenden an ausbildungsbezogenen Entscheidungen ist auch ein Aspekt der Beziehungsgestaltung aus der Sicht der Themenzentrierten Interaktion. Darüber hinaus wird die Beziehung zwischen Lehrkraft und Auszubildenden zur Bewußtmachung von Übertragungs-Phänomenen genutzt.

3.2 Das TZI-Postulat „Sei Dein eigener Chairman/Chairwoman, sei die Chairperson Deiner selbst"

Cohn faßt die methodischen Prinzipien der Themenzentrierten Interaktion in zwei Postulaten zusammen. Das zweite Postulat wird im Rahmen der methodischen Ansatzpunkte erläutert. Mit dem ersten Postulat „Sei Dein eigener Chairman..." werden sowohl Lehrende als auch Lernende dazu aufgefordert, sich ihrer inneren Gegenheiten und ihrer Umwelt bewußt zu sein und jede Situation als Angebot für verantwortliche Entscheidungen zu betrachten (vgl. Cohn 1975, 121). *„Niemand kann dir deine Entscheidungen abnehmen. <u>Du bist die wichtigste Person in deiner Welt, so wie ich in meiner</u>"* (Cohn 1975, 164, Hervorhebung im Original). Die inneren Gegebenheiten konzipiert Cohn (1975, 121) als *„innere Gruppe"* mit einander widerstrebenden körperlichen Empfindungen, tief verankerten Grundstimmungen, gedanklichen Eingebungen, Phantasien, Intuitionen, Urteilen und Ansichten. Die Entscheidung der inneren Gruppe kommt, so Cohn, durch Bewußtmachen der Gefühle und Abwägung des *„ich soll"* gegen das *„ich möchte"* zustande (Cohn 1983, 359). Mit dieser Sichtweise rekurriert Cohn auf die psychoanalytischen Kategorien des Über-Ich und des Es, die mit den Anforderungen und Bedingungen der Realität abgestimmt werden müssen. Diese Fähigkeit können Auszubildende auch nach den Vorstellungen der TZI, ähnlich wie beim Interaktionismus, erwerben, indem sie an ausbildungsbezogenen Entscheidungen geteiligt werden, z. B. durch das Abfragen von Interessen und Anliegen der Auszubildenden, gemeinsame Konkretisierung von Programmen oder gemeinsame Planung von Unterrichtseinheiten.

IV Pflegedidaktisches Konzept

Eine Unterstützung bei der Erkundung der eigenen Gefühle und Gedanken stellt die Hilfsregel *„Beachte die Signale aus Deiner Körpersphäre, und beachte diese auch bei anderen Teilnehmern"* (Cohn 1975, 116) dar. Körperliche Empfindungen, wie Druck im Magen, Kloß im Hals, Rotwerden oder Blaßwerden liefern Hinweise auf die eigene emotionale Befindlichkeit, diese wiederum macht auf zugrundeliegende Wünsche und Vorstellungen aufmerksam.

Im Unterschied zum Interaktionismus hebt Cohn im Zusammenhang mit der Beziehungsgestaltung die *„Person des Leiters als pädagogisch-therapeutisches Instrument"* (Cohn 1975, 188) hervor. *„Ich bin als Leiter ein Teilnehmer wie Ihr. Und ich bin führend. Ich bin der Chairman meiner selbst und der 'Chairman der Gruppe'"* (Cohn 1975, 189). Der Leiter ist „Instrument" in Bezug auf die Gruppe, indem er seine eigene Chairperson ist. Dabei geht Cohn von der psychoanalytischen Annahme aus, daß in Interaktionssituationen stets unbewußte Übertragungen wirksam sind. Die Lehrkraft soll den Zirkel von Übertragung und Gegenübertragung durchbrechen, indem sie auf die realistischen Anteile der Interaktionen eingeht und sich als Chairperson mit ihrem eigenen inneren Erleben sowie ihrer Hinwendung zu den Teilnehmern und zum Thema transparent macht. Damit setzt die Lehrkraft der Übertragung die eigene und die soziale Realität entgegen. Diese Gegenüberstellung kann helfen, die Übertragung bewußt zu machen, zu bearbeiten und abzubauen.[38] In der Interaktion mit Leitungspersonen spielen insbesondere Ohnmachts- und Abhängigkeitsgefühle eine große Rolle. Indem die Lehrkraft darauf nicht mit Gegenübertragung reagiert und z. B. Macht ausübt oder Abhängigkeit fördert, können insbesondere entsprechende Über-Ich-Annahmen zum Umgang mit Macht und Autorität bewußt werden und dadurch an Gewicht verlieren. Da der Umgang mit Macht ein wesentliches Schlüsselproblem der Pflegekraft-Patienten-Kommunikation darstellt, ist dies gerade in der Krankenpflegeausbildung von großem Wert. Der Umgang mit Übertragungs-Phänomenen erfordert von der Lehrkraft besondere Kompetenzen. *„Ich bin überzeugt, daß das Wissen und das Umgehen mit den universellen Übertragungs-Phänomenen zu den wesentlichen Handwerkszeugen aller Pädagogen gehört und es nicht angeht, die*

---

[38] Die Gestaltung der Beziehung zwischen Lernendem und Lehrkaft ist ein wichtiges Moment in der Diskussion über die wissenschaftstheoretische Position der psychoanalytischen Pädagogik (vgl. Figdor 1993). Die Konzeption Cohns entspricht am ehesten der von Bittner (1985), der den Nutzen der Psychoanalyse darin sieht, daß Pädagogen mittels psychoanalytisch angeleiteter Selbstreflexion eigene unbewußte Anteile in pädagogischen Problemsituationen erkennen und daraufhin bewußter, aber nicht-deutend intervenieren. Trescher (1990) konzipiert die Interaktion zwischen Lernendem und Pädagogen dagegen analog zur therapeutischen Situation.

Erkenntnis dieser Phänomene im Geheimkabinett der Psychotherapeuten einzuschließen" (Cohn 1975, 196).

Die Wirkungen einer partizipativen Interaktionsstruktur, wie sie sowohl unter Rückgriff auf die theoretischen Begründungen des symbolischen Interaktionismus als auch aus der Perspektive der Themenzentrierten Interaktion gefordert wird, sind besonders hoch, wenn Kinder bereits von der Grundschulzeit an (am besten natürlich bereits im Elternhaus) diesbezüglich schrittweise zu erweiternde Erfahrungen sammeln können. Bei Erwachsenen aber, deren innerpsychische Verarbeitung sich bereits weitgehend gefestigt hat, reicht es nicht aus, nur die Möglichkeit zu freien Aushandlungsprozessen zu schaffen. Wenn ein Auszubildender keinen bewußten Zugang zu seinen Bedürfnissen hat, wird er diesen auch nicht dadurch gewinnen, daß prinzipiell niemand etwas dagegen hätte, wenn er diese äußern und für ihre Befriedigung sorgen würde. Die Tragik der dysfunktionalen innerpsychischen Verarbeitung besteht ja gerade darin, daß das Individuum gar nicht in der Lage ist, die vorhandenen Freiräume zu nutzen. Gleichwohl ist das Prinzip der Partizipation sinnvoll, allerdings nur in Verbindung mit der Bewußtmachung und Reflexion derjenigen Vorstellungen, die die Wahrnehmung und die Realisierung der eigenen Bedürfnisse behindern. Möglichkeiten, wie dies methodisch zu realisieren ist, werden im folgenden Kapitel aufgezeigt. Die Methoden stützen sich in erster Linie auf die lerntheoretischen Annahmen der Psychoanalyse.

4. Methodische Ansatzpunkte

In diesem Kapitel werden methodische Ansatzpunkte zur Förderung der kommunikativen Kompetenz vorgestellt. Diese zeigen zum einen Möglichkeiten zum Bewußtmachen und zur Reflexion der mit einem Schlüsselproblem pflegerischer Kommunikation verknüpften Gefühle und vorbewußten Vorstellungen und damit zur Selbstklärung auf. Zum anderen verbinden sie die Selbstklärung durch die Einführung empirisch-theoretischen und moralisch-praktischen Wissens mit der Erweiterung der Realitätswahrnehmung der Auszubildenden. Zwei unterschiedliche Vorgehensweisen müssen dabei voneinander abgehoben werden, nämlich erstens die Beschäftigung mit Schlüsselproblemen der Pflegekraft-Patienten-Kommunikation im Rahmen des Krankenpflegeunterrichts (4.1, 4.2 und 4.3) und zweitens die vertiefte Auseinandersetzung mit einzelnen problematischen Fällen aus der beruflichen Interaktion im Rahmen von gesonderten Ausbildungsveranstaltungen (4.4).

Im folgenden werden zunächst zwei methodische Ansätze eingeführt, nämlich die Themenzentrierte Interaktion (vgl. Cohn 1975) und das erfahrungsbezogene Lernen (vgl. Scheller 1981), mit denen die Bearbeitung von kommunikativen Schlüsselproblemen im Rahmen des üblichen Pflegeunterrichts gelingen kann. Die beiden Ansätze werden in 4.1 und 4.2 separat in ihren Grundgedanken und wichtigsten methodischen Prinzipien erläutert. In 4.3 wird durch die Synthese dieser beiden Ansätze die grundlegende Struktur einer situationsorientierten und erfahrungsbezogenen Unterrichtseinheit zur Förderung der kommunikativen Kompetenz entworfen. Dies erfolgt am Beispiel des Schlüsselproblems „Umgang mit nach Ansicht der Pflegekräfte 'unkooperativen' Patienten".

Eine andere Vorgehensweise repräsentiert das Konzept der Fallbesprechungen (Gudjons 1977; 1995a). Bei diesem für die Lehrerfortbildung entwickelten Konzept werden von einzelnen Teilnehmern problematische Fälle vorgestellt, die vertieft und unter besonderer Beachtung der Selbstklärung bearbeitet werden. Solche Fallbesprechungen können m. E. nicht im Rahmen des üblichen Pflegeunterrichts stattfinden, sie erfordern andere Rahmenbedingungen. Gleichwohl stellen sie eine wichtige Ergänzung dessen dar, was im normalen Unterricht möglich ist. Dieses Konzept wird in 4.4 eingeführt.

Die folgende Darstellung erhebt nicht den Anspruch, erschöpfend zu sein. Ziel ist es eher, auf der Basis der dargestellten Ansätze Prinzipien aufzuzeigen, die zur Verfolgung der in Kap. 1 beschriebenen psychoanalytisch relevanten Ziele beitragen.

4.1 Themenzentrierte Interaktion (TZI)

Das von Cohn entwickelte komplexe Handlungskonzept der TZI stellt Matzdorf (1993, 338 ff.) in einem Vierebenenmodell in Form eines Hauses dar. Auf der ersten Ebene befindet sich das normative Fundament des Ansatzes, welches in drei „Axiomen" zusammengefaßt ist. Auf der zweiten Ebene sind die „Methodischen Prinzipien der Interaktion" angesiedelt, die Cohn in zwei „Postulaten" faßt. Die dritte Ebene betrifft die „Methoden im eigentlichen Sinne", diese sind Spezifizierungen der Grundprinzipien der 2. Ebene. Schließlich sind auf der vierten Ebene Interventionshilfen, die sogenannten „Hilfsregeln", zu finden.

4. Methodische Ansatzpunkte

Cohn und auch andere Autoren betonen, daß die TZI keinesfalls nur als *"technische Trickkiste"* (Gudjons 1995b, 11) mißverstanden werden darf und daß die in den (auf der ersten Ebene befindlichen) Axiomen enthaltenen philosophischen und ethischen Grundannahmen des Konzepts für das Verständnis von TZI unverzichtbar sind. Im ersten Axiom wird der Mensch als psycho-biologische Einheit und ein Teil des Universums beschrieben, Autonomie und Interdependenz werden als universelle Strukturgesetzlichkeiten anerkannt. Mit dem dritten Axiom wird das erste weiter spezifiziert, indem die Auffassung vertreten wird, daß der Mensch freie Entscheidungen im Rahmen innerer und äußerer Grenzen trifft und daß eine Erweiterung dieser Grenzen möglich ist. Im ersten und dritten Axiom wird also ein systemischer Blickwinkel deutlich. Im zweiten Axiom setzt Cohn die Ehrfurcht vor allem Lebendigen und seinem Wachstum als grundlegende Norm.

Die auf der zweiten und dritten Ebene befindlichen methodischen Grundlagen der Themenzentrierten Interaktion werden in diesem Kapitel im Vordergrund stehen. Ziel ist es aber nicht, sie umfassend darzustellen (siehe hierzu Cohn 1975, Matzdorf/Cohn 1983; Farau/Cohn 1984; Langmaack/Braune-Krickau 1989; Löhmer/Standhardt 1992; Cohn/Terfurth 1993; Gudjons 1995b und 1995c; für die Krankenpflegeausbildung Mulke-Geisler 1982) sondern vielmehr, die zentralen methodischen Prinzipien herauszuarbeiten, mit denen es gelingen kann, die mit einem Schlüsselproblem pflegerischer Kommunikation verbundenen Gefühle, Vorstellungen und Bedeutungszuschreibungen bewußt zu machen und zu reflektieren sowie die Selbstklärung mit dem Erwerb empirisch-theoretischen und moralisch-praktischen Wissens zu verbinden.

Die beiden auf der zweiten Ebene angesiedelten Postulate betrachtet Cohn als *"Klarstellungen existentieller Phänomene"* (Cohn 1975, 123, im Original hervorgehoben), d. h. sie repräsentieren Phänomene der Realität, deren Akzeptanz auf diese Weise ausdrücklich anerkannt und gefördert wird. Das Postulat „Sei Dein eigener Chairman..." wurde bereits in Kap. 3.2 (Beziehungsgestaltung) erläutert. Das zweite Postulat „Störungen haben Vorrang" stellt durch die Akzeptanz lustvoller und v. a. unlustvoller Gefühle einen Ansatzpunkt für das Bewußtmachen vorbewußter Vorstellungen dar. Von den auf der dritten Ebene zusammengeführten „Methoden im eigentlichen Sinne" soll das „Prinzip der dynamischen Balance" hervorgehoben werden, denn dies zeigt Möglichkeiten auf, wie die eigenen Bedeutungszuschreibungen mit dem zu erwerbenden Fachwissen in Bezug gesetzt werden können. Auf der 3. Ebene führt Matzdorf (1993, 338 ff.) außerdem zwei weitere spezifische Interaktionsmethoden auf, nämlich den partizipativen Leitungsstil und die gleichgewichtige Beachtung der Faktoren Struktur – Prozeß – Vertrauen in Lernsituationen. Diese beiden methodischen Elemente werden hier nicht separat, sondern im Rahmen der beiden herausgehobenen Elemente „Akzeptanz von Störungen" und „Prinzip der dynamischen Balance" berücksichtigt. Die „Hilfsregeln" werden nicht erläutert. Sie stellen Konkretisierungen der methodischen Prinzipien dar, um die es hier im wesentlichen gehen soll.

Störungen haben Vorrang

Das Postulat fordert dazu auf, Störungen[39] zuzulassen und sie nicht zu unterdrücken oder zu übergehen. Für die Lehrkraft bedeutet das Postulat konkret, daß sie Störungen wahrnimmt, sie ggf. thematisiert bzw. die Thematisierung von Störungen zuläßt und für die Auszubildenden, daß sie Störungen explizit zum Thema machen können. *„Wäre es nicht möglich und wünschenswert, eine Emanzipation des Gefühlslebens in allen Lehr- und Lernsituationen zu erreichen? Vielleicht könnte der Lehrer sowohl sich selbst als auch seinen Schülern das Recht auf die Bewußtheit der eigenen Gefühle zubilligen und an die Stelle einer heimlichen Sabotage von Gefühlen ein offenes Anrecht der Menschen auf Gefühle setzen. Schüler und Lehrer haben sowohl ein Anrecht auf die Realität ihrer Störungen als auch auf ihre schöpferischen Gefühle"* (Cohn 1975, 112).

Störungen können unterschiedlicher Art sein, nach dem TZI-Konzept können sie entsprechend der vier an Gruppeninteraktionen beteiligten Faktoren im Individuum, in der Gruppe, im Thema oder in den äußeren Rahmenbedingungen begründet sein. Zum Teil können die Ursachen der Störungen sofort behoben werden, z. B. wenn Auszubildende einen Sachverhalt nicht verstanden haben, etwas nicht lesen können oder die Luft im Raum schlecht ist. Häufig handelt es sich bei den Störungen aber um Gefühle, deren Ursachen im Rahmen einer Ausbildungsveranstaltung weder angemessen erkannt, noch bearbeitet werden können. Wie Cohn darlegt, hat in diesen Fällen bereits die Anerkennung und Akzeptanz der störenden Gefühle bzw. in der Terminologie der Psychoanalyse des Widerstandes bedeutsame Wirkungen. *„Der Analytiker geht mit dem Widerstand mit, bis er überflüssig geworden ist. Dieses Prinzip 'Widerstand vor Inhalt' sah ich als Weg allen lebendigen Lernens: nicht Lern- und Lebensstörungen zu durchbrechen oder beiseite zu schieben, sondern sie anzuerkennen als Teil der Person. Denn Widerstände sind mit*

---

[39] Eingehend mit Störungen hat sich Winkel (1988a, 93 ff.; 1988b) beschäftigt.

lebendiger Energie besetzt und Bestandteil des inneren Lebens. Diese Anerkennung erlöst den Betreffenden von der Angst, nicht so sein zu dürfen, wie er ist: 'Ich darf sein, wer ich bin, ich bin Ich und wertvoll auch mit meinen Störungen und Widerständen und mit dem bewußten und unbewußten Wunsch nach Hilfe, sie überwinden zu lernen' " (Cohn 1975, 184, Hervorhebung im Original).

Cohn betont, daß durch die achtungsvolle Einstellung zur Gefühlswelt einschließlich der störenden Gefühle durch die Lehrkraft und durch die Gruppe auch die Betreffenden selbst ihre Gefühle annehmen, die dahinterstehenden Konflikte eher bewußt werden lassen und sich damit auseinandersetzen können. Diese Auseinandersetzung kann dann außerhalb der Interaktionsgruppe erfolgen. „*Man kann ein Symptom erkennen und akzeptieren und dadurch einen Umschwung herbeiführen, ohne tiefenpsychologische Deutungen zu geben*" (Cohn 1975, 118). Wie aber kann ein „Gruppenklima" hergestellt werden, welches die Wahrnehmung und das Ausdrücken von Gefühlen befördert? Zunächst ist es Aufgabe der Lehrkraft, sich die eigenen störenden Gefühle bewußt zu machen und mögliche Störungen der Auszubildenden oder andere Störungen wahrzunehmen. Die Wahrnehmung von Störungen kann durch Introspektion, Beobachtung und Intuition[40] bewerkstelligt werden, außerdem kann die Äußerung von Störungen durch die Lernenden mittels Blitzlicht- und Feedbackrunden angeregt werden. Die Reaktion auf Störungen kann je nach Art der Störung unterschiedlich ausfallen. Ggf. kann es sinnvoll sein, nicht explizit darauf einzugehen, sondern bei der Planung von Lernsituationen darauf Rücksicht zu nehmen. In anderen Fällen können Störungen thematisiert und, wenn ein Gesprächsbedürfnis vorhanden ist, besprochen werden. Von zentraler Bedeutung ist aber vor allem, daß die leitende Person eine respektvolle Einstellung gegenüber „störenden" Gefühlen hat.

In Hinblick auf die unter 1. formulierten Ziele kann hier folgender Ertrag festgehalten werden: Das methodische Prinzip, Störungen bzw. störende Gefühle zuzulassen, sie ggf. anzusprechen und zu akzeptieren, bewirkt bei den Auszubildenden, daß sie ihrerseits ihre störenden Gefühle eher akzeptieren, was die Beschäftigung mit den zugrundeliegenden Konflikten begünstigt. Will man aber auch und gerade einen Gewinn bei der intellektuellen Selbstklärung erzielen, so sind zusätzliche Interventionen notwendig.

So versteht Lehmkuhl (1998, 46 ff.) das Störungspostulat als Anregung, den störenden Gefühlen gemeinsam nachzugehen und sie als Ansatzpunkt für das Be-

---

[40] Hinweise zum Training der Intuition sind bei Cohn (1975, 134 ff.) zu finden.

wußtmachen vorbewußter Einstellungen zu nutzen. Dieses Vorgehen beruht auf der psychoanalytischen Annahme, daß Gefühle u. a. auf vorbewußten kognitiven Situationseinschätzungen beruhen. Störende Gefühle können daher als Hinweis oder Signal für konflikthafte vorbewußte kognitive Prozesse aufgefaßt werden. Im Gespräch mit den Betreffenden können diese dann ins Bewußtsein gehoben und hier einer rationalen Bearbeitung zugänglich gemacht werden. Durch diese Vorgehensweise könnten Auszubildende die Fähigkeit entwickeln, *„eigene Gefühle als Ausdruck einer vielleicht noch unbewußten Kenntnis der Situation wahrzunehmen und entlang dieses Gefühls die unbewußte Situationseinschätzung ins Bewußtsein zu holen und dort einer rationalen Überprüfung und Kommunikation mit anderen zugänglich zu machen"* (Lehmkuhl 1998, 49).

Balance Ich-Wir-Es

Nach Cohn (1975, 113 f.) sind bei der Interaktion in Lerngruppen die drei Elemente Ich (das Individuum), Wir (die Gruppe) und Es (das Thema) beteiligt, welche sie durch ein gleichseitiges Dreieck symbolisiert. Dieses Dreieck ist in eine Kugel eingebettet, den sogenannten Globe, der die unmittelbaren, aber auch die mittelbaren Rahmenbedingungen darstellt. Zur Gestaltung der Interaktion hat Cohn (1975, 115 und 161 ff.) die Methode der dynamischen Balance zwischen den Dreieckspunkten Ich-Wir-Es entwickelt. Dynamische Balance bedeutet, daß in ausbildungsbezogener Interaktion alle drei Aspekte angemessen zur Geltung kommen sollen. Dies stellt eine Erweiterung sonst üblicher pädagogischer Kommunikation dar, bei der häufig das Es, also das Thema, im Vordergrund steht. Die dynamische Balance bezieht sich auf einen längeren Prozeß und meint nicht, daß alle Aspekte gleichzeitig gleich stark berücksichtigt werden, sondern im Verlauf des Prozesses nacheinander. Das Herstellen der dynamischen Balance gelingt, indem der Leiter bei längerem Übergewicht eines Aspektes die Aufmerksamkeit auf einen der minderbeachteten Aspekte lenkt. Wenn während einer Lernsituation über längere Zeit das Thema zu stark im Mittelpunkt stand und bereits bei einigen Auszubildenden Anzeichen mangelnder Beteiligung zu beobachten sind, dann könnte eine sinnvolle Reaktion darin bestehen, den Schwerpunkt auf den Bezug der Subjekte zum Thema zu verlagern, indem die Auszubildenden z. B. aufgefordert werden, ihre subjektiven Zugänge zum Thema einzubringen. Wird das Prinzip der dynamischen Balance nicht berücksichtigt und steht über längere Zeit ein Aspekt isoliert im Vordergrund, so kann der Lernprozeß in lebensfremdes stoffbezogenes Lernen, in Einzeltherapie oder in gruppendynamische Selbsterfahrung ausarten. Schließlich erfordert das Prinzip der dynamischen Balance auch die Beachtung des Globe, also der – oft einschränkenden – Rahmenbedingungen, wie der zeitlichen Vorgaben, Lehrpläne und Prüfungsanforderungen (vgl. Gudjons 1995b, 12). Hilfreich für die Analyse und Planung von Unterricht unter Berücksichtigung der dynamischen Balance sind das von Kroeger (1989, 229 ff.) entwickelte „Modell der Selbstsupervision" und das „Modell der TZI-Vorbereitung".

Die Methode der dynamischen Balance erhebt den Anspruch, daß neben der inhaltlichen Struktur auch die individuellen Erfahrungen zu einem Schlüsselproblem pflegerischer Kommunikation und der Austausch darüber mit anderen gleichermaßen berücksichtigt werden. Vor dem Hintergrund der in Kapitel 1 formulierten Ziele bedeutet dies, daß den Auszubildenden die Möglichkeit gegeben wird, sich mit den eigenen Gedanken und Gefühlen zu Schlüsselproblemen auseinanderzusetzen, diese zu den Gedanken und Gefühlen anderer in Beziehung zu setzen, sich dadurch der eigenen individuellen Sichtweise bewußt zu werden und diese ggf. zu verändern. Das Thema wird dabei *„als das Mittelglied zwischen Individuum und Gruppe"* (Cohn 1975, 117) aufgefaßt.

Als methodische Ansatzpunkte der Themenzentrierten Interaktion lassen sich der akzeptierende Umgang mit Störungen und die Schaffung einer dynamischen Balance zwischen den Faktoren Individuum-Gruppe-Thema festhalten. Dabei handelt es sich um grundlegende Prinzipien methodischen Handelns, die aber in der Umsetzung z. T. noch recht vage bleiben. Konkretere Realisierungsmöglichkeiten zeigt Scheller mit seinem Konzept des „erfahrungsbezogenen Lernens".

4.2 Erfahrungsbezogenes Lernen

Mit seinem erfahrungsbezogenen Ansatz beabsichtigt Scheller, die mit dem Unterrichtsthema verbundenen Gefühle, Gedanken, Haltungen und Phantasien der Lernenden zum Gegenstand des Unterrichts zu machen und zur Identitätsbildung zu nutzen (zum erfahrungsbezogenen Lernen vgl. Scheller 1981; 1986; 1993; 1995; Jank 1986; Jank/Meyer 1991, 310-322).[41]

---

[41] Einige Aspekte dieses Ansatzes hat Mulke-Geisler (1990; 1994) auf die Krankenpflegeausbildung übertragen.

Die persönlichkeits- bzw. lernpsychologischen Voraussetzungen des Schellerschen Konzepts lassen sich wie folgt zusammenfassen: Erfahrungen entstehen auf der Grundlage von Erlebnissen in konkreten Situationen bzw. Szenen, in denen Menschen körperlich, emotional, kognitiv und handelnd involviert sind. Die Erlebnisse werden in einem komplexen Prozeß angeeignet und verarbeitet, indem sie zu früheren Erlebnissen und Erfahrungen in ähnlichen Situationen, zu Haltungen und Gefühlen in Beziehung gesetzt werden (vgl. Scheller 1981, 57 f.). Die Verarbeitung der Erlebnisse ist daher geprägt von der Lebensgeschichte der Person. Die aktuellen und bereits vorhandenen Erlebnisse und Erfahrungen schlagen sich in sogenannten Haltungen nieder. „*Haltungen sind Niederschläge real erlebter körperbestimmter Interaktionen und der in diese Interaktionen eingehenden gesellschaftlichen Beziehungen. Sie werden in ihren strukturbildenden Momenten im vorsprachlichen Raum in der frühen Mutter-Kind-Beziehung produziert (vgl. Lorenzer 1973, 30) und im Verlaufe des Lebens durch neue Erlebnisse überformt, entfaltet und überarbeitet*" (Scheller 1986, 205, Hervorhebung und Literaturangabe im Original).

Scheller (1993, 15) unterscheidet die innere Haltung, welche von den bewußten und unbewußten Vorstellungen, Wünschen, Gefühlen sowie sozialen, politischen und kulturellen Orientierungen geprägt ist, und die äußere Haltung, die durch körperliches und sprachliches Ausdrucksverhalten von außen wahrnehmbar ist. Die Unterscheidung ist allerdings nur analytischer Art, denn innere und äußere Haltung stehen in wechselseitiger Abhängigkeit. Die erworbenen Haltungen prägen den Umgang mit der Umwelt. „*Haltungen drücken Beziehungen aus; sie zeigen, wie sich jemand oder eine Gruppe mit der sozialen Umwelt auseinandersetzt; sie zeigen, wie man den anderen Menschen wahrnimmt, welche Gefühle man ihm entgegenbringt, was man mit ihm tun oder ihm zeigen will*" (Scheller 1986, 205). Die Haltungen und damit die Art und Weise der Aneignung von Erlebnissen sind dem einzelnen häufig nicht bewußt. Das Gemeinsame der Haltungen von Angehörigen einer bestimmten sozialen Gruppe, also die für alle Mitglieder dieser Gruppe ähnlichen Abhängigkeiten, Normen, Wahrnehmungs-, Denk- und Verhaltensgewohnheiten, bezeichnet Scheller (1993, 15 f.) als Habitus[42]. „*Haltung und Habitusformen entstehen, wirken und reproduzieren sich in spezifischen Alltagsformen und Lebenswelten*" (Scheller 1993, 16). Erfahrungen setzen eine besondere Verarbeitung von Erlebnissen voraus. „*Erlebnisse und die in sie eingehenden Phantasien, Wahrnehmungen und Haltungen können nämlich erst dann Erfahrungen werden und anderen mitgeteilt werden, wenn sie in ihrer Entstehung und Wirkung in der Situation und im Subjekt erklärt*

---

[42] Das Konzept „Habitus" geht auf den Soziologen Bourdieu (1976) zurück.

werden können" (Scheller 1981, 61), d. h. Erfahrungen zeichnen sich durch Bewußtheit und einen hohen Reflexionsgrad aus.

Die Veränderung von Haltungen ist ein Ziel erfahrungsbezogenen Lernens. Dies läßt sich aber nicht durch „*kognitive Belehrung*" (Jank/Meyer 1991, 315) bewerkstelligen, vielmehr soll dies erreicht werden, indem die Lernenden ihre Erlebnisse zu bewußten Erfahrungen verarbeiten. Der erste Schritt im Lernprozeß besteht darin, daß die Lernenden ihre Erlebnisse und Wahrnehmungen symbolisch ausdrücken. Nur mittels Symbolisierungen, wie z. B. durch Sprache, können Menschen die Erlebnisse unabhängig von der konkreten Situation darstellen. Durch die Symbolisierung werden Erlebnisse, Gefühle und Haltungen vergegenständlicht (vgl. Scheller 1981, 74). „*Vergegenständlichung meint hier materielle und symbolische Produktion (den Erwerb von Kompetenz hierzu eingeschlossen) von Texten, von Bildern, von Körperausdruck, von Gebrauchsgegenständen, von wissenschaftlichen Inhalten – eine Vergegenständlichung, die immer auch Verständigung mit anderen und mit sich selbst bedeutet, die nicht nur situativ vorhanden ist, sondern als Kompetenz und als Produkt – auch aus einer räumlichen und zeitlichen Distanz überdauert, einem selbst und anderen ‚gegenübersteht'* " (Ziehe 1980, 41; zit. nach Scheller 1981, 74). Die Vergegenständlichung oder Symbolisierung nicht bewußtseinsfähiger oder halbbewußter Vorstellungen und Wünsche gelingt dabei eher mit sinnlich-ästhetischen als mit sprachlich-begrifflichen Produktionsformen, da erstere eher an die unbewußten und halbbewußten Phantasien und Erlebnisse anknüpfen. Scheller (1981, 75) argumentiert dabei mit Lorenzer (1972, 114 ff.), der diesen Symbolisierungsformen eine „*Brückenfunktion*" zwischen den nicht bewußtseinsfähigen Beziehungswünschen und den Begriffen, mit deren Hilfe diese angesprochen und reflektiert werden können, zuschreibt.[43] Da der Prozeß der Symbolisierung von den unbewußten, halbbewußten und bewußten Vorerfahrungen und Haltungen geleitet wird, wird darin zugleich die Bedeutung der Erlebnisse und Wahrnehmungen für denjenigen, der die Symbole verwendet, sichtbar (vgl. Scheller 1981, 61 f.). Wurden nicht-sprachliche Symbole verwendet, so können diese in einem weiteren Schritt versprachlicht werden. Dies ermöglicht in der Folge die Interpretation der Bedeutungen vor dem Hintergrund vorausgegangener Erfahrungen sowie ihre Erweiterung und Umstrukturierung und schließlich

---

[43] Die Verdrängung von Bewußtseinsinhalten wie sinnlichen Wünschen ins Unbewußte ist nach Lorenzer/Görlich (1981, 97 ff.) zugleich mit einem Verlust an Symbolisierungsmöglichkeiten verbunden, mit „*Desymbolisierung*". Umgekehrt erfordert der Prozeß der Bewußtmachung die Symbolisierung der verdrängten Wünsche und Phantasien.

eine Veränderung der Haltung und bisheriger Handlungsgewohnheiten. Festzuhalten ist an dieser Stelle, daß der Verarbeitungsprozeß von Erlebnissen zu Erfahrungen methodisch durch die Vergegenständlichung bzw. Symbolisierung und die anschließende Versprachlichung erreicht wird.

Für die Organisation einer erfahrungsbezogenen Unterrichtseinheit schlägt Scheller (1981, 63 ff.) ein aus drei Phasen bestehendes Schema vor. Die erste Phase dient der Aneignung von Erfahrungen. Darin sollen die Lernenden die Möglichkeit erhalten, sich die Erlebnisse und Phantasien, die sie mit bestimmten Themen verbinden, und die daraus resultierenden subjektiven Bedeutungen anzueignen. Zunächst sollte die Aneignung alleine und später in der Gruppe erfolgen. In der Gruppe wirken die Erfahrungen und Deutungen der anderen als Widerspruch und Spiegelung und befördern die Beschreibung, Interpretation und das Verständnis der eigenen Erfahrungen. In der zweiten Stufe, der Verarbeitung von Erfahrungen, werden die Erfahrungen der Lernenden mit den Erfahrungen und dem Wissen anderer konfrontiert, um auf diese Weise über Verfremdung, Einbeziehung neuer (gesellschaftlicher) Perspektiven und Neuinterpretation zu einer „Reorganisation" der eigenen Erfahrungen zu gelangen. Schließlich soll in der dritten Phase die Gelegenheit zur Veröffentlichung der Erfahrungen bzw. der Reflexionen darüber auch außerhalb des Klassenzusammenhangs geboten werden. Indem die Lernenden ihre Erfahrungen und Standpunkte darlegen, begründen und verteidigen, lernen sie, anderen ihre Positionen und Interessen mitzuteilen und tragen zur Aufklärung der Öffentlichkeit in Hinblick auf bestimmte Themen bei. Die Lernenden sollen dabei dazu angehalten werden, ihren eigenen Arbeits- und Lernprozeß zu rekonstruieren, dadurch die unterrichtliche Kontinuität zu erkennen und sind so vielleicht sogar in der Lage, ihrerseits bei anderen gezielt solche Erfahrungsprozesse zu initiieren.

In jeder dieser Phasen werden spezifische Symbolisierungsformen eingesetzt. Während die Aneignungsweisen in erster Linie die eigenen Erfahrungen vergegenständlichen (in dem Sinne, daß sie Gegenstand der Reflexion und Kommunikation werden können) sollen, werden die Erfahrungen durch Verarbeitungsweisen in einen größeren sachlichen und gesellschaftlichen Zusammenhang gestellt (vgl. Scheller 1981, 80 f.). Veröffentlichungsweisen sind Symbolisierungsformen, mit denen die Lernenden ihre eigenen Erfahrungen und Erkenntnisse nach außen vermitteln und andere dazu anregen, selbst Erfahrungen einzubringen und darüber nachzudenken (vgl. Scheller 1981, 82 f.).

4. Methodische Ansatzpunkte

Ich fasse zusammen: Erfahrungsbezogenes Lernen beabsichtigt die *„symbolvermittelte Aneignung und Verarbeitung jener Erlebnisse und Erfahrungen, die Schüler mit Unterrichtsinhalten verbinden,"* (Scheller 1981, 61) mit dem Ziel, Haltungen und den Prozeß ihrer Bildung bewußt und damit der Reflexion und Veränderung zugänglich zu machen. Die Aneignung und Verarbeitung von Erfahrungen gelingt mittels verschiedener Formen der Symbolisierung. Scheller rekurriert mit seinem Ansatz zwar auf psychoanalytische Positionen (Lorenzer 1972, Ziehe 1975),[44] verzichtet aber mit dem Begriff der „Haltung" auf eine genauere Differenzierung der inneren Struktur mittels des Instanzenmodells von Freud. Dennoch lassen sich seine methodischen Ideen auch auf das differenziertere Modell, wie es sich in den in Kapitel 1 formulierten Zielen niederschlägt, übertragen und daraufhin bewerten. Der Zugang zu bzw. die Aneignung von vorbewußten oder unbewußten Vorstellungen gelingt nach der Idee von Scheller mittels Symbolisierung bzw. Vergegenständlichung. Vor dem Hintergrund der psychoanalytischen Theorie kann dies als Annäherung an die im Über-Ich enthaltenen, meistens vorbewußten normativen Ansprüche und Bedeutungszuschreibungen sowie an die im Es vorhandenen, oft unbewußten Wünsche und Phantasien gedeutet werden. Durch den anschließenden verbalen Austausch mit anderen Lernenden werden diese vorbewußten bzw. unbewußten Vorstellungen zunehmend bewußter. In der zweiten Phase, der Verarbeitung von Erfahrungen, wird die subjektive Sichtweise der Lernenden mit „dem Wissen anderer" konfrontiert. Dadurch und durch entsprechende Arbeitsaufgaben können die Auszubildenden dazu angeregt werden, ihre eigene bewußt gewordene Perspektive zu erweitern.

Mit der Methode der Symbolisierung bzw. Vergegenständlichung zeigt Scheller einen Weg zur Bewußtmachung zuvor nicht bewußter Vorstellungen der Auszubildenden. Die Einführung von (wissenschaftlichem) Wissen erfolgt nach seinen Vorstellungen, nachdem sich die Auszubildenden ihre mit einem Unterrichtsthema verbundenen Erlebnisse und Ansprüche bewußt gemacht haben. Die folgende Darstellung der grundlegenden Struktur einer situationsorientierten und erfahrungsbezogenen Unterrichtseinheit orientiert sich im wesentlichen an dem von Scheller entwickelten Phasenschema und integriert außerdem methodische Elemente der TZI. Während Scheller auch und gerade unbewußte Vorstellungen aufdecken will, konzentriert sich das hier vorgestellte Vorgehen

---

[44] Darüber hinaus lassen sich nach Jank (1986, 595) bei Scheller Bezüge zu materialistischen Positionen (z. B. Negt 1971), zum amerikanischen Pragmatismus und symbolischen Interaktionismus (z. B. Dewey 1949) und implizit zur Kritischen Theorie nachweisen.

auf vorbewußte Vorstellungen. Weitere Abweichungen und Ergänzungen werden markiert und begründet.

4.3 Grundlegende Struktur einer situationsorientierten und erfahrungsbezogenen Unterrichtseinheit an einem Beispiel

Im folgenden werde ich die grundlegenden methodischen Strukturen einer situationsorientierten und erfahrungsbezogenen Unterrichtseinheit am Beispiel eines Schlüsselproblems der Pflegekraft-Patienten-Kommunikation, dem „Umgang mit nach Ansicht der Pflegekräfte 'unkooperativen' Patienten"[45], beschreiben. Um die Beschreibung anschaulicher zu gestalten, werde ich sie mit Beispielen illustrieren, die aus dem Datenmaterial der im Rahmen dieser Arbeit durchgeführten Untersuchung stammen, und daran die möglichen Lernchancen aufzeigen. Die Darstellung verbindet methodische mit intentionalen und inhaltlichen Aspekten, die methodische Strukturierung steht aber im Vordergrund. In Anlehnung an das Phasenschema von Scheller (1981) werden drei Phasen beschrieben, nämlich I „Selbstklärung", II „Realitätsklärung"[46] und III „Rekonstruieren und übertragbar machen". Diese drei Phasen bieten Anhaltspunkte für die Strukturierung, sie sind aber nicht als starre und unflexible Vorgabe, sondern als *strukturbildende Momente* (Scheller 1981, 226) oder Bausteine zu verstehen, aus denen der Unterricht situations- und schülergerecht zusammengesetzt werden kann. Dabei können einzelne Phasen ganz wegfallen oder besonders gewichtet werden. Auch können diese Bausteine mit anderen methodischen Bausteinen kombiniert werden.

I Selbstklärung

Ziel der ersten Phase ist es, daß sich die Auszubildenden zunächst ihrer mit einer Kommunikationssituation verbundenen Gefühle und vorbewußten Vorstellun-

---

[45] Im folgenden wird, um den Text lesbarer zu gestalten, *„nach Ansicht der Pflegekräfte"* weggelassen und von „unkooperativen" Patienten gesprochen. Um hervorzuheben, daß es sich dabei um eine Definition der Pflegekräfte handelt, wird der Begriff in Anführungsstriche gesetzt.

[46] Die Begriffe „Selbstklärung" und „Realitätsklärung" gehen auf Schulz von Thun (1998, 18 f.) zurück. Anstelle „Realitätsklärung" verwendet er aber den Begriff „Feldklärung".

gen bewußt werden und sie dann kritisch reflektieren. Die Selbstklärung sollte am Anfang einer Unterrichtseinheit angesiedelt werden, da danach eine realitätsgerechtere Wahrnehmung und Bearbeitung des Themas möglich ist. „*Unbewußte und unklare Gefühle und Gedanken in mir selber verstopfen und präokkupieren meine Wahrnehmung*" (Kroeger 1989, 231).

Der von Scheller verwendete Begriff der „Aneignung" wird zur Bezeichnung dieser Phase nicht benutzt, da damit der Eindruck erweckt wird, als ob die eigenen Erlebnisse erst dann zueigen sind, wenn sie angeeignet, also symbolisiert und bewußtgeworden sind. Die psychoanalytische Erkenntnis von der Wirkung des Unbewußten und des Vorbewußten zeigt aber, daß auch die nicht bewußten Vorstellungen immer schon dem Individuum angehören und verhaltensprägend sind. Um den Unterschied zwischen nicht angeeigneten und angeeigneten Vorstellungen qualitativ deutlicher zu kennzeichnen, werden hier die Begriffe unbewußte, vorbewußte und bewußte Vorstellungen verwendet. Von daher wird auch die von Scheller vorgenommene Unterscheidung von „Erlebnissen" für unbewußte und „Erfahrungen" für bewußt gewordene und reflektierte Vorstellungen nicht übernommen.

Die Phase der Bewußtwerdung und Reflexion wird in die Schritte „Individueller Zugang", „Gemeinsamer Austausch und Reflexion" und „Vertiefung" unterteilt. Während die ersten beiden Schritte auf Scheller zurückgehen, wurde der Schritt „Vertiefung" von der Autorin hinzugefügt. Dieser Schritt dient dazu, die Intensität der Selbstreflexion in der Gruppe mit gezielten Leitfragen zu steigern.

I.1 Individueller Zugang

Zu Beginn werden die Auszubildenden in einer Einführung mit dem Thema, einem Schlüsselproblem der pflegerischen Kommunikation, bekannt gemacht. Die Einführung soll das Thema kognitiv verständlich machen, es mit der Gefühls- und Erfahrungsebene der Auszubildenden in Verbindung bringen und ihnen entsprechende erlebte Kommunikationssituationen aus der pflegeberuflichen Praxis in Erinnerung rufen. Methodisch kann dies z. B. durch Phantasiereisen, Körperübungen und andere Übungen (Gudjons 1995a), geleitetes Schweigen (Cohn 1975, 116), eine Besinnungsanleitung (Schulz von Thun 1998), Berichte und Kurzvorträge gewährleistet werden.

Um die erinnerten Erfahrungen bearbeiten zu können, müssen die Auszubildenden zunächst die Gelegenheit erhalten, sie darzustellen bzw. zu symbolisieren. Die Symbolisierung ist bereits ein erster Schritt im Bewußtmachungsprozeß.

Dabei können entweder sprachliche oder sinnlich-ästhetische Symbolisierungsformen eingesetzt werden. Sprachliche Symbolisierung kann mündlich oder schriftlich erfolgen, sie kann in narrativer oder einer literarisch gestalteten Form vorgenommen werden. Die Symbolisierungsform Schreiben ist nach Ansicht Schellers (1981, 133) eine gute Möglichkeit zur Selbstreflexion, weil dabei, anders als beim mündlichen Erzählen, Produktion und Rezeption voneinander getrennt sind. Gegen Schreiben und für spontanes Erzählen spricht, daß das Schreiben durch das Bedürfnis nach widerspruchsfreier Darstellung auch eine Verzerrung und „Bereinigung" des Erinnerten zur Folge haben kann. Während sprachliche Symbolisierung in stärkerem Maße der rationalen Kontrolle unterliegt und v. a. auf schon versprachlichte, also vorbewußte und bewußte Vorstellungen zurückgreift, sprechen sinnlich-ästhetische Symbolisierungsformen eher die Intuition an und erlauben auch einen Zugang zu bislang noch unbewußten Vorstellungen. Sinnlich-ästhetische Symbolisierungsformen sind z. B. malen, gestalten, zeichnen, fotografieren und körperbezogene Symbolisierungsformen, wie Standbild, Pantomime und Szenisches Spiel. Letztere können auch eingesetzt werden, um solche sinnlichen Erlebnisse, Gefühle und Phantasien zu entdecken, die in bislang nicht-versprachlichter Form im „Körpergedächtnis" aufbewahrt wurden (vgl. Scheller 1993, 27). Das Aufdecken und Ausagieren unbewußter Vorstellungen wird in diesem Konzept für die Krankenpflegeausbildung im Unterschied zu Schellers Intentionen aber nicht beabsichtigt.

Um in einer Unterrichtseinheit „Umgang mit 'unkooperativen' Patienten" die mit diesen Kommunikationssituationen verbundenen vorbewußten Erfahrungen und Vorstellungen der Auszubildenden ins Bewußtsein zu heben, könnten die Auszubildenden aufgefordert werden, sich zunächst jeder für sich an ein konfliktreiches Erlebnis mit einem ihrer Ansicht nach „unkooperativen" Patienten zu erinnern und dies in einer Kleingruppe zu berichten (spontanes mündliches Erzählen in der Kleingruppe).

Dabei könnten einigen Auszubildenden ähnliche Situationen in den Sinn kommen, wie Pflegekraft E:

> *Und das war schon ziemlich schwierig und ähm er hat sich eben halt so nichts sagen lassen, hat seine Medikamente nicht genommen, hat nicht, ließ sich kein Blutdruck messen, nichts. Und ich hab zuerst versucht, mit ihm dadrüber zu sprechen, und zu sagen, warum und wofür die Medikamente sind und nachher hab ich dann aber auch gesagt, da wurds mir einfach auch zuviel, weil es brachte überhaupt nichts, er war völlig uneinsichtig, da hab ich gesagt, es ist mir jetzt egal, ob Sie die Tabletten nehmen, es ist Ihre Sache, es ist Ihr Herz und nicht meins. (Int PK E)*

I.2 Austausch

Nachdem die Auszubildenden zunächst jeder für sich zur Erinnerung an Erfahrungen angeregt wurde, sollten sie in einem nächsten Schritt die Gelegenheit erhalten, sich über ihre Erfahrungen auszutauschen. Damit alle Auszubildenden zu Wort kommen, sind hierfür Kleingruppen geeignet. In den Kleingruppen können sich die Auszubildenden gegenseitig ihre Erlebnisse berichten, ihre Texte vorlesen, ihre Bilder kommentieren usw. In dieser Phase ist ein Gruppenklima förderlich, wie es das Cohnsche Störungs-Postulat anstrebt. Nur wenn die anderen Auszubildenden die Beiträge der Berichtenden und die sich darin widerspiegelnden Sichtweisen anteilnehmend und nicht bewertend begleiten, werden sich die Berichtenden weiter öffnen. Indem die anderen Teilnehmer ihre Erfahrungen einbringen, die ähnlich oder auch unterschiedlich sind, können die Lernenden über ihre eigene Position größere Klarheit gewinnen und entwickeln Toleranz für andere Sichtweisen.

In der Unterrichtseinheit „Umgang mit 'unkooperativen' Patienten" könnten sich die Auszubildenden in Kleingruppen von ihren Erlebnissen berichten. In den Berichten kommen vermutlich unterschiedliche Gefühle, Sichtweisen und Umgangsformen zum Ausdruck.

Manche Auszubildende schildern vielleicht ähnliche Erfahrungen, wie die zuvor zu Wort gekommene Pflegekraft E:

> *Weil ich auch son Typ bin, der denn <.>, irgendwann explodier ich denn auch, wenn die einen anmachen oder wenn die nicht begreifen, warum das jetzt gemacht werden muß. Und dann erklärst Du denen das ´n paarmal und die sagen, nö, ich will das nicht oder sie verweigern alles, dann denke ich auch, warum, warum ist der Patient hier, wenn er eh nichts mit sich machen lassen will, ne. Und denn muß ich mich schon ganz schön zusammenreißen, um nicht auch loszupoltern. Dann hol ich tief ´n paarmal Luft und sag „gut" und dann geh ich raus, nicht daß ich dann explodiere oder so. (Int PK K)*

Andere bringen abweichende Erfahrungen zum Ausdruck:

> */.../ das ist sicherlich ne komplizierte Situation, wieweit laß ich diesen Patienten, diesen Patienten ihren Willen, denn das Recht zu sagen, ich bleibe jetzt im Bett, haben sie. (..) Oder äh die Frage ist dann eben auch, wieweit oktroyier ich ihnen meinen Willen auf, daß ich gern möchte, daß sie aufstehen. Da kann ich jetzt keine Parade, kein Parade oder keine Paradeantwort geben, aber ich denke, das ist wirklich von Fall zu Fall verschieden. Und da komm ich auch jedes Mal ins Grübeln. (Int PK L)*

IV Pflegedidaktisches Konzept

Im Gespräch könnten einige Auszubildenden feststellen, daß sie wie auch andere in diesen Situationen wütende, aggressive, feindselige oder „explosive" Gefühle entwickeln (hier bei Pflegekraft E und Pflegekraft K). Durch die Erkenntnis, daß andere ebenso fühlen, kann bereits eine Entlastung und eine größere Akzeptanz den eigenen Gefühlen gegenüber erreicht werden. Andererseits können die Auszubildenden auch Differenzerfahrungen machen. Pflegekraft E würde erfahren, daß andere Pflegekräfte, wie Pflegekraft L, auf diese Situationen gelassener reagieren und daraufhin möglicherweise die eigene Reaktion in Frage stellen.

I.3 Vertiefung

Damit sich das Gespräch über die Erfahrungen der Auszubildenden nicht nur auf einer oberflächlichen Ebene bewegt und um die Selbstexploration zu intensivieren, ist es außerdem ratsam, Gesichtspunkte anzugeben, die das Gespräch leiten können oder die zumindest die Aufmerksamkeit auf bestimmte Aspekte lenken. Dadurch können solche Gedanken und Gefühle in den Blickwinkel der Auszubildenden gelangen, die sie bis dahin nicht bewußt wahrgenommen haben. Leitende Fragen oder Gedanken könnten sich

- zum einen auf das expressive Wissen beziehen, also auf die eigenen normativen Ansprüche und die eigenen Wünsche und Phantasien und
- zum anderen auf das vorhandene Wissen der Auszubildenden über die Realität, also das empirisch-theoretische und moralisch praktische Wissen.

Im Zusammenhang mit dem Schlüsselproblem „Umgang mit 'unkooperativen' Patienten" könnten Reflexionen über die eigenen normativen Ansprüche dadurch befördert werden, daß die Auszubildenden dazu aufgefordert werden, Erwartungen zu formulieren und zu begründen, die ihrer Ansicht nach das Verhalten von Patienten und von Pflegekräften in diesen Situationen leiten sollten. Auf diese Weise könnte ein Gespräch über verschiedene Erwartungen initiiert werden, in dem die eigenen möglicherweise starren Erwartungen bewußt und hinterfragt werden. Im Gespräch zwischen den drei zitierten Pflegekräften könnten Pflegekraft K und Pflegekraft E feststellen, daß sie, im Vergleich zu Pflegekraft L, die zumindest das Recht der Patienten, selbst darüber zu bestimmen, was sie tun möchten bzw. was an ihnen getan werden soll, in Betracht zieht, stark auf ihre durch die Schulmedizin geprägten Erwartungen fixiert sind.

Soll die Aufmerksamkeit auf die eigenen Wünsche und Phantasien gelenkt werden, dann könnte danach gefragt werden, was sich die Auszubildenden in dieser Situation wünschen oder auch, welche Impulse sie verspüren.

Der Aspekt der Realität wird in dieser Phase noch so bearbeitet, wie er sich aus der Sicht der Auszubildenden darstellt. Die Fragen sollten die Auszubildenden dazu auffordern, die äußere Realität der Situation genauer als zuvor zu beschreiben. Diese besteht im wesentlichen aus dem Patienten und den Rahmenbedingungen der Situation, wie Arbeits- und räumliche Bedingungen. Fragen könnten sich z. B. auf die vermuteten Motive, Interessen und Gefühle des Patienten in der Situation beziehen oder dazu anregen, den Verlauf des Gesprächs genauer nachzuvollziehen und daraufhin zu untersuchen, welche Aspekte besonders betont und welche ignoriert wurden.

Diese Phase kann durch verschiedene methodische Elemente noch intensiviert werden. Wenn zuvor die erlebte Situation sprachlich symbolisiert wurde, könnten jetzt durch sinnlich-ästhetische Symbolisierungsformen Gefühle und Bedürfnisse deutlicher herausgearbeitet werden. Dies könnte z. B. mit Hilfe von Phantasiereisen, Standbild-Bauen (vgl. Meyer 1989b, 352 ff.) oder Rollenspielen (vgl. Meyer 1989b, 357 ff.; Scheller 1981, 197 ff.) erreicht werden.

Zum Abschluß der Phase I sollten die Auszubildenden Gelegenheit erhalten, mit der Gesamtgruppe über ihre gewonnenen Erkenntnisse und Fragen ins Gespräch zu kommen. Die Einbeziehung der Gesamtgruppe ist unerläßlich, um den Gruppenzusammenhalt zu gewährleisten.

II Realitätsklärung

In der Phase der Bewußtmachung und Bewußtwerdung konzentrieren sich die Reflexionen auf das innere Erleben der Auszubildenden. Die Sicht der Realität wird vom Erfahrungshorizont der Auszubildenden geprägt. Um den Blickwinkel auf die Realität zu erweitern, werden in der zweiten Phase die subjektiven Erfahrungen der Auszubildenden mit (pflege-)wissenschaftlichen Erkenntnissen konfrontiert. Scheller nennt diese Phase Verarbeitung. Da aber eine psychische Verarbeitung stets stattfindet und nicht erst, wenn Erfahrungen mit Wissen in Beziehung gebracht werden und um hervorzuheben, auf welchen Anspruchsbereich sich dieses Phase richtet, wird hier die Bezeichnung „Realitätsklärung" gewählt. Im Unterschied zum sonst üblichen wissensvermittelnden Unterricht wird hier nicht nur eine Verknüpfung des wissenschaftlichen, empirisch-theoretischen und moralisch-praktischen Wissens mit dem diesbezüglichen Vorwissen der Auszubildenden beabsichtigt, sondern auch eine Verbindung mit dem expressiven Wissen der Auszubildenden. Diese Verknüpfung stellt die besondere Schwierigkeit dieser Phase dar.

IV Pflegedidaktisches Konzept

Die Aufklärung über das Schlüsselproblem aus Sicht der Wissenschaft dient ebenso wie die Selbstklärung letztlich der Entwicklung von Problemlösungen für die konflikthaften Kommunikationssituationen. Wie bereits in Kap. 2 dargelegt wurde, sollte bei der Auswahl des zu erwerbenden Wissens danach gefragt werden, ob es zur Aufklärung und Lösung der identifizierten Schlüsselprobleme und damit zum Erwerb von Handlungsfähigkeit beitragen kann. Im folgenden werden für das Thema „Umgang mit 'unkooperativen' Patienten" beispielhaft Wissensbereiche aufgeführt, die dies gewährleisten könnten:

- Empirisch-theoretisches Wissen: z. B. Wissen über Coping-Strategien von Patienten und insbesondere über Gefühlsarbeit bei der Krankheitsbewältigung, technisch und strategisch verwertbares Wissen über Kommunikationstechniken, wie die objektive und vollständige Informationsgabe, kommunikationstheoretisches Wissen, z. B. über die Dynamik von Teufelskreisen (vgl. Schulz von Thun 1988, 278).
- Moralisch-praktisches Wissen: z. B. die expertokratische Position (Auszüge aus der Theorie von Orem) oder die autonomistische Position (Auszüge aus der Theorie von Rizzo Parse).

Aus diesen Inhalten könnte die Lehrperson je nach inhaltlicher Schwerpunktsetzung auswählen. Die Aneignung des Wissen kann mit unterschiedlichen Medien, Sozialformen und Handlungsmustern erreicht werden (vgl. Meyer 1989a; 1989b). Vorzuziehen sind handlungsorientierte Lehr-/Lernformen.

Bei der Entwicklung von Problemlösungen für Schlüsselprobleme sind sowohl das neu erworbene empirisch-theoretische oder moralisch-praktische Wissen als auch das durch die Phase der Selbstklärung gewonnene expressive Wissen zu berücksichtigen. Die Problemlösungen können durch unterschiedliche Produkte repräsentiert werden. Mögliche Produkte sind z. B. ein Thesenpapier über die normative Orientierung in solchen Situationen, die Analyse der Problemsituation vor dem Hintergrund des Teufelskreismodells, aber auch die Erprobung von Kommunikationsstrategien im Rollenspiel.[47]

In einer Unterrichtseinheit zum Schlüsselproblem „Umgang mit 'unkooperativen' Patienten" könnte in dieser Phase z. B. Wissen über Probleme bei der Krankheitsbewältigung und über Copingstrategien von Patienten eingeführt werden. Dieses Wissen erhellt die Befindlichkeit und die Perspektive des Patien-

---

[47] Diese Produkte sind Symbolisierungen der Auseinandersetzung mit dem Wissen über die Realität, Scheller nennt sie „Verarbeitungsweisen".

ten. Die Aufgabe könnte darin bestehen, das erweiterte Wissen über die Situation des Patienten mit den Ergebnissen der Selbstklärung in Beziehung zu setzen und auf dieser Grundlage Schlußfolgerungen für die Lösung der erinnerten Gesprächssituation zu ziehen. So könnte z. B. Pflegekraft E, die von einem unkooperativen Patienten mit Herzinfarkt berichtete, mit Hilfe dieses Wissens ein größeres Verständnis für das Verhalten des Patienten entwickeln und ist dadurch möglicherweise in der Lage, ihre eigene Verantwortlichkeit in der Situation deutlicher abzugrenzen und dadurch weniger Druck auf den Patienten auszuüben.

Die in dieser Phase entstandenen Produkte sollten innerhalb der Klasse präsentiert und zur Diskussion gestellt werden.

III Rekonstruieren und übertragbar machen

Der Schwerpunkt dieser Phase sollte auf der Rekonstruktion des Lernprozesses liegen. Dadurch soll die Fähigkeit gefördert werden, das Gelernte auch auf andere, ähnliche Kommunikationssituationen zu übertragen. Nach Schellers Vorstellungen gelingt dies, indem die Arbeitsergebnisse aus Phase II nach Möglichkeit einer Öffentlichkeit außerhalb des Klassenraums präsentiert werden. Dabei sollen die Auszubildenden ihre Erkenntnisse in einer Weise darstellen, daß bei den Rezipienten ein ähnlicher Lernprozeß ausgelöst wird, wie der, den sie selbst durchlaufen haben. Meiner Ansicht nach kann eine kontinuierliche Rekonstruktion und Reflexion des Lernprozesses auch mit weniger aufwendigen Verfahren, wie z. B. dem Medium „Lerntagebuch", gewährleistet werden. Der Rekonstruktionsprozeß kann dabei durch anregende Fragen, die gemeinsam mit den Auszubildenden entwickelt werden, erleichtert werden.

Mit der Veröffentlichung des im Unterricht Gelernten intendiert Scheller aber auch eine Aufklärung der Öffentlichkeit. Dies ist m. E. ein wichtiges Anliegen, das auch in der Krankenpflegeausbildung häufiger realisiert werden sollte. So könnten z. B. Veranstaltungen mit examinierten Pflegekräften oder anderen Krankenhausbeschäftigten die Lernortkooperation befördern, außerdem könnten auf diese Weise innovative Konzepte aus der Schule in die Pflege- und Ausbildungspraxis des Krankenhauses eingebracht werden.

Resümierend kann festgehalten werden, daß die Selbstklärung der Auszubildenden, d. h. die Bewußtwerdung und Reflexion von Gefühlen und vorbewußten Vorstellungen, im hier vorgestellten methodischen Konzept im wesentlichen durch Erinnern einer problematischen Kommunikationssituation, die anschließende Symbolisierung dieser Situation mittels sprachlicher oder sinnlichästhetischer Symbolisierungsformen, den Austausch über das Erfahrene in der Gruppe und eine Vertiefung dieses Austauschs u. a. mittels vertiefender Hilfsfragen vorangebracht wird. Nachdem auf diese Weise zunächst die inneren Ansprüche bewußt werden konnten, wird in der nächsten Phase eine Erweiterung der Wirklichkeitserfassung durch die Konfrontation mit (wissenschaftlichem) Wissen angestrebt. Auf der Basis der vertieften Selbstklärung und der erweiterten Realitätssicht werden schließlich Lösungen für die konflikthaften Situationen entwickkelt.

Mit diesem Konzept gelingt es, einen Lernprozeß zu initiieren, der sich sowohl auf die inneren Ansprüche der Auszubildenden als auch auf die Anforderungen der Realität bezieht. Die Bewußtwerdung und Reflexion der inneren Ansprüche ist für die Förderung der kommunikativen Kompetenz von zentraler Bedeutung, da sich Störungen in der Kommunikation u. a. auf die Abwehr von Vorstellungen zurückführen lassen, die mit unlustvollen Gefühlen verbunden sind. Durch das Konzept ist gewährleistet, daß die inneren Ansprüche der Auszubildenden einen festen Platz im Unterricht erhalten und nicht nur in Sonderveranstaltungen zur Sprache kommen. Allerdings sind der vertieften Beschäftigung mit den eigenen vorbewußten normativen Ansprüchen und den eigenen Wünschen und Phantasien im Rahmen des normalen Unterrichts Grenzen gesetzt, da dieser stets auch die Funktion der Bewertung und Selektion verfolgt. Die vertiefte Auseinandersetzung mit den eigenen inneren Ansprüchen setzt einen bewertungsfreien Raum voraus, in dem auch Blockierungen, Stagnation sowie kleine und langsame Entwicklungsschritte akzeptiert werden. Eine Intensivierung der Selbstklärung sollte deshalb in Veranstaltungen erfolgen, die außerhalb des Unterrichts stattfinden und die von Lehrkräften oder anderen Personen geleitet werden, die sonst nicht in der betreffenden Klasse unterrichten. Sie sollten gleichwohl verpflichtend sein oder zumindest den Status von Wahlpflichtveranstaltungen haben. Die methodische Realisierung dieser Veranstaltungen könnte sich an dem von Gudjons (1977; 1995a) entwickelten Konzept der Fallbesprechungen orientieren. Ausgehend von problematischen Fällen aus der beruflichen Interaktion, die im Verlauf der Besprechung mit Hilfe der Gruppe gedeutet und analysiert werden, fördert dieses Konzept gezielt Selbsterfahrung und Selbstklärung der Betroffenen.

4.4 Fallbesprechungen

Für die praxisnahe Lehrerfortbildung entwickelte Gudjons (1977; 1995a) ein Konzept für kollegiale Supervision und Beratung, das er *„Berufsbezogene Selbsterfahrung durch Fallbesprechungen in Gruppen"* nennt. Durch diese Art der Fortbildung sollen Lehrer eine differenziertere Wahrnehmung ihres eigenen Anteils an Konfliktsituationen, eine angemessenere Fremdwahrnehmung sowie realitätsgerechtere Verhaltensmöglichkeiten entwickeln. Im Mittelpunkt der Fallbesprechung steht die gemeinsame Analyse und Deutung eines von einem Teilnehmer vorgetragenen individuellen Beziehungs- und Interaktionsproblems mit Schülern, anderen Lehrern oder Vorgesetzten. In das Konzept flossen die theoretischen Grundannahmen der Psychoanalyse, aber auch der Kommunikationstheorie, der Rollen- und Handlungstheorie und der kognitiven Lerntheorie ein. Methodische Elemente wurden z. B. aus der Gestalttherapie und der TZI übernommen, der Ablauf orientiert sich an der Vorgehensweise der Balintgruppe und einer tiefenpsychologisch sowie gestalttherapeutisch ausgerichteten Supervisionspraxis (vgl. Gudjons 1995a, 40). Im Unterschied zur Balintgruppenarbeit (vgl. Loch 1995; Roth 1983), bei der die Analyse und das Verständnis der Übertragungs-Gegenübertragungsdynamik in der Interaktion zwischen professionellem Helfer und Klienten im Vordergrund steht und die dabei auf die Deutungskompetenz eines ausgebildeten Analytikers angewiesen ist, bezieht das Konzept der Fallbesprechung die unbewußte Ebene nur soweit ein, als sie mit dem *„natürlichen psychologischen Potential"* (Argelander, zit. nach Gudjons 1977, 375) der Gruppe erschlossen werden kann. Gudjons konzipiert die Fallbesprechung als „Peer-Supervision", also als eine gegenseitige Beratung von Kollegen durch Kollegen.

Das Gudjonssche Konzept der „Fallbesprechungen" ist auch für die Förderung der kommunikativen Kompetenz in der Krankenpflegeausbildung fruchtbar (vgl. auch Darmann 1993), da damit die Selbstklärung der Auszubildenden gezielter unterstützt werden kann als mit dem zuvor beschriebenen situationsorientierten und erfahrungsbezogenen Konzept.

Gudjons (1995a) hat auf der Grundlage jahrelanger praktischer Erprobung einen Leitfaden entwickelt, der verschiedene methodische Elemente in eine Reihenfolge bringt und der zur Strukturierung der Fallarbeit dienen könnte. Sowohl die Reihenfolge als auch die Auswahl der Elemente sind aber in erster Linie als Anregung und Vorschlag zu verstehen und bedürfen einer Anpassung an die Bedürfnisse der jeweiligen Gruppe. Unter diesem Vorbehalt wird im folgenden der Leitfaden mit den wichtigsten methodischen Elementen erläutert, begründet und um Aspekte ergänzt, die bei Einsatz des Konzepts in der Krankenpflegeausbildung beachtet werden müssen. Ich beziehe mich in erster Linie auf Gudjons (1995a), an einigen Stellen aber auch auf Gudjons (1977).

Gudjons (1995a, 43) unterscheidet in seinem Leitfaden zur Fallbesprechung sechs Phasen, nämlich

I   Fallbericht,
II „Blitzlicht",
III Äußere Wahrnehmungen und Beobachtungen zum Fallbericht,
IV „Innere Wahrnehmungen",
V   Durcharbeiten,
VI Lösungsmöglichkeiten.

In der Konzeption von 1977 geht eine Phase 0 der eigentlichen Fallbesprechung voraus. In dieser sollen die Rahmenbedingungen geklärt werden, also z. B. wie lange die Besprechung dauern soll, wer die Moderation übernimmt und wer einen Fall vorstellen möchte. Abweichend vom Gudjonsschen Konzept der kollegialen Beratung ist in der Krankenpflegeausbildung ein Leiter erforderlich, da die Auszubildenden mit solchen Prozessen i. d. R. nicht vertraut sind. Aufgabe des Leiters ist es, geeignete Rahmenbedingungen zu schaffen, den Prozeß zu moderieren und in der Gruppe für ein vertrauensvolles Klima zu sorgen, in dem alle Äußerungen, Gedanken und Gefühle toleriert werden. Da diese Rahmenbedingungen von vornherein feststehen sollten, dient die Phase 0 in erster Linie dem Finden eines Fallvorstellers.

In der ersten Phase berichtet ein Auszubildender über ein für ihn problematisches Ereignis in der beruflichen Interaktion. Gegenstand der Fallbesprechungen sollten nicht nur problematische Interaktionssituationen mit Patienten, sondern auch Interaktionsprobleme aus dem beruflichen und ausbildungsbezogenen Kontext überhaupt, also auch mit Lehrern, Ausbildern, Ärzten, anderen Pflegekräften usw. sein. Nicht nur der Inhalt des Berichts, sondern auch die Art und Weise der Darstellung ist Material für das Verständnis des Falles. Brüche und Ähnlichkeiten zwischen dem aktuellen Bericht und dem berichteten Verhalten, aber auch Unklarheiten, Auslassungen oder Widersprüche im Bericht können später Ansatzpunkte für eine Auseinandersetzung mit der spezifischen, möglicherweise verzerrten Wahrnehmung des Berichtenden sein. Nach Gudjons (1977, 377) ist „naives" mündliches Erzählen vorteilhafter als z. B. das Vorlesen aufgeschriebener Erzählungen, da das Aufschreiben weniger spontan ist und die schriftliche Form das Bemühen um eine abgerundete Darstellung nahelegt.

Aufgabe der übrigen Auszubildenden ist es, dem Bericht aufmerksam zuzuhören, den Berichtenden zu beobachten und eigene Reaktionen zu registrieren. Gudjons (1977, 379) schlägt einige leitende Aufmerksamkeitsrichtungen für die Zuhörenden vor, die m. E. besonders dann sinnvoll sind, wenn die Auszubildenden diese Arbeitsform neu kennenlernen. Damit die einseitig kognitive Zuwendung um eine intuitive Komponente erweitert wird, ist es darüber hinaus ratsam, die Zuhörer aufzufordern, ihre Einfälle, Gedanken und Kommentare möglichst frei fließen zu lassen und nicht zurückzudrängen.[48]

Welche Lernprozesse werden in der ersten Phase initiiert? Zunächst ist bereits der Umstand, daß persönlich bedeutsame problematische berufliche Interaktionssituationen zum Gegenstand der Ausbildung erklärt und damit quasi offiziell als wesentlich anerkannt werden, hervorzuheben, denn dadurch werden die Auszubildenden ermutigt, ihre inneren und äußeren Konflikte tatsächlich ernstzunehmen und mit anderen darüber ins Gespräch zu kommen. Sowohl für den Berichtenden als auch für die Zuhörenden geht es in dieser Phase darum, in sich hineinzuhorchen und die Gefühle, Einfälle, Impulse und körperlichen Empfindungen aufzugreifen, die im Zusammenhang mit dem eigenen Fall bzw. mit der Darstellung eines Falles entstehen bzw. entstanden sind. Die Auszubildenden werden dadurch für ihre eigenen intuitiven Reaktionen sensibilisiert. Indem sie im weiteren Verlauf erfahren, daß gerade diese Assoziationen und Intuitionen zur Klärung des Falles beitragen, wird deren heuristischer Wert für sie erkennbar.

In der zweiten, dritten und vierten Phase sind unterschiedliche Formen der Rückmeldung durch die anderen Auszubildenden vorgesehen. Grundsätzlich sind Bewertungen, Deutungen oder Ratschläge nicht erwünscht. In der zweiten Phase erfolgt ein „Blitzlicht", in dem jeder Auszubildende kurz schildert, welche Emotionen und körperlichen Empfindungen der Bericht in ihm ausgelöst hat. Der Berichtende nimmt dazu knapp Stellung und markiert für ihn bedeutsame Anregungen. In der dritten Phase sollen die Zuhörenden ihre „äußeren Wahrnehmungen" und Beobachtungen mitteilen. Diese können sich z. B. auf die Art

---

[48] Dies entspricht der von Freud für die Psychotherapie entwickelte Methode der freien Assoziation. Er forderte seine Klienten dazu auf, „*auf alles bewußte Nachdenken zu verzichten und sich in ruhiger Konzentration der Verfolgung ihrer spontanen (ungewollten) Einfälle hinzugeben ('die Oberfläche des Bewußtseins abzutasten')*. Diese Einfälle sollten sie dem Arzt mitteilen, auch wenn sie Einwendungen dagegen verspürten, wie z. B. der Gedanke sei zu unangenehm, zu unsinnig oder zu unwichtig oder er gehöre nicht hierher" (Freud 1972d, GSW Bd. 13, 410).

des Berichts und auf das Verhalten des Berichtenden in der Fallsituation beziehen.[49] In der vierten Phase sind die „inneren Wahrnehmungen" der Zuhörenden Thema. Dabei sollen sie die Phantasien, Gefühle, Impulse, Identifizierungen und inneren Bilder beschreiben, die bei ihnen während des Zuhörens entstanden sind. Mit verschiedenen Übungen kann die „innere Wahrnehmung" gezielt angeregt werden. In dieser Phase steht der „Fall im Spiegel der Reaktionen und Aktionen der Gruppe" im Mittelpunkt. Der Berichtende sollte diese auf sich wirken lassen und nicht mit Verteidigung und Rechtfertigung reagieren.

Welche Effekte haben diese verschiedenen Rückmeldungen? Die Gefühle, die die anderen Auszubildenden im Blitzlicht schildern, können durch unterschiedliche Aspekte des Fallberichts ausgelöst worden sein, z. B. durch die Art der Falldarstellung oder durch die Identifizierung mit einer Person. Gudjons (1995a, 44) stellt fest, daß die Zuhörer häufig die Gefühlslage der Berichtenden in der aktuellen Berichtssituation nachempfinden und sie dadurch z. B. auf die Abspaltung belastender Gefühle aufmerksam machen können.

Durch die Konfrontation mit den Rückmeldungen der Zuhörer zu „äußeren Wahrnehmungen" und Beobachtungen zum Fallbericht schält sich die eigene Perspektive als eine spezifische heraus. Der Berichtende kann so die Eigenheiten der eigenen Wahrnehmung besser erkennen und eine differenziertere und realitätsgerechtere Wahrnehmung gewinnen.

Durch die Rückmeldung der „inneren Wahrnehmungen" der anderen Auszubildenden kommen vermehrt die vorbewußten Normen und die bewußtseinsfähigen Phantasien und Wünsche, die das Verhalten des Berichtenden in der geschilderten Interaktionssituation bestimmt haben, in den Blick. Der Bericht löst in den Zuhörenden Bilder, Emotionen und gedanklichen Assoziationen aus, welche z. T. durch die individuelle Verarbeitungsweise der zuhörenden Person, aber auch durch Identifikation mit einer an der Fallsituation beteiligten Person zustande kommt. Durch die positive oder negative Identifikation mit einer der Personen, also mit dem Berichtenden selbst oder seinem Gegenüber, entwickeln die Zuhörenden aus dieser Position heraus Reaktionen. Die Phase der „inneren Wahrnehmung" soll sich auf eben diese Reaktionen richten. Der Berichtende erfährt durch diese Rückmeldungen Hinweise auf die innere Situation der oder des anderen Beteiligten und er wird auf eigene Gefühle und Vorstellungen ge-

---

[49] Dabei ist es Aufgabe des Leiters, darauf zu achten, daß die Rückmeldungen anteilnehmend und taktvoll sind.

stoßen, die ihm zuvor nicht zugänglich waren. Die Zuhörenden können diese Gefühle und Vorstellungen eher zulassen, da sie selbst nicht direkt betroffen sind. Auf diese Weise tritt die ursprüngliche Szene mit ihren emotionalen und vorbewußten Anteilen zunehmend deutlicher hervor und erfährt eine „*Wiederaufführung*" (Gudjons 1995a, 46). Diese Wiederaufführung unterscheidet sich von der ursprünglichen Szene dadurch, daß sie auf einer metakommunikativen Ebene stattfindet und daß sie von den anderen Teilnehmern reflektierend begleitet wird. An dieser Stelle kristallisiert sich eine immer präzisere Deutung in Hinblick auf vorbewußte normative Ansprüche, Wünsche und Phantasien heraus. Zugleich wird durch die Konfrontation mit den Rückmeldungen auch bereits eine Reflexion der eigenen Sichtweise angestoßen: es werden Grundannahmen in Frage gestellt oder Wünsche und Phantasien mit einer akzeptierenden Haltung betrachtet.

Die fünfte Phase bezeichnet Gudjons als „Durcharbeiten". Nach seiner Konzeption kann sich dies entweder primär auf die Person des Berichtenden oder auf den strukturellen und institutionellen Hintergrund des Falles beziehen. In der Krankenpflegeausbildung sind beide Perspektiven, also sowohl die individuelle psychische Verarbeitung des Auszubildenden als auch die Bedingungen der beruflichen Realität zu berücksichtigen, da sonst eine einseitige Sicht des Falles entstehen könnte.

Auf der Basis der sich herauskristallisierenden Deutung durch die Gruppenrückmeldungen kann der Bewußtwerdungsprozeß des Berichtenden in dieser Phase durch gezielte Selbstexploration befördert werden. Gudjons (1977, 379) schlägt eine Reihe von Hilfsfragen und Hilfstechniken vor, mit denen dieser Prozeß unterstützt werden kann. Die Fragen richten sich z. B. auf Hintergrundbedürfnisse, auf die emotionale Befindlichkeit und die affektiven Reaktionen in und nach der Fallsituation sowie auf die Erwartungen an sich und an die anderen Beteiligten. Die Auseinandersetzung mit diesen Fragen kann mittels verschiedener Techniken, wie etwa Dialog auf zwei Stühlen (der Berichtende stellt einen inneren Konflikt zwischen zwei einander widerstrebenden Absichten szenisch dar), Alter ego (ein Gruppenmitglied stellt sich hinter den Berichtenden und versucht, das innere Erleben des Berichtenden, so wie es sich ihm in seiner Intuition darstellt, zu verbalisieren), Ermitteln der Körperbotschaft oder Rollenspiel (szenische Darstellung der Situation mit verteilten Rollen), unterstützt werden.

IV Pflegedidaktisches Konzept

Nach der vertiefenden Selbstklärung sollten im nächsten Schritt die Bedingungen der beruflichen Praxis mit Hilfe (pflege-)wissenschaftlichen Wissens erhellt und in die Reflexionen einbezogen werden. Gudjons (1977, 378) hält dies für unerläßlich, damit die Fallbesprechung nicht zu „*einer bloßen Psychologisierung objektiver Bedingungen degeneriert*".[50] Die Bedingungen der Realität werden durch das empirisch-theoretische und moralisch-praktische Wissen repräsentiert. In den von den Auszubildenden vorgestellten Fällen können jeweils sehr unterschiedliche Aspekte der Realität relevant sein. Hier ist es Aufgabe des Moderators oder der Lehrperson, diejenigen Wissensbestände zu identifizieren und einzubringen, die die Aufklärung der Fallsituation und die Entwicklung von Problemlösungen befördern könnten. Dazu gehört auch Wissen über die häufig einengenden und repressiven institutionellen und gesellschaftlichen Bedingungen der pflegerischen Interaktion. Dadurch können die Lernenden Zusammenhänge zwischen persönlichen innerpsychischen Verarbeitungsweisen und „objektiv" beeinträchtigenden Bedingungen herstellen und noch deutlicher die persönlichen Anteile und die Auswirkungen einer behindernden Realität voneinander trennen. In diesem Schritt können die in den Rückmeldungsphasen bereits angestoßenen Bewußtwerdungsprozesse durch die Selbstexploration des Berichtenden vertieft werden und bis dahin vorbewußte Vorstellungen und Konflikte noch deutlicher hervortreten. Außerdem wird der Blickwinkel auf den besprochenen Fall um die wissenschaftliche Betrachtung und Reflexion der Realität erweitert.

In der sechsten Phase sollen Lösungsmöglichkeiten erarbeitet werden. Diese müssen sowohl dem inneren Erleben der Auszubildenden als auch den Bedingungen der Realität Rechnung tragen und können sich auch auf diese beiden Ansatzpunkte beziehen. Gudjons (1977, 378) betont, daß Lösungen, die sich auf den Berichtenden beziehen, nur mit diesem gemeinsam gefunden werden können. Aufgabe der Gruppe ist es dabei, zusammen mit dem Berichtenden Ideen zu suchen und zu entwickeln sowie den Berichtenden emotional zu unterstützen. Bei den Lösungen handelt es sich um konkrete Handlungsalternativen, welche bei Bedarf im Rollenspiel geübt werden können.

---

[50] In der weiterentwickelten Fassung seines Konzepts hebt Gudjons (1995a) diesen Aspekt leider nicht mehr explizit hervor. Meiner Ansicht nach ist die Betrachtung und Reflexion der realen Bedingungen aber für die Krankenpflegeausbildung besonders bedeutungsvoll, da die Strukturen im Krankenhaus häufig nur geringe Handlungsfreiräume eröffnen und problematische Interaktionssituationen daher oft ebenso auf diese Bedingungen wie auf die Person des Handelnden zurückzuführen sind. Diese Erkenntnis wirkt entlastend und ermöglicht die Entwicklung von Strategien, mit den Bedingungen umzugehen.

Die Entwicklung und das Einüben von Handlungsmöglichkeiten bilden den Endpunkt der Fallbesprechung. Wichtiger aber als dieses konkrete Ergebnis ist der vorausgegangene Prozeß der Bewußtwerdung vorbewußter Vorstellungen und der Selbstreflexion des Berichtenden. Erst durch die Veränderung der innerpsychischen Verarbeitungsweise kann das Training von Verhaltensweisen auch dauerhaft wirksam sein.

Der Schwerpunkt des Fallbesprechungskonzepts liegt auf der Selbstklärung und Selbstreflexion der Auszubildenden. Dies ist der Ansatzpunkt nicht nur für eine differenziertere Selbstwahrnehmung, sondern auch für eine angemessenere Wahrnehmung der Realität. Im Unterschied zum situationsorientierten Konzept des Krankenpflegeunterrichts handelt es sich bei den eingebrachten Fällen nicht um Situationen, die mit „Schlüsselproblemen" der pflegerischen Kommunikation in Verbindung stehen müssen, im Vordergrund steht hier die Problemhaftigkeit aus der Sicht des Auszubildenden. Die Realitätsklärung erfolgt in erster Linie durch die korrigierenden Sichtweisen der anderen Auszubildenden. Der Erwerb und die Reflexion auf der Basis fachwissenschaftlichen Wissens ist demgegenüber nachgeordnet, wenn auch nicht verzichtbar. Aufgrund ihrer spezifischen Intention erfordern Fallbesprechungen besondere Rahmenbedingungen, so sollten sie in bewertungsfreien Veranstaltungen außerhalb des üblichen Unterrichts stattfinden und von Lehrkäften geleitet werden, die sonst nicht in der Klasse unterrichten. Außerdem setzen sie kleinere Gruppen von nicht mehr als 12 Auszubildenden voraus. Indem Fallbesprechungen eine intensivere Beschäftigung mit den inneren Ansprüchen der Auszubildenden ermöglichen, stellen sie eine wünschenswerte Ergänzung des situationsorientierten und erfahrungsbezogenen Pflegeunterrichts dar.

5. Zusammenfassung

In diesem Teil wurden die drei Bestimmungselemente zusammengeführt, um auf dieser Grundlage ein didaktisches Konzept zur Förderung der kommunikativen Kompetenz in der Krankenpflegeausbildung entwickeln zu können.

Die Ziele im Zusammenhang mit der Föderung der kommunikativen Kompetenz ergeben sich zunächst aus den Anforderungen der Realität und pflegetheoretischen Überlegungen, demnach sollen die Auszubildenden lernen, pflegeberufliche Kommunikationssituationen situationsgerecht und verständigungsorientiert zu bewältigen. Bei der psychischen Verarbeitung müssen nach den Annahmen der Psychoanalyse die inneren Ansprüche des Es und des Über-Ich und die äußeren Ansprüche der Realität in einen Kompromiß überführt werden. Diese Kompromißbildung sollte, wenn die beruflichen Anforderungen erfüllt werden sollen, auf einer unverzerrten Realitätserfassung basieren, sich an der verständigungsorientierten Norm ausrichten und außerdem den inneren Ansprüchen der Auszubildenden gerecht werden. Dies erfordert eine bewußte und kritisch reflektierende Verarbeitung der verschiedenen Ansprüche. Im einzelnen bedeutet das, daß die Auszubildenden sich die eigenen vorbewußten normativen Ansprüche bewußt machen, sie reflektieren und ggf. verändern können sollen, daß sie sensibel für bewußtseinsfähige Wünsche und Phantasien sein und akzeptierend damit umgehen können sollen und daß sie die Realität auf Handlungsmöglichkeiten hin prüfen und daraufhin realitätsgerechte Lösungen entwickeln können sollen. Damit wird sowohl eine differenzierte Selbstwahrnehmung und -klärung als auch eine Erweiterung der Realitätserfassung angestrebt.

Die Themen, anhand derer die Auszubildenden diese Fähigkeiten erwerben sollen, werden durch Schlüsselprobleme der Pflegekraft-Patienten-Kommunikation repräsentiert, die mittels einer qualitativ-heuristischen Untersuchung im Bestimmungselement „Pflegewirklichkeit" identifiziert wurden. Bei den Schlüsselproblemen handelt es sich um problematische Kommunikationssituationen, die aus den zentralen Strukturen pflegerischer Kommunikation abgeleitet wurden. Schlüsselprobleme sind z. B. der „Umgang mit verweigernder Macht", der „Umgang mit der Entscheidungsfreiheit der Patienten", der „Umgang mit fordernden Patienten" und der „Umgang mit dem Patienten als Kunden". Das Wissen bzw. die möglichen Inhalte zu diesen Schlüsselproblemen werden durch unterschiedliche Wissensformen repräsentiert, nämlich empirisch-theoretisches, moralisch-praktisches und expressives Wissen. Das expressive Wissen besteht aus dem Wissen über die eigenen normativen Ansprüche sowie die eigenen Wünsche und Phantasien. Dieses Wissen wird im Unterricht durch den gemeinsamen Deutungsprozeß erweitert. Die Auswahl des (pflege-)wissenschaftlichen empirisch-theoretischen und moralisch-praktischen Wissens, mit denen die Schlüsselprobleme bearbeitet werden können, soll sich in erster Linie nach dessen Beitrag zum Verständnis der Schlüsselprobleme und zur Entwicklung von Problemlösungen richten.

Sollen Auszubildende die Fähigkeit zur verständigungsorientierten Kommunikation erwerben, so müssen sie auch in der Ausbildung Gelegenheit erhalten, in verständigungsorientierter Weise zu kommunizieren, d. h. ihre eigenen Bedürf-

5. Zusammenfassung

nisse, Ansichten und Haltungen einzubringen und darüber in Verhandlung zu treten. Die Partizipation der Auszubildenden an ausbildungsbezogenen Entscheidungen ist daher ein wesentliches Prinzip der Beziehungsgestaltung. Aus psychoanalytischer Sicht sind bei der Beziehungsgestaltung zwischen Lehrkraft und Auszubildenden außerdem Übertragungs-Phänomene zu beachten. Auf die unbewußten Übertragungen der Auszubildenden soll der Leiter nicht mit Gegenübertragung reagieren, sondern den Übertragungen seine eigene und die soziale Realität entgegensetzen und dadurch eine realitätsgerechte Beziehungsgestaltung ermöglichen.

Zur Förderung der kommunikativen Kompetenz wurden verschiedene methodische Ansätze vorgestellt, vor dem Hintergrund der psychoanalytischen lerntheoretischen Annahmen begründet und auf die Krankenpflegeausbildung übertragen. Folgende zentrale Prinzipien lassen sich herauskristallisieren:

Ein unerläßliches methodisches Element besteht in der Milderung des aktuellen Über-Ich-Einflusses durch eine akzeptierende Haltung des Leiters gegenüber den Äußerungen, Gedanken und Gefühlen der Lernenden. Nur wenn Äußerungen nicht ständig unter dem normativen Aspekt von „richtig" und „falsch" beurteilt, sondern als persönlich sinnhaft verstanden und toleriert werden, werden die Auszubildenden auch bereit sein, ihre wirklichen Gefühle und Gedanken preiszugeben und nicht nur darauf zu achten, was der Leiter hören will.

Die Selbstklärung erfolgt auf der Basis von real erlebten Konfliktsituationen aus der beruflichen Interaktion. Die Bewußtmachung der damit verbundenen vorbewußten Vorstellungen wird durch die Symbolisierung der Erfahrungen der Auszubildenden erreicht. Dabei sind sowohl sprachlich-begriffliche als auch sinnlich-ästhetische Symbolisierungsformen denkbar. Durch den Austausch mit anderen Auszubildenden werden die Vorstellungen der Auszubildenden zunehmend bewußter. Im Rahmen der erfahrungsbezogenen Methode kann der Austausch mittels gezielter, auf die inneren und äußeren Ansprüche bezogener Hilfsfragen intensiviert werden. Das Fallbesprechungskonzept erreicht insbesondere durch Rückmeldungen, die auf den eigenen „innere Wahrnehmungen" der Zuhörer basieren, eine Vertiefung der Selbst- aber auch der Situationsklärung. Fallbesprechungen erfordern wegen der Intimität des Besprochenen einen bewertungsfreien Raum und sollten daher außerhalb des normalen Unterrichts stattfinden.

Eine Erweiterung der subjektiven und zunächst noch im Erfahrungshorizont der Auszubildenden verbleibenden Realitätserfassung wird durch die Konfrontation mit (wissenschaftlichem) Wissen über die Realität bewerkstelligt. Ziel sowohl der Selbstklärung als auch der erweiterten Realitätserfassung ist die Entwicklung realitätsgerechter und normengeleiteter Lösungen. Diese Lösungen können bei Bedarf z. B. im Rollenspiel geübt werden. Eine Vorgabe der verständigungsorientierten Norm verbietet sich, da die Entscheidung für bestimmte Normen nicht erzwungen, sondern nur durch reflektierende Auseinandersetzung gefördert werden kann.

Das hier vorgestellte Konzept trifft sowohl in der Schule als auch im Krankenhausknuf Rahmenbedingungen, die seine erfolgreiche Realisierung konterkarieren können. Ansätze zur Reform der Krankenpflegeausbildung dürfen sich daher nicht nur auf didaktische Innovationen beschränken, sondern müssen zugleich die Rahmenbedingungen der Ausbildung mit in den Blick nehmen. Einige Aspekte sollen im folgenden zumindest angedeutet werden.

6. Voraussetzungen

In diesem Kapitel werden einige Rahmenbedingungen aufgezeigt, die auf die Wirkung des hier entfalteten pflegedidaktischen Konzepts zur Förderung der kommunikativen Kompetenz Einfluß haben. Außerdem werden Empfehlungen für deren Veränderung ausgesprochen.

Werden Lernprozesse stärker an der persönlichen Entwicklung von Lernenden ausgerichtet, dann ist eine Form der Leistungsbeurteilung, bei der die Lehrkraft anhand fachspezifischer Normen das Resultat von Lernprozessen abprüft und diesbezügliche Leistungen des einzelnen Auszubildenden im Vergleich mit anderen bewertet, nicht mehr adäquat (vgl. Bastian 1997 für den Projektunterricht; Scheller 1981, 115 ff. für den erfahrungsbezogenen Unterricht). Wünschenswert ist eine stärkere Beteiligung der Lernenden an der Leistungsbeurteilung und die vermehrte Berücksichtigung des Lernprozesses (vgl. Klafki 1993, 75 ff. und 225 ff.).

Die Möglichkeiten der Auszubildenden zur Partizipation sollten schrittweise gesteigert werden und darauf abzielen, daß Lehrende und Lernende schließlich gemeinsam die Beurteilungskriterien festlegen und die Bewertung vornehmen. Die Rekonstruktion und Beurteilung von Lernprozessen könnte durch Lerntagebücher vorangebracht werden. Sowohl Lernende als auch Lehrende könnten darin ihre Selbst- und Fremdbeobachtungen hinsichtlich des Lernprozesses dokumentieren. Das Lerntagebuch wiederum könnte die Grundlage für einen Arbeitsprozeßbericht bilden, der für die Leistungsbeurteilung herangezogen werden könnte (vgl. Bastian 1997, 236 ff.). Dabei sollten sich Lehrende vergegenwärtigen, daß sich Auszubildende auf eine prozeß- und personenbezogene Beurteilung nur einlassen werden, wenn die Lehrer-Auszubildender-Interaktion von Vertrauen und Transparenz geprägt ist. Grundsätzlich sollte sich die Beurteilung nicht an einem „objektiven" Endergebnis orientieren, sondern den Prozeß, also die Bewußtwerdung, Erweiterung und Differenzierung der individuellen Sichtweise und Deutung in den Blick nehmen.

Eine didaktische Konzeption in der hier beschriebenen Form erfordert von Lehrern und Lehrerinnen besondere Kompetenzen. Sie sollten in der Lage sein, einen strukturierten, überschaubaren und transparenten Rahmen zu schaffen, gegenüber den Äußerungen der Lernenden eine verstehende und akzeptierende Haltung einzunehmen und das psychoanalytische Prinzip der Abstinenz[51] zu wahren (vgl. Trescher 1994, 180 ff.). Neben pflegebezogenen theoretischen Kenntnissen und praktischen Fähigkeiten sind insbesondere Kenntnisse, Fähigkeiten und Erfahrungen in Bezug auf Gruppendynamik und -psychologie sowie in Bezug auf die Struktur der eigenen Psychodynamik bzw. *„erzogene Gefühle"* (Cohn 1975, 114) notwendig. Diese Fähigkeiten können jedoch bei den meisten Lehrern und Lehrerinnen nicht vorausgesetzt werden. Die Qualifizierung von Lehrkräften an Fachhochschulen und Universitäten bietet dafür m. E. zwar bessere Chancen als die bisherige Lehrkräftequalifizierung durch Weiterbildung von Pflegekräften zu Unterrichtsschwestern und -pflegern, allerdings trägt nach Erfahrung der Autorin auch das Lehramtsstudium nur wenig dazu bei, daß Studierende Fähigkeiten zum Leiten solcher Prozesse erwerben können. Bei der Entwicklung von Studienplänen und hochschuldidaktischen Konzepten müßte die Förderung dieser Fähigkeiten stärker als bisher angestrebt werden. Die fähigkeitsbedingten Unsicherheiten von Lehrern äußern sich z. B. darin, daß viele Lehrer auf den Einsatz von Rollenspielen u. ä. Me-thoden verzichten, weil sie befürchten, nicht angemessen mit Krisen, die bei Auszubildenden ausgelöst werden könnten, umgehen zu können. Bereits die Einschätzung, daß durch Rollenspiele emotionale Krisen ausgelöst werden können, ist meiner Ansicht nach un-

---

[51] Wie Trescher (1994, 181 ff.) herausarbeitet, impliziert das Prinzip der Abstinenz *„zuallererst den Verzicht auf die Befriedigung eigener Wünsche durch die Klienten, aber auch die Verweigerung der Befriedigung bestimmter Wünsche der Klienten."* Die Verfolgung einer abstinenten Haltung läßt sich nur durch kontinuierliche und kritische Selbstreflexion der Lehrkraft bewerkstelligen.

realistisch, da die Abwehrmechanismen i. d. R. stark genug sein werden, um „bedrohliche" Einsichten zu verhindern. Dennoch sollte die Bereitschaft, in belastenden Situationen für stützende Gespräche zur Verfügung zu stehen, natürlich vorhanden sein.

Bisher konzentrierten sich die Überlegungen auf die Ausbildung in der Schule. Soll die schulische Ausbildung wirksam sein, so muß sich aber die Ausbildung im Krankenhaus an denselben Prinzipien orientieren. Dies ist bislang nicht gegeben, sondern die Sozialisationseffekte im Krankenhaus sind häufig sogar gegenläufig zu den in der Schule beabsichtigten Lernprozessen. So haben die Auszubildenden dort unter examinierten Pflegekräften und Medizinern nur wenige Vorbilder, die in realitätsgerechter und verständigungsorientierter Form mit Patienten und auch mit den Auszubildenden selbst kommunizieren. Darüber hinaus ist die Äußerung der eigenen Meinung von Auszubildenden häufig unerwünscht, die Thematisierung von Ängsten, Ekel, Aggression und anderen unlustvollen Gefühlen ist tabuisiert. Um günstigere Rahmenbedingungen für die Ausbildung zu schaffen, müßten daher entsprechende Maßnahmen zur Organisations- und Personalentwicklung die schulischen Innovationen flankieren. Darüber hinaus sollten auch diese behindernden Rahmenbedingungen in der schulischen Ausbildung thematisiert werden.

Eine didaktische Konzeption, die sich auch auf vorbewußte Vorstellungen der Auszubildenden richtet, nimmt Zugriff auf Persönlichkeitsbereiche, die üblicherweise in der Öffentlichkeit nicht offenbart werden. Dem Konzept könnte daher der Vorwurf der „Kolonialisierung" des Vorbewußten gemacht werden. Im Unterschied zur Psychotherapie, die von den Klienten in den meisten Fällen freiwillig aufgesucht wird, ist die Teilnahme an der Ausbildung eine sozial gesetzte und erforderliche Notwendigkeit, wenn ein junger Mensch in der Krankenpflege professionell tätig sein will. Meiner Ansicht nach kann eine psychoanalytisch begründete Konzeption mit dem Argument gerechtfertigt werden, daß nur auf diese Weise, also über die Bewußtwerdung vorbewußter Vorstellungen, eine nachhaltige Anhebung der kommunikativen Kompetenz und damit der Professionalität von Pflegekräften erreicht werden kann.

V Schlußbetrachtung und Ausblick

Ziel dieser Arbeit war es, ein didaktisches Konzept zur Förderung der kommunikativen Kompetenz in der Krankenpflegeausbildung zu entwickeln. Abschließend werden nun die Schritte der Konzeptentwicklung rückblickend rekonstruiert. Desweiteren werden die in den einzelnen Teilen eingeführten theoretischen Begriffe im Zusammenhang dargestellt und ein grundlegender pflegedidaktischer Rahmen aufgezeigt. Für die weitere pflegedidaktische Forschung werden dabei neue Forschungsfragen aufgeworfen.

Ausgangspunkte der didaktischen Konzeptentwicklung waren die Anforderungen, daß

die Kompetenzen an den Situationen erworben werden sollten, die in der realen beruflichen Praxis bewältigt werden müssen und daß es sich bei diesen Situationen, damit die Transferfähigkeit der erworbenen Qualifikationen gewährleistet werden kann, um typische, aus den zentralen Strukturen pflegerischer Kommunikation abzuleitende Problemsituationen handeln sollte,

- die normative Zielorientierung der kommunikativen Kompetenz expliziert und begründet werden und daß normative Orientierungen von Kommunikation zugleich Gegenstand des Unterrichts sein sollten, und
- ein persönlichkeitstheoretisches Modell zugrunde gelegt werden muß, das die Komplexität der psychischen Verarbeitung innerer Ansprüche des Subjekts und äußerer Ansprüche der Realität angemessen erfaßt.

Diesen Anforderungen wurde in drei Bestimmungselementen nachgegangen, die zu einem situationsorientierten und erfahrungsbezogenen didaktischen Konzept zusammengeführt wurden. Im Bestimmungselement „Pflegewirklichkeit" wurden mittels einer qualitativen empirischen Untersuchung zentrale Strukturen der Pflegekraft-Patienten-Kommunikation ermittelt und daraus „Schlüsselprobleme" abgeleitet. Im pflegedidaktischen Konzept stellen die Schlüsselprobleme die berufsspezifische Konkretisierung des formalen Ziels der kommunikativen Kompetenz dar. Die Auszubildenden sollen lernen, in den ermittelten Problemsituationen realitätsgerecht zu kommunizieren. Zugleich bilden die „Schlüsselprobleme" die Themen, anhand derer die Auszubildenden die kommunikativen Fähigkeiten entwickeln sollen. Das Konzept kann daher als situationsorientiert

V Schlußberachtung und Ausblick

bezeichnet werden. Identifiziert wurden z. B. die Schlüsselprobleme „Umgang mit zwingender Macht", „Umgang mit verweigernder Macht", „Umgang mit freien Patientenentscheidungen", „Umgang mit nach Ansicht der Pflegekräfte 'unkooperativen Patienten' und „Umgang mit 'fordernden' Patienten".

Im Bestimmungselement „Pflegetheoretische Normen" wurden normative Konzepte zur Gestaltung der Pflegekraft-Patienten-Interaktion vorgestellt und diskutiert. Aus pflegetheoretischer Sicht ist eine Interaktion wünschenswert, die auf Einverständnis zielt und bei der beide Beteiligte gleichermaßen die Chance haben, ihre Vorstellungen einzubringen und zu vertreten. Ziel des pflegedidaktischen Konzepts ist es daher, die Auszubildenden dazu zu befähigen, die beschriebenen Schlüsselprobleme in realitätsgerechter und verständigungsorientierter Weise zu bewältigen. Die diskutierten Konzepte der expertokratischen, autonomistischen, lebensweltbezogenen und verständigungsorientierten Norm bilden die wissenschaftliche Grundlage, aus der normenbezogene Inhalte ausgewählt werden können.

Mit dem psychoanalytischen Persönlichkeitsmodell wurde im Bestimmungselement „Persönlichkeitstheoretische Grundlage" die psychische Verarbeitung innerer und äußerer Ansprüche konzeptualisiert. Der bewußte und reflexive Umgang sowohl mit den inneren Ansprüchen des Es und des Über-Ich als auch mit den äußeren Anforderungen der Realität wurde auf dieser Grundlage als Voraussetzung für kommunikative Kompetenz bestimmt, d. h. Auszubildende sollen nicht nur lernen, realitätsgerecht und verständigungsorientiert, sondern auch unter Beachtung der eigenen inneren Ansprüche und Wünsche zu kommunizieren. Um einen solchen bewußten Umgang mit den inneren Ansprüchen zu befördern, richtet sich das Konzept darauf, vorbewußte Vorstellungen der Auszubildenden zu problematischen Kommunikationsstituationen bewußt und dadurch einer Reflexion zugänglich zu machen. Methodisch wird dies u. a. durch erfahrungsbezogenes Lernen erreicht. In der ersten Phase werden dabei die inneren Ansprüche der Auszubildenden bearbeitet, in der zweiten Phase wird die Wirklichkeitssicht der Auszubildenden durch die Konfrontation mit Wissen über die Realität erweitert.

Die hier gewählte Vorgehensweise soll im folgenden in einen grundlegenden pflegedidaktischen Rahmen gestellt werden. Dabei werden die in den Bestimmungselementen eingeführten theoretischen Begriffe verwendet. Die drei Bestimmungselemente „Pflegewirklichkeit", „Pflegetheoretische Normen" und

V Schlußbetrachtung und Ausblick

„Persönlichkeitstheoretische Grundlage" bilden in diesem Rahmen die Basis für die Entscheidungen zu den didaktischen Strukturmomenten (vgl. Abbildung 7).

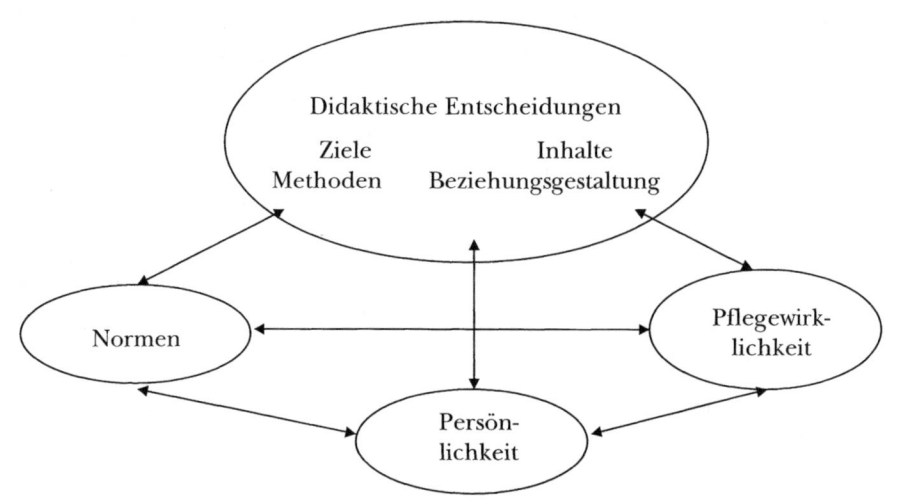

Abbildung 7: Bestimmungselemente und didaktische Entscheidungen

Die drei Bestimmungselemente haben im Rahmen des pflegedidaktischen Konzepts jeweils spezifische Aufgaben, die im folgenden dargelegt werden.

Das Bestimmungselement „Pflegewirklichkeit" repräsentiert das (pflege-)wissenschaftliche Wissen über Sachverhalte der Realität pflegerischer Praxis. Es dient zum einen der Ermittlung der Situationen und Schlüsselprobleme, die von beruflich Pflegenden bewältigt werden müssen. Zum anderen beinhaltet es aber auch das Wissen bzw. hat es die Aufgabe, das Wissen zu Tage zu fördern, mit dem die Bedingungen der Realität und der Schlüsselprobleme differenziert und wirklichkeitsnah erfaßt werden und mit dem die Wirkungen der zielgerichteten Handlungen zur Bewältigung dieser Schlüsselprobleme begründet werden können. Bei dem Wissen handelt es sich um empirisch-theoretisches und technisch und strategisch verwertbares Wissen. Dieses Wissen bezieht sich zum einen auf die gegenständlichen Gegebenheiten und zum anderen auf soziale Beziehungen. Die Kompetenzen der Pflegekräfte, die auf wirklichkeitsnahe Erfassung der Realität und wirksames zielgerichtetes Handeln abzielen, können als technische Kompetenz für sachbezogene Handlungen und als strategische Kompetenz für soziale Handlungen bezeichnet werden. Das empirisch-theoretische und das technisch und strategisch verwertbare Wissen stellen die systematische Grundlage dar, aus der die Inhalte des Unterricht ausgewählt werden können.

V Schlußberachtung und Ausblick

Im Bestimmungselement „Pflegetheoretische Normen" ist das (pflege-)wissenschaftliche Wissen über mögliche normative Begründungen sozialen Handelns, das moralisch-praktische Wissen, enthalten. Dieses Wissen dient der Begründung und Kritik der Richtigkeit von normengeleiteten Handlungen. In der Pflege als einem personenbezogenen Dienstleistungsberuf spielen Normen eine große Rolle, dies belegt u. a. die Vielzahl normativer Pflegetheorien. Mittels dieses Bestimmungselements werden die Normen begründet, für die die Auszubildenden qualifiziert werden sollen. Mit dem moralisch-praktischen Wissen beinhaltet das Bestimmungselement auch die systematische Grundlage, von der aus diesbezügliche Ausbildungsinhalte ausgewählt werden. Die damit zusammenhängende Kompetenz der Auszubildenden läßt sich als moralisch-praktische Kompetenz bestimmen.

Das Bestimmungselement „Persönlichkeitstheoretische Grundlagen" bezieht sich auf das subjektive Wissen über die eigenen normativen Ansprüche und Bedürfnisse, das expressive Wissen. Dieses Wissen trägt zur Erhöhung der Authentizität bzw. Kongruenz von Handlungen bei, was bedeutet, daß bei der Generierung von Handlungen eigene normative Ansprüche und Wünsche beachtet werden. Das expressive Wissen ist individuell unterschiedlich und biographisch geprägt, eine systematische wissenschaftliche Grundlage gibt es daher nicht. Die Erweiterung des Wissens gelingt durch Bewußtwerdung vorbewußter Vorstellungen. Die damit verbundene Kompetenz kann als expressive Kompetenz bezeichnet werden.

Eine Übersicht über die von den Bestimmungselementen abzuleitenden Handlungskompetenzen bzw. Ziele und die darin enthaltenen Wissenstypen bzw. Inhalte zeigt Tabelle 6.

Tabelle 6: Bestimmungselemente und die damit zusammenhängenden Hanlungskompetenzen/Ziele und Wissenstypen/Inhalte

Bestimmungs-elemente	Handlungskompetenzen/Ziele	Wissenstypen/Inhalte
Pflegewirklichkeit	⇒ technische Kompetenz (bezieht sich auf sachbezogenes Handeln) ⇒ strategische Kompetenz (bezieht sich auf soziales Handeln)	⇒ empirisch-theoretisches Wissen ⇒ technisch und strategisch ver-

V Schlußbetrachtung und Ausblick

Bestimmungs-elemente	Handlungskompetenzen/Ziele	Wissenstypen/Inhalte
	Ziele: wirksames Handeln und wirklichkeitsnahe Erfassung der Realität	wertbares Wissen
Pflegetheoretische Normen	ethisch-moralische Kompetenz Ziel: normengeleitetes Handeln	moralisch-praktisches Wissen
Persönlichkeitstheoretische Grundlage	expressive Kompetenz Ziel: authentisches bzw. kongruentes Handeln	expressives Wissen

Die drei Bestimmungselemente werden unter der didaktischen Perspektive zusammengeführt. Integrierende Funktion haben dabei die identifizierten komplexen Schlüsselprobleme. Die Bewältigung der Schlüsselprobleme erfordert zumindest in der Pflege in den meisten Fällen Kompetenzen und Wissen in allen drei Bereichen. Bei der Bestimmung von Zielen und Inhalten ist daher danach zu fragen, welche Kompetenzen aus diesen Bereichen jeweils vorhanden sein müssen, damit die Schlüsselprobleme bewältigt werden können und welche Inhalte aus diesen Bereichen zur wirklichkeitsnahen Realitätserfassung, zur Begründung zielgerichteter Handlungen und zur Begründung von Handlungsnormen hilfreich sind. Entscheidungen zur Beziehungsgestaltung und zu den Methoden ergeben sich im wesentlichen aus der psychoanalytischen persönlichkeits- bzw. lerntheoretischen Grundlage des Konzepts. Die Beziehung zu den Auszubildenden wird so gestaltet, daß sie weitgehende Möglichkeiten haben, eigene Bedürfnisse und Sichtweisen einzubringen. Zur Förderung expressiver Kompetenz werden Methoden ausgewählt, mit welchen die Bewußtmachung vorbewußter Vorstellungen gelingt, andere Kompetenzen können auch mit anderen Methoden gefördert werden.

Welches ist nun der weiterführende Ertrag dieses Konzepts im Vergleich zu den in der Einleitung vorgestellten Konzepten? Drei Aspekte können herausgestrichen werden. Erstens orientieren sich die didaktischen Entscheidungen zu Zielen und Inhalten an komplexen Situationen und Schlüsselproblemen, die in der beruflichen Praxis bewältigt werden müssen und die durch empirische Forschung ermittelt wurden. Indem die Auszubildenden Kompetenzen an den Situationen erwerben, in denen sie später handlungsfähig sein sollen, wird die Transferfähigkeit dieser Kompetenzen begünstigt. Da die Schlüsselprobleme in zentralen Strukturen pflegerischen Handelns wurzeln, einen hohen Abstrakti-

V Schlußberachtung und Ausblick

onsgrad aufweisen und damit auch in vergleichbaren außerberuflichen Handlungssituationen wiedergefunden werden können, ermöglichen sie darüber hinaus den Erwerb von Kompetenzen, die nicht nur auf Bewältigung beruflicher Situationen beschränkt sind. Zweitens werden die normativen Intentionen des Konzepts expliziert und moralisch-praktische Kompetenz als integrativer Bestandteil sozialer bzw. kommunikativer Handlungsfähigkeit betrachtet. Drittens hat die Förderung der expressiven Kompetenz der Auszubildenden in diesem Konzept einen zentralen Stellenwert. Expressive Kompetenz ist insbesondere für die Bewältigung sozialer und kommunikativer Situationen unverzichtbar, da das innere Erleben die Interaktion mit anderen Menschen entscheidend prägt. Sie ist darüber hinaus die Voraussetzung, um selbstbestimmt handeln zu können.

Die letzten beiden Aspekte tragen in besonderem Maße dem Umstand Rechnung, daß die beruflichen Handlungen in der Pflege stets in einen interaktiven Rahmen eingebettet sind. Das diesbezügliche Defizit anderer didaktischer Konzepte kann u. a. darauf zurückgeführt werden, daß in den Berufen, für die sie ausbilden wollen, sachbezogene Handlungen stärker im Vordergrund stehen. Die Förderung insbesondere der expressiven Kompetenz ist daher ein besonderes Merkmal der Didaktik der Pflege, aber auch personenbezogener Dienstleistungsberufe überhaupt. Allerdings ändern sich auch die Berufsbilder traditionell technisch orientierter Berufe und der Kontakt mit Kunden oder die Zusammenarbeit mit Kollegen nimmt an Bedeutung zu, so daß auch hier zukünftig expressive Kompetenzen stärker in den Blick kommen müssen.

Abschließend stellt sich die Frage nach den Forschungsaufgaben, die zukünftig zu bearbeiten sind. Eine vorrangige und umfangreiche Forschungsaufgabe besteht meiner Ansicht nach darin, die in dieser Arbeit begonnene Ermittlung von Schlüsselproblemen pflegeberuflichen Handelns fortzusetzen. Ziel einer solchen Forschung könnte die Entwicklung einer „Schlüsselproblem-Struktur" des pflegeberuflichen Handelns mit über- und untergeordneten Schlüsselproblemen sein. Dabei ist nicht nur die Krankenpflege im engeren Sinne, sondern das gesamte Berufsfeld Pflege einzubeziehen. Die Schlüsselproblem-Struktur des Berufsfeldes Pflege könnte dann als Grundlage für die Konstruktion von Curricula dienen.

Kurzfristiger zu realisierende Forschungsaufgaben beziehen sich auf die Umsetzung und Evalua-tion einzelner Unterrichtseinheiten. Auf der Basis schon bekannter Schlüsselprobleme könnten situationsorientierte und erfahrungsbezogene Unterrichtseinheiten entwickelt und realisiert werden. Die methodologische Ausrichtung eines solchen Vorhabens sollte sich am Ansatz der Handlungsforschung orientieren.

Pflegedidaktische Forschungen, wie sie hier für notwendig gehalten werden, erfordern geeignete personelle und sachliche Ressourcen und institutionelle Rahmenbedingungen. Um pflegedidaktische Forschung voranzutreiben, müssen daher an den Universitäten pflegedidaktische Forschungs- und Lehrgebiete eingerichtet werden. An Fachhochschulen sind die Bedingungen für pflegedidaktische Forschung dagegen weitaus schlechter, so daß die Entscheidung einiger Bundesländer, die Pflegelehrerausbildung und damit auch die Pflegedidaktik an Fachhochschulen zu etablieren, kritisch beurteilt werden muß. Diese Einschätzung gilt auch für die Qualifizierung der Pflegelehrer, denn der Erwerb der m. E. notwendigen wissenschaftlich-pädagogischen Kompetenz sowie die kritische Reflexion bisheriger Sozialisationsmuster gelingt besser durch die wissenschaftliche Sozialisation an der Universität (vgl. Bader 1993; Czycholl 1994). Außerdem und dies belegt die vorliegende Arbeit, ist pflegedidaktisch motivierte Forschung auf eine pflegewissenschaftliche und pflegetheoretische Fundierung angewiesen. Die Entwicklung der Pflegedidaktik ist damit auch abhängig vom Stand der Pflegewissenschaft. Neben pflegedidaktischen ist deshalb auch die Einrichtung pflegewissenschaftlicher Studien- und Forschungsschwerpunkte an Universitäten einzufordern.

Ausgangspunkt dieser Arbeit waren Mißstände bzw. Defizite der pflegerischen Kommunikation, die sowohl von Pflegekräften als auch von Patienten leidvoll erfahren werden, welche die Qualität der Pflege nicht unerheblich reduzieren und sogar dysfunktional wirken. Pflegedidaktische Forschung zielt über die Kompetenz- und Persönlichkeitsentwicklung der beruflich Pflegenden letztlich auf Wandel und Fortschritt in der Pflegepraxis. Dies war und ist auch das Anliegen der vorliegenden Arbeit.

Literaturliste

Achtenhagen, Frank (1994): Curriculumentwicklung unter dem Aspekt Handlungsorientierung. In: Landesinstitut für Schule und Weiterbildung, Soest (Hrsg.): Curriculumentwicklung für berufsbildende Schulen. Soest. S. 57-83.

Aebli, Hans (1983): Zwölf Grundformen des Lehrens: eine Didaktik auf psychologischer Grundlage. Stuttgart: Klett-Cotta.

Arendt, Hannah (1970): Macht und Gewalt. München: Piper.

Armstrong-Esther, C. A.; Browne, K. D.; McAfee, J. G. (1994): Elderly patients: still clean and sitting quietly. In: Journal of Advanced Nursing, 19, 264-271.

Arnold, Rolf (1985): Deutungsmuster und pädagogisches Handeln in der Erwachsenenbildung. Bad Heilbrunn/Obb.: Klinkhardt.

Arnold, Rolf; Müller, Hans-Joachim (1993): Handlungsorientierung und ganzheitliches Lernen in der Berufsbildung – 10 Annäherungsversuche. In: Erziehungswissenschaft und Beruf, 4, 323-333.

Arnold, Rolf; Lipsmeier, Antonius; unter Mitarbeit von Münk, Dieter (1995): Berufspädagogische Kategorien didaktischen Handelns. In: Arnold, Rolf; Lipsmeier, Antonius (Hrsg.): Handbuch der Berufsbildung. Opladen: Leske+Budrich. S. 13-28.

Arnold, Rolf (1996): Deutungslernen in der Erwachsenenbildung. In: Z. f. Päd., 42, 5, 719-730.

Bader, Reinhard (1989): Berufliche Handlungskompetenz... In: Die berufsbildende Schule, 41, 2, 73-77.

Bader, Reinhard (1990): Entwicklung beruflicher Handlungskompetenz in der Berufsschule. Soest: Landesinstitut für Schule und Weiterbildung.

Bader, Reinhard (1993): Fachliche und pädagogische Kompetenz durch wissenschaftliches Studium. In: Die berufsbildende Schule, 45, 6, 194-195.

Bader, Reinhard; Schäfer, Bettina (1998): Lernfelder gestalten. In: Die berufsbildende Schule, 50, 7-8, 229-234.

Baer, E.D.; Lowery, B.J. (1987): Patient and situational factors that affect nursing students' like or dislike of caring for patients. In: Nursing Research, 36, 298-302.

Badura, Bernhard; Grande, G.; Janßen, H.; Schott, T. (1995): Qualitätsforschung im Gesundheitswesen. Weinheim, München: Juventa.

Bain, Alistair (1998): Reformen gegen die Angst. Schulen, die nicht lernen, Krankenhäuser, die nicht gesunden: Wie lassen sich Organisationen erneuern? In: DIE ZEIT, Nr. 35 vom 20.8. 1998.

Bartholomeyczik, Eike (1981): Krankenhausstruktur, Streß und Verhalten gegenüber den Patienten. Teil 1: Methodische Grundlagen. Technische Universität Berlin.

Bartholomeyczik, Sabine (1981): Krankenhausstruktur, Streß und Verhalten gegenüber den Patienten. Teil 2: Ergebnisse. Technische Universität Berlin.

Bastian, Johannes; Combe, Arno (1997): Lehrer und Schüler im Projektunterricht. In: Bastian, Johannes; Gudjons, Herbert; Schnack, Jochen; Speth, Martin (Hrsg.): Theorie des Projektunterrichts. Hamburg: Bergmann+Helbig. S. 245-257.

Bauer, Annemarie; Gröning, Katharina (1992): Pflegenotstand – Frauennotstand. In: Schmidbauer, Wolfgang (Hrsg.): Pflegenotstand – das Ende der Menschlichkeit. Reinbek bei Hamburg: Rowohlt. S. 52-67.

Bauer, Annemarie; Prinzl-Wimmer, Doris (1992): Angst und Macht in der Krankenpflege. In: Schmidbauer, Wolfgang (Hrsg.): Pflegenotstand – das Ende der Menschlichkeit. Hamburg: Rowohlt. S. 119-130.

Bauer, Irmgard (1996): Die Privatsphäre des Patienten. Bern usw.: Huber.

Benner, Hermann (1982): Ordnung der staatlich anerkannten Ausbildungsberufe. Berichte zur beruflichen Bildung, Heft 48. Berlin: BIBB.

Berne, Eric (1967): Spiele der Erwachsenen. Hamburg: Rowohlt.

Berne, Eric (1972): Was sagen Sie, nachdem Sie guten Tag gesagt haben? München: Kindler.

Bezner, Ute; Kley-Körner, Margarethe (1994): Gesprächsführung in der Krankenpflegeausbildung. In: Pflegezeitschrift, 47, 3, 145-149.

Bischoff, Claudia (1996a): Zum Ganzheitsbegriff in der Pflege. In: Krüger, Helga et al. (Hrsg.): Innovation der Pflege durch Wissenschaft. Bremen: Altera Verlagsgesellschaft. S. 103-128.

Bischoff, Claudia (1996b): Das Verhältnis von Pflege und Medizin. In: Pflege Aktuell, 11, 730-733.

Bischoff-Wanner, Claudia (1997): Kommunikation mit Patienten. In: Bischoff-Wanner, Claudia; Dielmann, Gerd; Ertl-Schmuck, Roswitha; Kollak, Ingrid (Hrsg.): Pflegedidaktik. Stuttgart, New York: Thieme.

Bittner, Günther (1985): Der psychoanalytische Begründungszusammenhang in der Erziehungswissenschaft. In: Bittner, Günther; Ertle, Christoph (Hrsg.): Pädagogik und Psychoanalyse. Würzburg: Königshausen und Neumann. S. 31-46.

Blankertz, Herwig (1982): Die Geschichte der Pädagogik. Von der Aufklärung bis zur Gegenwart. Wetzlar: Büchse der Pandora.

Blumer, Herbert (1980): Der methodologische Standpunkt de symbolischen Interaktionismus. In: Arbeitsgruppe Bielefelder Soziologen (Hrsg.): Alltagswissen, Interaktion und gesellschaftliche Wirklichkeit 1+2. Hamburg: Rowohlt. S. 80-146.

Bögemann, Ellen; Dielmann, Gerd; Stiegler, Ingrid (1988): Ein Beitrag zu einer Fachdidaktik Pflege – das „Duisburger Modell". In: Pflege, 1, 16-26.

Boor, Clemens de (1972): Zum Problem der emotionalen Beziehungen in der Krankenpflege. In: Pinding, Maria (Hrsg.): Krankenpflege in unserer Gesellschaft. Stuttgart: Kohlhammer.S. 78-86.

Boore, J. (1979): Prescription for Recovery. London: RCN.

Bourdieu, Pierre (1976): Entwurf einer Theorie der Praxis auf der ethnologischen Grundlage der kabylischen Gesellschaft. Frankfurt/Main: Suhrkamp.

Brater, Michael; u. a. (1988): Berufsausbildung und Persönlichkeitsentwicklung. Stuttgart: Verlag Freies Geistesleben.

Brenner, Günter; unter Mitarbeit von Adelhardt, Margarethe (1987): Rechtskunde für das Krankenpflegepersonal und andere Berufe im Gesundheitswesen: Lehrbuch und Nachschlagewerk für die Praxis. Stuttgart; New York: Fischer. 3., völlig neubearb. und erw. Auflage.

Bridge, Will; Macleod Clark, Jill (ed.) (1981): Communication in Nursing Care. London: HM+M Publ.

Brumlik, Micha; Holtappels, Heinz Günter (1987): Mead und die Handlungsperspektive schulischer Akteure – interaktionistische Beiträge zur Schultheorie. In: Tillmann, Klaus-Jürgen (Hrsg.): Schultheorien. Hamburg: Bergmann+Helbig. S. 88-103.

Brumlik, Micha (1989): Interaktionismus, Symbolischer. In: Lenzen, Dieter (Hrsg.): Pädagogische Grundbegriffe. Band 1. Reinbek bei Hamburg: Rowohlt. S. 764-781.

Buer, Jürgen van (1994): Entwicklung der Kommunikationsfähigkeit und des kommunikativen Handelns Jugendlicher in der kaufmännischen Erstausbildung – Überlegungen im Kontext der Spannung von öffentlicher und privater Trägerschaft. In: Buer, Jürgen van; Astalos, Ondrej (Hrsg.): Kaufmännische Bildung in der Spannung von öffentlicher und privater Trägerschaft I. Berlin: Institut für Wirtschafts- und Erwachsenenpädagogik.

Büttner, Christian; Finger-Trescher, Urte (Hrsg.) (1991): Psychoanalyse und schulische Konflikte. Mainz: Matthias-Grünewald-Verlag.

Bullinger, Hermann (1984): Patientenzentrierte Gesprächsführung als Unterrichtsthema in der Krankenpflegeausbildung. In: Die Schwester/Der Pfleger, 23, 6, 479-485.

Bundesminister für Arbeit und Sozialordnung (BMAS) (1980): Zur Humanität im Krankenhaus. Bonn.

Bundesministerium für Bildung und Wissenschaft, Forschung und Technologie (BMBWFT) (1995): Ausbildung und Beruf. Bonn: BMBWFT. 28. Auflage.

Burisch, Matthias (1994): Das Burnout-Syndrom. Theorie der inneren Erschöpfung. Berlin: Springer. 2. Auflage.

Cartwright, A.(1964): Human Relations in Hospital Care. London: Routledge and Kegan Paul.

Cohn, Ruth C. (1975): Von der Psychoanalyse zur themenzentrierten Interaktion. Stuttgart: Klett.

Cohn, Ruth C.; Terfurth, Christine (1993) (Hrsg.): Lebendiges Lernen und Lehren. TZI macht Schule. Stuttgart: Klett-Cotta. 2. Auflage.

Corbin, Juliet M.; Strauss, Anselm L. (1993): Weiterleben lernen: Chronisch Kranke in der Familie. München, Zürich: Piper.

Cormack, Desmond (1985): The Myth and Reality of Interpersonal Skills in Nursing. In: Kagan, Carolyn (ed.): Interpersonal Skills in Nursing. London usw.: Croom Helm. S. 107-115.

Cormack, Desmond (1991): The Critical Incident Technique. In: Cormack, Desmond (Ed.): The Research Process in Nursing. Blackwell: Oxford. S. 242-250.

Cortis, Joseph D.; Lacey, Ann E. (1996): Measuring the quality and quantity of information-giving to in-patients. In: Journal of Advanced Nursing, 24, 674-681.

Cramer, Anne; Holler, Gerhard (1983): Zur Erlebniswelt von Patienten. Eine Befragung in Krankenhäusern gibt Auskunft. Deutsche Krankenpflegezeitschrift, 4, 202-210.

Czycholl, Reinhard (1994): Lehrerbildung für berufliche Schulen an Fachhochschulen? In: Die berufsbildende Schule, 46, 2, 66-67.

Czycholl, Reinhard; Ebner; Hermann G. (1995): Handlungsorientierung in der Berufsbildung. In: Arnold, Rolf; Lipsmeier, Antonius (Hrsg.): Handbuch der Berufsbildung. Leske+Budrich: Opladen. S. 39-49.

Damm-Rüger, Sigrid; Stiegler; Barbara (1996): Soziale Qualifikation im Beruf: Eine Studie zu typischen Anforderungen in unterschiedlichen Tätigkeitsfeldern. Berichte zur beruflichen Bildung, Heft 192. Bielefeld: Bertelsmann.

Danner, Helmut (1989): Methoden geisteswissenschaftlicher Pädagogik: Einführung in Hermeneutik, Phänomenologie und Dialektik. München, Basel: Reinhardt. 2., überarb. u. erg. Auflage.

Darmann, Ingrid (1993): Kommunikative Kompetenzen als Schlüsselqualifikationen in der Krankenpflegeausbildung. Unveröffentlichte Staatsexamensarbeit, Universität Hamburg.

Darmann, Ingrid (1998): Anforderungen an die Definition pflegerischer Begriffe aus pflegewissenschaftlicher Sicht. In: Pflege, 11, 1, 11-14.

Davies-Osterkamp, Susanne; Möhlen, K. (1978): Postoperative Genesungsverläufe bei Patienten der Herzchirurgie in Abhängigkeit von präoperativer Angst und Angstbewältigung. In: Medizinische Psychologie, 3, 247-260.

Davies-Osterkamp, Susanne (1982): Angst und Angstbewältigung bei chirurgischen Patienten. In: Beckmann, Dieter; Davies-Osterkamp, Susanne; Scheer, Jens W. (Hrsg.): Medizinische Psychologie. Berlin usw.: Springer. S. 148-167.

Denzin, Norbert (1989): The Research Act. A Theoretical Introduction to Sociological Methods. Englewood Cliffs, New Jersey: Prenctice Hall. 3. Auflage.

Denzin, Norbert; Lincoln, Yvonna S. (Ed.) (1998): Strategies of qualitative inquiry. London: Sage.

Deutsche Angestellten-Krankenkasse (DAK) (1996): DAK-Krankenhaus-Ratgeber. Hamburg.

Deutscher Berufsverband für Pflegeberufe (DBfK) (Hrsg.) (1990): Hessisches Curriculum Krankenpflege. 1. Ausbildungsabschnitt. Frankfurt/Main: Verlag Krankenpflege.

Deutscher Berufsverband für Pflegeberufe (DBfK) (Hrsg.) (1991): Hessisches Curriculum Krankenpflege. 2. Ausbildungsabschnitt. Frankfurt/Main: Verlag Krankenpflege.

Deutscher Berufsverband für Pflegeberufe (DBfK) (1997): Der Patient als Kunde – was heißt das für die Pflege? Informationsblatt zum Seminar im November 1998.

Dewe, Bernd; Otto, Hans-Uwe (1984): Professionalisierung. In: Eyferth, Hanns; Otto, Hans-Uwe; Thiersch, Hans (Hrsg.): Handbuch zur Sozialarbeit/Sozialpädagogik. Neuwied und Darmstadt: Luchterhand. S. 775-811.

Dewe, Bernd; Ferchhoff, Wilfried; Scherr, Alfred; Stüwe, Gerd (1995): Professionelles soziales Handeln. Weinheim und München: Juventa.

Dewey, John (1949): Demokratie und Erziehung. Braunschweig: Westermann.

Direktorium des Allgemeinen Krankenhauses Barmbek (1996): AK Barmbek. Unsere Leitgedanken. Hamburg.

Dörner, Klaus (1993): Erfolgreich behandeln – armselig sterben. Gütersloh: Verlag Jakob van Hoddis.

Dreymüller, Veronika; Grandjean, Josef; Magar, Edith-Maria; Wodraschke, Georg (1993): Pflegen können. Ein Curriculum für die theoretische Ausbildung in der Krankenpflege. Hrsg. von der Arbeitsgemeinschaft krankenpflegender Ordensleute Deutschlands. Freiburg/ Breisgau: Lambertus. 2., neu bearb. Auflage. (vormals: Wodraschke, Georg u. a. (1988): Curriculum: Theoretische Ausbildung in der Krankenpflege.)

Dubs, Rolf (1995): Entwicklung von Schlüsselqualifikationen in der Berufsschule. In: Arnold, Rolf; Lipsmeier, Antonius (Hrsg.): Handbuch der Berufsbildung. Opladen: Leske+Budrich. S. 171-182.

Dubs, Rolf (1996a): Curriculare Vorgaben und Lehr-Lernprozesse in beruflichen Schulen. In: Bonz, Bernhard (Hrsg.): Didaktik der Berufsbildung. Stuttgart: Holland und Josenhans. S. 27-46.

Dubs, Rolf (1996b): Komplexe Lehr-/Lern-Arrangements im Wirtschaftsunterricht. – Grundlagen, Gestaltungsprinzipien und Verwendung im Unterricht. In: Beck, Klaus; Müller, Wolfgang; Deißinger, Thomas; Zimmermann, Matthias (Hrsg.): Berufserziehung im Umbruch. Weinheim: Deutscher Studien Verlag. S. 159-172.

Dukes Hess, Joanne (1996): The Ethics of Compliance: A Dialectic. In: Advances of Nursing Science, 19, 1, 18-27.

Dunkel, Wolfgang (1988): Wenn Gefühle zum Arbeitsgegenstand werden. In: Soziale Welt, 39, 1, 66-85.

Eine betroffene Krankenschwester (1997): Einzelhaft in der Psychiatrie. In: Pflege Aktuell, 9, 530.

Elsbernd, Astrid ; Glane, Ansgar (1996): Ich bin doch nicht aus Holz. Wie Patienten verletzende und schädigende Pflege erleben. Berlin: Ullstein Mosby.

Erckert, Thomas (1991): Qualitätssicherung im Krankenhauswesen: Übertragbarkeit nordamerikanischer Ansätze auf die Bundesrepublik Deutschland. Konstanz.

Erikson, Erik H. (1973): Identität und Lebenszyklus. Frankfurt/Main: Suhrkamp.

Euler, Dieter (1997): Förderung von Sozialkompetenzen – Eine Überforderung für das duale System? In: Euler, Dieter; Sloane, Peter F. E. (Hrsg.): Duales System im Umbruch: eine Bestandsaufnahme der Modernisierungsdebatte. Pfaffenweiler: Centaurus. S. 263-288.

Eversmann, Bernd Josef; Niemann, Frank-Michael; Beske, Fritz (1993): Qualitätssicherung im Krankenhaus in der Bundesrepublik Deutschland. Institut für Gesundheits-System-Forschung: Kiel.

Farau, Alfred; Cohn, Ruth C. (1984): Gelebte Geschichte der Psychotherapie. Stuttgart: Klett-Cotta.

Figdor, Helmuth (1993): Wissenschaftstheoretische Grundlagen der Psychoanalytischen Pädagogik. In: Muck, Mario; Trescher, Hans-Georg (Hrsg.): Grundlagen der psychoanalytischen Pädagogik. S. 63-99.

Flanagan, J. C. (1954): The critical incident technique. In: Psychological Bulletin, 51, 4, 327-358.

Freud, Anna (1984): Das Ich und die Abwehrmechanismen. Frankfurt/Main: Fischer.

Freud, Sigmund (1972a): Über „wilde" Psychoanalyse. In: Gesammelte Werke, Bd. 8. Frankfurt/Main: Fischer. S. 117-125. 5. Auflage.

Freud, Sigmund (1972b): „Psychoanalyse" und „Libidotheorie". In: Gesammelte Werke, Bd. 13. Frankfurt/Main: Fischer. S. 209-233. 5. Auflage.

Freud, Sigmund (1972c): Das Ich und das Es. In: Gesammelte Werke, Bd. 13. Frankfurt/Main: Fischer. S. 235-289. 5. Auflage.

Freud, Sigmund (1972d): Kurzer Abriß der Psychoanalyse. In: Gesammelte Werke, Bd. 13. Frankfurt/Main: Fischer. S. 403-427. 5. Auflage.

Freud, Sigmund (1972e): „Psycho-Analysis". In: Gesammelte Werke, Bd. 14. Frankfurt/Main: Fischer. S. 297-307. 5. Auflage.

Freud, Sigmund (1972f): Neue Folge der Vorlesungen zur Einführung in die Psychoanalyse. In: Gesammelte Werke, Bd. 15. Frankfurt/Main: Fischer. 5. Auflage.

Freud, Sigmund (1972g): Abriß der Psychoanalyse. In: Gesammelte Werke, Bd. 17. Frankfurt/Main: Fischer. S. 63-138. 5. Auflage.

Fromm, Erich (1995): Die Entdeckung des gesellschaftlichen Unbewußten. München: Heyne.

Fuchs, Werner (1984): Biographische Forschung. Eine Einführung in Praxis und Methode. Opladen: Westdeutscher Verlag.

Füchtner, Hans (1993): Psychoanalytische Pädagogik als kritische Pädagogik. In: Muck, Mario; Trescher, Hans-Georg (Hrsg.): Grundlagen der psychoanalytischen Pädagogik. Mainz: Grünewald-Verlag. S. 148-166.

Garlichs, Ariane (1985): Selbsterfahrung als Bildungsaufgabe der Schule. In: Z. f. Päd., 31, 3, 365-383.

Garvin, Bonnie J.; Kennedy, Carol W. (1990): Interpersonal Communication between Nurses and Patients. In: Fitzpatrick, Joyce J.; Taunton, Roma L.; Benoliel, Jeanne Q. (Eds.): Annual Review of Nursing Research, 8, 213-234.

Gerhards, Jürgen (1986): Emotionsarbeit. Zur Kommerzialisierung von Gefühlen. In: Soziale Welt, 39, 1, 47-65.

Gerstner, Eckart (1987): Der „Problempatient" auf der internistischen Station. Diss., Univ. Giessen.

Gerstner, Eckart (1988): Pflegerischer Alltag mit „Problempatienten" – Anmerkungen zu Genese und Interaktion zwischen Krankenpflegepersonal und „schwierigen Patienten". In: Krankenpflege, 9, 428-431.

Glaser, Barney G.; Strauss, Anselm L. (1967): The Discovery of Grounded Theory Analysis. Strategies for Qualitative Research. New York: Aldine Publ. Co.

Glaser, Barney G.; Strauss, Anselm L. (1974): Interaktion mit Sterbenden. Göttingen: Vandenhoek & Ruprecht

Glaser, Barney G.; Strauss, Anselm L. (1993): Die Entdeckung gegenstandsbezogener Theorie: Eine Grundstrategie qualitativer Forschung. In: Hopf, Christel; Weingarten, Elmar (Hrsg.): Qualitative Sozialforschung. Stuttgart: Klett-Cotta. S. 91-111. 3. Auflage.

Görres, Stefan (1992): Qualitätszirkel in der Alten- und Krankenpflege. – Ein partizipativer Ansatz für die Organisations- und Personalentwicklung in Einrichtungen der Gesundheitsversorgung. In: Deutsche Krankenpflege-Zeitschrift, 5, 337-342.

Görres, Stefan (1998): Evaluationsforschung – dargestellt am Beispiel der Einrichtung von Qualitätszirkeln in der Pflege. In: Wittneben, Karin (Hrsg.): Forschungsansätze für das Berufsfeld Pflege. Stuttgart: Thieme. S. 199-215.

Goffman, Erving (1972): Asyle. Über die Situation psychiatrischer Patienten und anderer Insassen. Frankfurt/Main: Suhrkamp.

Gronau, Hans; Ostermann, Rainer; Schulz von Thun, Friedemann; Tausch, Annemarie (1978): Mitmenschlicher Umgang von Krankenpflegekräften mit psychiatrischen Patienten. In: Zeitschrift für Klinische Psychologie, 7, 155-161.

Grypdonck, Mike (1997): Die Bedeutung qualitativer Forschung für die Pflegekunde und die Pflegewissenschaft. In: Pflege, 10, 4, 222-228.

Gudjons, Herbert (1977): Fallbesprechungen in Lehrergruppen. In: Westermanns Pädagogische Beiträge, 9, 373-379.

Gudjons, Herbert (1989): Handlungsorientiert lehren und lernen. Bad Heilbrunn: Klinkhardt. 2. Auflage.

Gudjons, Herbert (1995a): Spielbuch Interaktions-Erziehung. Bad Heilbrunn/Obb.: Klinkhardt. 6., überarb. Auflage.

Gudjons, Herbert (1995b): Die themenzentrierte Interaktion (TZI). In: Pädagogik 11, 10-13.

Gudjons, Herbert (1995c): Lebendiges Lernen. Die Themenzentrierte Interaktion (TZI) – ein Weg zum ganzheitlichen Unterricht. In: Lehrer – Schüler – Unterricht. Handbuch für den Schulalltag. Band 3. Stuttgart, Berlin usw.: Raabe. Loseblatt-Ausgabe. C 5.11.

Gudjons, Herbert (1995d): Interaktionsspiele im Unterricht. Ideen zur spielerischen Gestaltung von sozialen Lernprozessen. In: Lehrer – Schüler – Unterricht. Handbuch für den Schulalltag. Band 3. Stuttgart, Berlin usw.: Raabe. Loseblatt-Ausgabe. C 5.12.

Gudjons, Herbert; Pieper, Marianne; Wagener, Birgit (1996): Auf meinen Spuren: das Entdecken der eigenen Lebensgeschichte. Hamburg: Bergmann+Helbig. 4. Auflage.

Habermas, Jürgen (1968/1973): Stichworte zu einer Theorie der Sozialisation, Manuskriptdruck 1968, nachgedruckt in: Ders.: Kultur und Kritik. Frankfurt/Main: Suhrkamp. S. 118-194.

Habermas, Jürgen (1971): Vorbereitende Bemerkungen zu einer Theorie der kommunikativen Kompetenz. In: Habermas, Jürgen; Luhman, Niklas: Theorie der Gesellschaft oder Sozialtechnologie – Was leistet die Systemforschung? Frankfurt/Main: Suhrkamp. S. 101- 141.

Habermas, Jürgen (1972): Wahrheitstheorien. In: Ders. (1984): Vorstudien und Ergänzungen zur Theorie des kommunikativen Handelns. Frankfurt/Main: Suhrkamp. S. 127-183.

Habermas, Jürgen (1974): Notizen zur Entwicklung der Interaktionskompetenz. In: Ders. (1984): Vorstudien und Ergänzungen zur Theorie des kommunikativen Handelns. Frankfurt/Main: Suhrkamp. S. 187-225.

Habermas, Jürgen (1976a): Zur Rekonstruktion des historischen Materialismus. Frankfurt/Main: Suhrkamp.

Habermas, Jürgen (1976b): Universalpragmatische Hinweise auf das System der Ich-Abgrenzungen. In: Auwärter, Manfred; Kirsch, Edith; Schröter, Klaus (Hrsg.): Seminar: Kommunikation, Interaktion, Identität. Frankfurt/Main: Suhrkamp. S. 332-347.

Habermas, Jürgen (1988): Theorie des kommunikativen Handelns. Band I und II. Frankfurt/ Main: Edition Suhrkamp. (folgt dem Text der 4. durchgesehenen Auflage 1987).

Haller, Urs; Silberschmidt, Kaspar (1996): Der Patient als Kunde. Marketing in und für das Universitätsspital. In: Neue Züricher Zeitung vom 8. Januar 1996. S. 15.

Hayward, J. (1975): Information – A Prescription Against Pain. London: Royal College of Nursing.

Heursen, Gerd (1989): Didaktik, allgemeine. In: Lenzen, Dieter (Hrsg.): Pädagogische Grundbegriffe. Band 1. Hamburg: Rowohlt. S. 307-317.

Heyman, Bob; Shaw, Monica (1984): Looking in relationships in nursing. In: Skevington, Suzanne M. (ed.): Understanding nurses. New York: Wiley. S. 29-47.

Hoffmann, Gerald (1998): Wir sind zertifiziert! Praktiker berichten: Und der Nutzen? In: Qualitätsmanagement in Klinik und Praxis, 6, 1, 37-43.

Imbusch, Peter (Hrsg.) (1998): Macht und Herrschaft in der Diskussion. In: Ders. (Hrsg.): Macht und Herrschaft: sozialwissenschaftliche Konzeptionen und Theorien. Opladen: Leske+Budrich. S. 9-26.

International Council of Nurses (ICN) (1996): Ethical Guidelines for Nursing Research. Genf.

Jank, Werner (1986): Stichwort: Unterricht, erfahrungsbezogener. In: Haller, Hans-Dieter; Meyer, Hilbert (Hrsg.): Ziele und Inhalte der Erziehung und des Unterrichts. Band 3 der Enzyklopädie Erziehungswissenschaft. Stuttgart: Klett-Cotta. S. 594-600.

Jank, Werner; Meyer, Hilbert (1991): Didaktische Modelle. Frankfurt/Main: Cornelsen Scriptor.

Jarret, Nicola; Payne, Sheila (1995): A selective review of the literature on nurse-patient communication: has the patient`s contribution been neglected? In: Journal of Advanced Nursing, 22, 72-78.

Juchli, Liliane (1991): Krankenpflege. Praxis und Theorie der Gesundheitsförderung und Pflege Kranker. Stuttgart: Thieme. 6., überarbeitete und erweiterte Auflage.

Jürgens-Becker, Anne (1987): Die Situation der Krankenschwester. In: Deutsche Krankenpflegezeitschrift, 11, Beilage Pflegeforschung.

Käppeli, Silvia (1984): Die Krankenschwester-Forscherin als teilnehmende Beobachterin: Ethische Probleme. In: Deutsche Krankenpflegezeitschrift, 5, 252-254.

Kampen, Norbert van (1997): Die zwei Paradigmen der Pflege – Zur Klassifikation amerikanischer Pflegemodelle. In: Pflege & Gesellschaft, 2, 3, 1-8.

Kirchner, Helga (1997): Kundenfreundlichkeit wird die Stellung des Krankenhauses bestimmen. In: Pflegezeitschrift, 4, 192-196.

Klafki, Wolfgang (1989): Kann Erziehungswissenschaft zur Begründung pädagogischer Zielsetzungen beitragen? – Über die Notwendigkeit, bei pädagogischen Entscheidungsfragen hermeneutische, empirische und ideologiekritische Untersuchungen mit diskursethischen Erörterungen zu verbinden. In: Röhrs, Hermann; Scheuerl, Hans (Hrsg.): Richtungsstreit in der Erziehungswissenschaft und pädagogische Verständigung. Frankfurt/Main, Berlin, New York: Lang. S. 147-159.

Klafki, Wolfgang (1993): Neue Studien zur Bildungstheorie und Didaktik. Weinheim, Basel: Beltz. 3. Auflage.

Klafki, Wolfgang (1994): Zum Verhältnis von Allgemeiner Didaktik und Fachdidaktik – Fünf Thesen. In: Meyer, Meinert A.; Plöger, Wilfried (Hrsg.): Allgemeine Didaktik, Fachdidaktik und Fachunterricht. Weinheim und Basel: Beltz. S. 42-64.

Klein, Ricarda; Borsi, Gabriele M. (Hrsg.) (1997): Pflegemanagement als Gestaltungsaufgabe. Frankfurt/Main: Lang.

Kleining, Gerhard (1994): Qualitativ-heuristische Sozialforschung: Schriften zur Theorie und Praxis. Hamburg: Fechner.

Kleining, Gerhard (1995): Lehrbuch entdeckende Sozialforschung. Band I: Von der Hermeneutik zur qualitativen Heuristik. Weinheim: PsychologieVerlagsUnion.

Klippert, Hans (1998): Kommunikations-Training. Weinheim und Basel: Beltz. 5., unveränd. Auflage.

Kochan, Barbara (1981) (Hrsg.): Rollenspiel als Methode sozialen Lernens. Königstein/Taunus: Athenaeum.

Köhle, Karl; Simons, Claudia; Kubanek, Bernhard (1990): Zum Umgang mit unheilbar Kranken. In: Uexküll, Thorre von (Hrsg.): Psychosomatische Medizin. München usw.: Urban&Schwarzen-berg. 4. Auflage. S. 1199-1244.

Koerfer, Armin; Köhle, Karl; Obliers, Rainer (1994): Zur Evaluation von Arzt-Patienten-Kommuni-kation – Perspektiven einer angewandten Diskursethik in der Medizin. In: Redder, Angelika; Wiese, Ingrid (Hrsg.): Medizinische Kommunikation. Opladen: Westdeutscher Verlag. S. 53-94.

Krappmann, Lothar (1969): Soziologische Dimensionen der Identität. Stuttgart: Klett.

Kroeger, Matthias (1989): Themenzentrierte Seelsorge. Stuttgart: Kohlhammer. 4. Auflage.

Krüger, Heinz-Hermann; Lersch, Rainer (1993): Lernen und Erfahrung. Opladen: Leske + Budrich.

Kürten, Claudio (1987): Patienten – Wirklichkeit. München: CK-Verlag.

Kürten, Claudio (1995): Unerhörte Patientenwünsche. München: CK-Verlag.

Lamnek, Siegfried (1993a): Qualitative Sozialforschung. Band I: Methodologie. Weinheim: Beltz, PsychologieVerlagsUnion.

Lamnek, Siegfried (1993b): Qualitative Sozialforschung. Band II: Methoden und Techniken. Weinheim: Beltz, PsychologieVerlagsUnion.

Laur-Ernst, Ute (1990): Handeln als Lernprinzip. In: Reetz, Lothar; Reitmann, Thomas (Hrsg.): Schlüsselqualifikationen. Hamburg: Feldhaus. S. 145-152.

Lazarus, Richard S.; Launier, Raymond (1981): Streßbezogene Transaktionen zwischen Person und Umwelt. In: Nitsch, Jürgen (Hrsg.): Streß: Theorien, Untersuchungen, Maßnahmen. Bern, Stuttgart, Wien: Huber. S. 213-259.

Lehmkuhl, Kirsten (1994): Das Konzept der Schlüsselqualifikationen in der Berufspädagogik. Eine ausreichende Antwort auf die Qualifizierungsanforderungen der flexiblen Massenproduktion? Alsbach/Bergstr.: Leuchtturm.

Lehmkuhl, Kirsten (1998): Das Unbewußte bewußt machen. Introspektion und Selbstreflexion in der beruflichen Bildung. Zur Einführung von Gruppenarbeit im Industrie- und Dienstleistungsbereich. Manuskript der Habilitationsschrift in Vorbereitung.

Loch, Wolfgang (1995): Theorie und Praxis von Balint-Gruppen. Tübingen: edition diskord.

Löhmer, Cornelia; Standhardt, Rüdiger (Hrsg.) (1992): Themenzentrierte Interaktion: pädagogisch-therapeutische Gruppenarbeit nach Ruth C. Cohn. Stuttgart: Klett-Cotta.

Lorenzer, Alfred (1972): Zur Begründung einer materialistischen Sozialisationstheorie. Frankfurt/Main: Suhrkamp.

Lorenzer, Alfred (1973): Sprachzerstörung und Rekonstruktion. Frankfurt/Main: Suhrkamp.

Lorenzer, Alfred; Görlich, Bernard (1981): Lebensgeschichte und Persönlichkeitsentwicklung im Spannungsfeld von Sinnlichkeit und Bewußtsein. In: Maurer, Friedemann (Hrsg.): Lebensgeschichte und Identität. Frankfurt/Main: Fischer. S. 84-104.

Lorenz-Krause, Regina (1989): Zur Konzeption praxisbezogener Pflegeforschung. In: Deutsche Krankenpflegezeitschrift, 42, 5, 290-296.

Macleod Clark, Jill (1983): Nurse-Patient Communication – An Analysis of Conversation from Surgical Wards. In: Wilson-Barnett, Jenifer (ed.): Nursing Research: Ten Studies in Patient Care. Chichester usw.: Wiley. S. 25-56.

Macleod Clark, Jill (1985): The Development of Research in Interpersonal Skills in Nursing. In: Kagan, Carolyn M. (ed.): Interpersonal Skills in Nursing. Research and Application. London: Croom Helm. S. 9-21.

McGhee, A. (1961): The Patients Attitude to Nursing Care. Edinburgh: Churchill Livingstone.

Mandl, Heinz; Gruber, Hans; Renkl, Alexander (1993): Das träge Wissen. In: Psychologie heute, 20, 9, 64-69.

Markert, Werner (1997): Gruppenarbeit in deutschen Industrieunternehmen – Entwicklungsstand und Qualifikationsanforderungen. In: BWP, 26, 3, 3-9.

Marotzki, Winfried (1995): Forschungsmethoden der erziehungswissenschaftlichen Biographieforschung. In: Krüger, Hans-Hermann; Marotzki, Winfried (Hrsg.): Erziehungswissenschaftliche Biographieforschung. Opladen: Leske und Budrich. S. 55-89.

Matzdorf, Paul (1993): Das „TZI-Haus". Zur praxisnahen Grundlegung eines pädagogischen Handlungssystems. In: Cohn, Ruth C.; Terfurth, Christine (Hrsg.): TZI macht Schule: Lebendiges Lehren und Lernen. Stuttgart: Klett-Cotta. 2. Auflage. S. 332-387.

May, Carl (1990). Research on nurse-patient relationships: problems of theory, problems of practice. In: Journal of Advanced Nursing, 15, 307-315.

Mead, George Herbert (1968): Geist, Identität und Gesellschaft. Frankfurt/Main: Suhrkamp.

Meifort, Barbara (1991): Schlüsselqualifikationen und berufliche Bildungskonzepte für gesundheits- und sozialpflegerische Berufe. In: Meifort, Barbara (Hrsg.): Schlüsselqualifikationen für gesundheits- und sozialpflegerische Berufe. Alsbach/Bergstr.: Leuchtturm. S. 114-124.

Mentzos, Stavros (1993): Abwehr. In: Mertens, Wolfgang (Hrsg.): Schlüsselbegriffe der Psychoanalyse. Stuttgart: Verl. Internat. Psychoanalyse. S. 191-199.

Menzies, Isabel E. P. (1974): Die Angstabwehr-Funktion sozialer Systeme – Ein Fallbericht. In: Gruppendynamik, 5, 3, 183-216.

Meyer, Hilbert (1989a): UnterrichtsMethoden. Band I: Theorieband. Frankfurt/Main: Scriptor. 2., durchgesehene Auflage.

Meyer, Hilbert (1989b): UnterrichtsMethoden. Band II: Praxisband. Frankfurt/Main: Scriptor. 2., durchgesehene Auflage.

Meyer, Meinert A.; Plöger, Wilfried (1994): Allgemeine Didaktik, Fachdidaktik und Fachunterricht. Weinheim und Basel: Beltz.

Miller, Reinhold (1998): Beziehungsdidaktik. Weinheim und Basel: Beltz. 2., überarb. Auflage.

Miller, William L.; Crabtree, Benjamin F. (1998): Clinical Research. In: Denzin, Norbert; Lincoln, Yvonna S. (Ed.): Strategies of qualitative inquiry. London: Sage. S. 292-314.

Ministerium für Bildung, Wissenschaft, Forschung und Kultur des Landes Schleswig-Holstein (1997): Lehrplan-Baustein Kommunikation. Kiel.

Muck, Mario (1991): Psychoanalyse und Schule. In: Büttner, Christian; Finger-Trescher, Urte (Hrsg.): Psychoanalyse und schulische Konflikte. Mainz: Matthias-Grünewald-Verlag. S. 24-35.

Muck, Mario (1993): Psychoanalytisches Basiswissen. In: Muck, Mario; Trescher, Hans-Georg (1993): Grundlagen der psychoanalytischen Pädagogik. Mainz: Matthias-Grünewald-Verlag. S. 13-62.

Muck, Mario; Trescher, Hans-Georg (1994): Grundlagen der psychoanalytischen Pädagogik. Mainz: Matthias-Grünewald-Verlag. 2. Auflage.

Mulke-Geisler, Marianne (1982): Lassen sich Defizite der Krankenpflegeausbildung durch Integration von TZI-Elementen ausgleichen? In: Deutsche Krankenpflegezeitschrift, 35, 1 und 4, Beilagen Dokumentation Aus- und Fortbildung.

Mulke-Geisler, Marianne (1990): Erfahrungsbezogener Unterricht in der Krankenpflege. Berlin usw.: Springer.

Mulke-Geisler, Marianne (1994): Erfahrungsbezogenes Lernen in der Krankenpflege. In: Schwarz-Govaers, Renate (Hrsg.): Standortbestimmung Pflegedidaktik. Referate zum 1. Internationalen Kongreß zur Didaktik der Pflege. Aarau: Verlag der Kaderschule für die Krankenpflege. S. 94-101.

Negt, Oskar (1971): Soziologische Phantasie und exemplarisches Lernen. Zur Theorie und Praxis der Arbeiterbildung. Frankfurt/Main: Europ. Verlagsanstalt.

Niemann, Frank-Michael; Beske, Fritz (Hrsg.) (1992): Pilotprojekt „Qualitätssicherung in Krankenhäusern Schleswig-Holsteins". Schriftenreihe des Instituts für Gesundheits-System-Forschung Kiel, Band 36. Sankt Augustin: Asgard-Verlag.

Obex, Franz (1995): Multidimensionale Patientenorientierung. Interview zur multidimensionalen Patientenorientierung mit Karin Wittneben. In: PflegePädagogik, 5, 3, 25-30.

Oehmichen, Manfred (Hrsg.) (1996): Lebensverkürzung, Tötung und Serientötung – eine interdisziplinäre Analyse der „Euthanasie". Lübeck: Schmidt-Römhild.

Oelke, Uta (1991a): Planen, Lehren und Lernen in der Krankenpflegeausbildung: Begründungsrahmen und Entwicklung eines offenen, fächerintegrativen Curriculums für die theoretische Ausbildung. Basel, Baunatal: Recom.

Oelke, Uta (1991b): Planen, Lehren und Lernen in der Krankenpflegeausbildung: Ein offenes, fächerintegratives Curriculum für die theoretische Krankenpflegeausbildung. Basel, Baunatal: Recom.

Oevermann, Ulrich; Allert, Tilmann; Konau, Elisabeth; Krambeck, Jürgen (1979): Die Methodologie einer „objektiven" Hermeneutik" und ihre allgemeine forschungslogische Bedeutung in den Sozialwissenschaften. In: Soeffner, Hans-Georg (Hrsg.): Interpretative Verfahren in den Sozial- und Textwissenschaften. Stuttgart: Metzler. S. 352-434.

Orem, Dorothea E. (1991): Nursing – Concepts of Practice. St. Louis usw.: Mosby.

Orem, Dorothea E.; Taylor, Susan G. (1995): Die allgemeine Theorie der Pflege. In: Mischo-Kelling, Maria; Wittneben, Karin (Hrsg.): Pflegebildung und Pflegetheorien. München, Wien, Baltimore: Urban & Schwarzenberg. S. 82-113.

Pädagogik (1998): Ernste Spiele. Interaktionserziehung und soziales Lernen. 50. Jahrg., Heft 4.

Pätzold, Günter (Hrsg.) (1990): Lernortkooperation. Schriftenreihe Moderne Berufsbildung, Bd. 12. Heidelberg: Sauer.

Pätzold, Günter (Hrsg.) (1992): Handlungsorientierung in der beruflichen Bildung. Frankfurt/Main: Gesellschaft zur Förderung arbeitsorientierter Forschung und Bildung e. V.

Paulus, P.; Otte, R. (1985): Zur empirischen Erfassung der Pflegepersonal-Patient-Beziehung. Eine Untersuchung an Krankenschwesternschülerinnen mit neu konstruierten Fragebogenverfahren. Technische Universität Braunschweig.

Pelikan, Jürgen M.; Demmer, Hildegard; Hurrelmann, Klaus (Hrsg.) (1993): Gesundheitsförderung durch Organisationsentwicklung. Konzepte, Strategien und Projekte für Betriebe, Krankenhäuser und Schulen. Weinheim/München: Juventa.

Piaget, Jean; Inhelder, Bärbel (1976): Die Psychologie des Kindes. Olten und Freiburg/Br.: Walter-Verlag. 3. Auflage.

Popp, Walter (Hrsg.) (1976): Kommunikative Didaktik. Soziale Dimensionen des didaktischen Feldes. Weinheim und Basel: Beltz.

Psychologie heute Compact (1997): Gesundheit für Leib und Seele. Weinheim: Beltz.

Quinn, J. F. (1986): Quantitative Methodes: Descriptive and Experimental. In: Moccia, P. (Ed.): New Approaches to Theory Develoment. New York. S. 57-73.

Raspe, Hans-Heinrich (1979): Das Problem der Aufklärung und Information bei Akutkrankenhauspatienten und seine Erforschung. Diss. Universität Freiburg 1979.

Rebmann, Karin; Tenfelde, Walter; Uhe, Ernst (1998): Berufs- und Wirtschaftspädagogik. Wiesbaden: Gabler.

Reetz, Lothar (1989): Zum Konzept der Schlüsselqualifikationen in der Berufsbildung. Teil I. in: BWP, 5, 3-10 und Teil II in: BWP, 6, 24-30.

Reetz, Lothar; Reitmann, Thomas (Hrsg.) (1990): Schlüsselqualifikationen. Hamburg: Feldhaus.

Reetz, Lothar (1990): Zur Bedeutung der Schlüsselqualifikationen in der Berufsbildung. In: Reetz, Lothar; Reitmann, Thomas (Hrsg.): Schlüsselqualifikationen. Hamburg: Feldhaus. S. 16-35.

Reetz, Lothar (1991): Handlungsorientiertes Lernen in Betrieb und Schule unter dem Aspekt pädagogischer Arbeitsteilung im dualen Berufsausbildungssystem. In: Aschenbrücker, Karin; Pleiß, Ulrich (Hrsg.): Menschenführung und Menschenbildung. Perspektiven für Betrieb und Schule. Hohengehren: Schneider. S. 267-279.

Reetz, Lothar; Seyd, Wolfgang (1995): Curriculare Strukturen beruflicher Bildung. In: Arnold, Rolf; Lipsmeier, Antonius (Hrsg.): Handbuch der Berufsbildung. Opladen: Leske+Budrich. S. 203-219.

Reetz, Lothar (1996): Wissen und Handeln. – Zur Bedeutung konstruktivistischer Lernbedingungen in der kaufmännischen Berufsbildung. In: Beck, Klaus; Müller, Wolfgang; Deißinger, Thomas; Zimmermann, Matthias (Hrsg.): Berufserziehung im Umbruch. Weinheim: Deutscher Studien Verlag. S. 173-188.

Reynolds, M. (1978): „No News is Bad News: Patients´ views about communication in hospital". In: British Medical Journal, 1, 1673-1676.

Richter, Dirk; Sauter, Dorothea (1997): Patiententötungen und Gewaltakte durch Pflegekräfte. Beweggründe, Hintergründe, Auswege. Eschborn: Deutscher Berufsverband für Pflegeberufe (DBfK).

Richter, Helmut (1991): Der pädagogische Diskurs. In: Peukert, Helmut; Scheuerl, Hans (Hrsg.): Wilhelm Flitner und die Frage nach einer allgemeinen Erziehungswissenschaft im 20. Jahrhundert. 26. Beiheft der Z. f. Päd. Weinheim und Basel: Beltz. S. 141-153.

Richter, Helmut (1998): Sozialpädagogik – Pädagogik des Sozialen. Frankfurt/Main: Lang.

Risse, Thomas (1996): Industrienormen für die Pflege? In: Pflege Aktuell, 6, 408-411.

Rizzo Parse, Rosemarie (1987) (Hrsg.): Nursing Science – Major Paradigms, Theories, and Critiques. Philadelphia, London, Toronto usw.: W.B. Saunders.

Rizzo Parse, Rosemarie (1995): Mensch(werden) – Leben – Gesundheit: Die Pflegetheorie von Parse. In: Mischo-Kelling, Maria; Wittneben, Karin (Hrsg.): Pflegebildung und Pflegetheorien. München, Wien, Baltimore: Urban & Schwarzenberg. S. 114-132.

Robinsohn, Saul B. (1969): Bildungsreform als Revision des Curriculum. Neuwied und Berlin: Luchterhand.

Rogers, Carl (1976): Die klientenzentrierte Gesprächspsychotherapie. München: Kindler.

Rohde, Johann J. (1975): Strukturelle Momente der Inhumanität einer humanen Institution. In: Schwitajewski, Hannelore; Rohde, Johann J. (Hrsg.): Berufsprobleme der Krankenpflege. München, Berlin, Wien: Urban & Schwarzenberg. S. 1-14.

Roper, Nancy; Logan, Winifred W.; Tierney, Alison J. (1993): Die Elemente der Krankenpflege. Basel: Recom. 4., überarb. Auflage.

Roth, Jörg Kaspar (1983): Die Balintgruppe in Theorie und Praxis. Diss. Freie Universität Berlin.

Roy, Callista (1984): Introduction to nursing: an Adaption Model. Englewood Cliffs: Prentice Hall.

Ruthemann, Ursula (1993): Aggression und Gewalt im Altenheim. Basel: Recom.

Schäfer, Karl-Hermann; Schaller, Klaus (1971): Kritische Erziehungswissenschaft und kommunikative Didaktik. Heidelberg: Quelle & Meyer. UTB.

Schäfer, Karl-Hermann (1976): Partizipation und Identität im Schulfeld. In: Popp, Walter (Hrsg.): Kommunikative Didaktik. Soziale Dimensionen des didaktischen Feldes. Weinheim und Basel: Beltz. S. 55-76.

Schaller, Klaus (1978): Einführung in die kommunikative Pädagogik. Freiburg/Breisgau: Herder.

Scheller, Ingo (1981): Erfahrungsbezogener Unterricht. Königstein/Ts.: Scriptor.

Scheller, Ingo (1986): Szenisches Spiel. In: Ott, Thomas; Scheller, Ingo; Scherler, Karlheinz; Selle, Gert: Stichwort: Lernbereich Ästhetik. In: Haller, Hans-Dieter; Meyer, Hilbert (Hrsg.): Ziele und Inhalte der Erziehung und des Unterrichts. Band 3 der Enzyklopädie Erziehungswissenschaft. Stuttgart: Klett-Cotta. S. 201-210.

Scheller, Ingo (1993): Wir machen unsere Inszenierungen selber (I). Szenische Interpretation von Dramentexten. Oldenburg: Zentrum für pädagogische Berufspraxis der Carl-von-Ossietzky-Universität. 3. Auflage.

Scheller, Ingo (1995): Erfahrungsbezogene Ausbildung – auch für das Pflegepersonal? In: PflegePädagogik, 5, 2, 18-20.

Schmidbauer, Wolfgang (1983): Helfen als Beruf. Die Ware Nächstenliebe. Reinbek bei Hamburg: Rowohlt.

Schmidbauer, Wolfgang (1992a): Hilflose Helfer. Über die seeelische Problematik der helfenden Berufe. Reinbek bei Hamburg: Rowohlt. Überarb. und erw. Neuausgabe.

Schmidbauer, Wolfgang (1992b): Gewalt in der Pflege. Entstehung und Gegenmaßnahmen aus psychoanalytischer Sicht. In: Ders. (Hrsg.): Pflegenotstand – das Ende der Menschlichkeit. Reinbek bei Hamburg: Rowohlt. S. 108-118.

Schmitz, Mario; Schmitz, Michael (1997): Bewohnerzufriedenheit fängt bei den Mitarbeitern an. In: Pflegezeitschrift, 5, 244-247.

Schneider, Gerald (1987): Interaktion auf der Intensivstation. Ernst-Pörksen: Berlin.

Schulz von Thun, Friedemann (1984): Vom „Managertraining" zur humanistischen Begegnung zweier Wertewelten. In: Gruppendynamik, 1, 39-57.

Schulz von Thun, Friedemann (1988): Miteinander reden: Störungen und Klärungen. Reinbek bei Hamburg: Rowohlt.

Schulz von Thun, Friedemann (1998): Praxisberatung in Gruppen. Weinheim und Basel: Beltz. 2., unveränd. Auflage.

Schuster, Silvia (1991): Kommunikationstrainingsprogramm. Deutsche Krankenpflegezeitschrift, 44, 10, Beilage.

Schütz, Alfred (1971): Wissenschaftliche Interpretation und Alltagsverständnis menschlichen Handelns. In: Schütz, Alfred: Gesammelte Aufsätze. Vol. 1. Den Haag: Nijhoff. S. 3-54.

Schütze, Fritz (1992): Sozialarbeit als „bescheidene" Profession. In: Dewe, Bernd; Ferchhoff, Wilfried; Radtke, Frank-Olaf (Hrsg.): Erziehen als Profession. Opladen: Leske + Budrich.

Sekretariat der ständigen Konferenz der Kultusminister der Länder in der Bundesrepublik Deutschland (1995): Rahmenvereinbarung über die Ausbildung und Prüfung für ein Lehramt der Sekundarstufe II (berufliche Fächer) oder für die beruflichen Schulen. Beschluß der Kultusministerkonferenz vom 12. Mai 1995.

Sekretariat der Ständigen Konferenz der Kultusminister der Länder in der Bundesrepublik Deutschland (1996): Handreichung für die Erarbeitung von Rahmenlehrplänen der Kultusministerkonferenz für den berufsbezogenen Unterricht in der Berufsschule und ihre Abstimmung mit Ausbildungsordnungen des Bundes für anerkannte Ausbildungsberufe. Bonn.

Seyd, Wolfgang (1995): Auf dem Prüfstand: Handlungsorientierung in der Ausbildung. In: PflegePädagogik, 6, 4-10.

Seyfried, Brigitte (1995) (Hrsg.): „Stolperstein" Sozialkompetenz. Berichte zur beruflichen Bildung, Heft 179. Bielefeld: Bertelsmann.

Siegrist, Johannes (1995): Medizinische Soziologie. München, Wien, Baltimore: Urban & Schwarzenberg. 5., neu bearbeitete Auflage.

Steininger, Hannelore (1996): Wie weit wollen Patienten mit koronarer Herzkrankheit aufgeklärt werden? In: Pflege, 9, 1, 32-39.

Stockwell, F. (1972): The unpopular Patient. RCN Series 1, No. 2.

Steppe, Hilde (1992): Gesundheitswesen und Pflege. In: Deutsche Krankenpflege-Zeitschrift, 5, 315-319.

Stratmann, Roswitha (1994): Was fördert, was verringert Angst? In: Pflegezeitschrift, 47, 3, 159-164.

Strauss, Anselm; Fagerhaugh, Shizuko; Suczek, Barbara; Wiener, Carolyn (1980). Gefühlsarbeit. In: Kölner Zeitschrift für Soziologie und Sozialpsychologie, 32, 629-651.

Strauss, Anselm (1994): Grundlagen qualitativer Sozialforschung. Fink: München.

Temsch, Jochen (1994): Das wird schon wieder werden. In: DIE ZEIT, Nr. 48 vom 25.11.1994.

Temsch, Jochen (1996): Das wird schon wieder. Ein Bericht. Reinbek bei Hamburg: Rowohlt.

Thomann, Christoph; Schulz von Thun, Friedemann (1988): Klärungshilfe. Hamburg: Rowohlt.

Thorsen-Vitt, Susanne (Hrsg.) (1997): Überleben im Krankenhaus. Frankfurt/Main: pmi-Verl.-Gruppe.

Tillmann, Klaus-Jürgen (1993): Sozialisationstheorien. Reinbek bei Hamburg: Rowohlt. 4., vollständig überarbeitete und erweiterte Neuausgabe.

Trescher, Hans-Georg (1990): Theorie und Praxis der psychoanalytsichen Pädagogik. Mainz: Matthias-Grünewald-Verlag.

Trescher, Hans-Georg (1994): Handlungstheoretische Aspekte der Psychoanalytischen Pädagogik. In: Muck, Mario; Trescher, Hans-Georg (Hrsg.): Grundlagen der Psychoanalytischen Pädagogik. Mainz: Matthias-Grünewald-Verlag. 2. Auflage. S. 167-201.

Trojan, Alf; Stumm, Brigitte (1992) (Hrsg.): Gesundheit fördern statt kontrollieren. Frankfurt/ Main: Fischer.

Watzlawick, Paul; Beavin, Janet H.; Jackson, D. D. (1974): Menschliche Kommunikation. Bern, Stuttgart, Wien: Huber. 4. Auflage.

Weber, Max (1980): Wirtschaft und Gesellschaft. Tübingen: Mohr. 5. revidierte Auflage, besorgt von Johannes Winckelmann. 1. Auflage 1922.

Weidner, Frank (1995): Professionelle Pflegepraxis – ausgewählte Ergebnisse einer Untersuchung auf der Grundlage eines handlungsorientierten Professionalisierungsverständnisses. In: Pflege, 8, 1, 49-58.

Weinhold, Christine (1996): Kommunikation zwischen Patienten und Pflegepersonal. Eine gesprächsanalytische Untersuchung des sprachlichen Verhaltens in einem Krankenhaus. Diss. FU Berlin.

Weltgesundheitsorganisation (WHO) (1986): Die Ottawa-Charta. In: Trojan, Alf; Stumm, Brigitte (Hrsg.) (1992): Gesundheit fördern statt kontrollieren. Frankfurt/Main: Fischer.

Wilkinson, S. (1991): Factors which influence how nurses communicate with cancer patients. In: Journal of Advanced Nursing, 16, 677-688.

Wilson-Barnett, Jenifer (1978): Patients' emotional responses to barium X-rays. In: Journal of Advanced Nursing, 3, 37-46.

Wilson-Barnett, Jenifer (1981): Communicating with Patients in General Wards. In: Bridge, Will; Macleod Clark, Jill (Hrsg.): Communication in Nursing Care. London: HM+M Publ. S. 11-24.

Wimmer, Helga; Pelikan, Jürgen (1984): Effekte psychosozialer Interventionen bei der prä- und postoperativen Betreuung von Patienten im Krankenhaus. Forschungsbericht des Ludwig-Boltzmann-Institutes für Medizinsoziologie, Wien.

Winkel, Rainer (1987): Die kritisch-kommunikative Didaktik. In: Gudjons, Herbert; Teske, Rita; Winkel, Rainer (Hrsg.): Didaktische Theorien. Hamburg: Bergmann+Helbig. 4. Auflage. S. 78-93.

Winkel, Rainer (1988a): Antinomische Pädagogik und Kommunikative Didaktik. Düsseldorf: Schwann. 2., verbesserte Auflage.

Winkel, Rainer (1988b): Der gestörte Unterricht. Bochum: Kamp. 4. Auflage.

Winkler, Th. (1982): Zur Anwendung des transaktionsanalytischen Strukturmodells in psychiatrischen Landeskrankenhäusern. In: Nervenarzt, 53, 1, 18-24.

Wittneben, Karin (1991): Pflegekonzepte in der beruflichen Weiterbildung zur Pflegelehrkraft. Frankfurt/Main: Lang.

Wittneben, Karin (1992): Berufs- und Unterrichtswirklichkeit als Bestimmungsstücke eines fachdidaktischen Hochschulcurriculums für Berufsschullehrerstudent(inn)en im Berufsfeld Gesundheit. Unveröffentlichter Anhörungsvortrag an der Universität Hamburg im Mai 1992.

Wittneben, Karin (1993a): Patientenorientierte Theorieentwicklung als Basis einer Pflegedidaktik. In: Pflege, 6, 3, 203-209.

Wittneben, Karin (1993b): Perspektiven einer kritisch-konstruktiven Didaktik der Krankenpflege. In: Geldmacher, Vera; Neander, Klaus-Dieter; Oelke, Uta; Wallraven, Klaus-Peter (Hrsg.): Beiträge zum 1. Göttinger Symposium „Didaktik und Pflege". Basel: Recom. S. 78-86.

Wittneben, Karin (1997): Welche Ausbildung benötigt die Pflege unter Beachtung der Wechselwirkungen von Pflegewissenschaft, Pflegepraxis und Unterrichtswissenschaft? Überarbeitete Fassung des Vortrags auf dem Zweiten Europäischen Wissenschaftlichen Kolloquium „Bildung und Pflege" vom 17.-18. 11. 1997 in Osnabrück.

Wittneben, Karin (1998): Einführung in Forschungsgegenstände und Forschungsansätze der Pflege. In: Wittneben, Karin (Hrsg.): Forschungsansätze für das Berufsfeld Pflege. Stuttgart: Thieme. S. 1-15.

ZAK Altenpflege (1995): Gewalt in der Pflege. Eschborn: Deutscher Berufsverband für Pflegeberufe (DBfK) e. V.

Zegelin, Angelika (Hrsg.) (1997): Sprache und Pflege. Berlin, Wiesbaden: Ullstein Mosby.

Ziehe, Thomas (1975): Pubertät und Narzißmus. Sind Jugendliche entpolitisiert? Frankfurt/Main: Europ. Verlagsanstalt.

Ziehe, Thomas (1980): Warum das Lernen heute schwieriger geworden ist. In: päd extra, 1, 32-42.

Anhang

Interviewleitfäden

Interviewleitfaden Patienten

1. Sie haben jetzt an dieser Untersuchung über die Kommunikation zwischen Pflegekräften und Patienten teilgenommen. Finden Sie es wichtig, daß über dieses Gebiet geforscht wird? Warum?

Kommentar: Für den Anfangsteil der Interviews wurden einleitende Fragen geplant, die zunächst eher eine Annäherung an das Thema ermöglichen und den Bezug zu der anderen Erhebungsmethode, der Beobachtung, herstellen sollten.

Auf die Frage „Finden Sie es wichtig..." könnte der Befragte allein mit ja oder nein antworten. Durch die sich anschließende Frage nach dem „warum" wurde den Befragten aber angezeigt, daß eine ausführlichere Antwort erwartet wurde.

2. Welche Erwartungen haben Sie an die Gespräche mit den Pflegekräften?

2.1 Über welche Themen möchten Sie gerne mit dem Pflegepersonal sprechen?

2.2 Wie wünschen Sie sich die Beziehung zu den Pflegekräften?

Kommentar: Die Fragen 2.1 und 2.2 wurden in Anlehnung an Watzlawicks Unterscheidung von Inhalts- und Beziehungsaspekt der Kommunikation entwickelt (vgl. Watzlawick 1969).

3. Welche Erfahrungen haben Sie mit den Gesprächen mit den Pflegekräften?

4. Werden Ihre Erwartungen im Allgemeinen erfüllt? Wurden Ihre Erwartungen in dem Gespräch eben erfüllt?

5. Haben Sie schon mal Konflikte mit dem Pflegepersonal gehabt?

Kommentar: Im Interview wurde besonders auf extrem positiven oder extrem negativen Erfahrungen insistiert.

6. Möchten Sie noch etwas zu dem Thema sagen?

Interviewleitfaden Pflegekräfte

1. Du hast jetzt an dieser Untersuchung über die Kommunikation zwischen Pflegekräften und Patienten teilgenommen. Warum hast Du Dich dazu entschlossen?

Kommentar: siehe Leitfaden Patienten

2. Welche Ziele hast Du im Hinblick auf die Kommunikation mit den Patienten?

2.1 Gibt es bestimmte Themen, die Du besonders häufig mit den Patienten besprichst?

2.2 Wie gestaltest Du die Beziehung zu den Patienten? Eher nah oder eher distanziert?

Kommentar: siehe Interviewleitfaden Patienten

3. Welche Erfahrungen machst Du in den Gesprächen mit den Patienten?

4. Kannst Du Deine Vorstellungen im Allgemeinen umsetzen? Welche Erfahrungen hast Du heute morgen im Gespräch mit Patient/in x gemacht?

5. Gibt es Situationen oder bestimmte Patientengruppen, die Du besonders schwierig/problematisch findest?

6. Hast Du schon mal mit Patienten Konflikte gehabt?

Kommentar: siehe Leitfaden Patienten

7. Welche Gründe haben Dich dazu bewogen, Krankenschwester/Krankenpfleger zu werden?

Kommentar: Diese Frage wurde aufgenommen, da in diesem Aspekt ein Einflußfaktor auf die Kommunikation vermutet wurde, der bei der Samplezusammenstellung berücksichtigt werden muß.

8. Welche Fähigkeiten sollten in der Krankenpflegeausbildung in Hinblick auf die Kommunikation gefördert werden? Wie könnte das passieren?

FACHVERLAG FÜR KRANKENHAUS UND PFLEGE

Stefan Oehmen
Pflegebeziehungen gestalten

Aufgaben in der Beziehungsarbeit

Der Autor bezieht in seine Untersuchung neben den Pflegebedürftigen erstmals deren Angehörige mit ein. Seine prozeßorientierten Ergebnisse liefern auch einen Baustein zur weiteren empirisch-theoretischen Fundierung der AEDL-Kategorie "Soziale Beziehungen sichern und gestalten" im Pflegemodell von Krohwinkel. Die Forschungsergebnisse sind selbst im internationalen Vergleich als neu zu werten.
136 Seiten. Kart. DM 29,80. ISBN 3-17-015824-4

Annette Scholz-Braun
Behinderte Kinder und ihre Eltern in der häuslichen Pflege

Bewältigungsstrategien

In diesem Buch wird endlich das Thema Pflege behinderter und chronisch kranker Kinder aufgearbeitet. Die Autorin vermittelt einen differenzierten Einblick in die familiäre Lebenswelt der Betroffenen. Sensibel und kritisch widmet sie sich den wichtigsten Problemfeldern und gibt konkrete Handlungsempfehlungen.
144 Seiten. Kart. DM 29,80. ISBN 3-17-015826-0

Kohlhammer

W. Kohlhammer GmbH · 70549 Stuttgart · Tel. 07 11/78 63 - 2 80

FACHVERLAG FÜR KRANKENHAUS UND PFLEGE

Ulrike Thielhorn
Zum Verhältnis von Pflege und Medizin

Spannungen im Pflegealltag

Der Umgang von Pflegekräften und Ärzten wird häufig durch Konflikte behindert – zu Lasten der Pflegequalität. Dieses Buch untersucht Hintergründe, Auswirkungen und Auswege. Es ist ein hervorragend erschlossener und fundierter Beitrag für die Auseinandersetzung der Pflegekräfte mit ihrer eigenen Berufsrolle.
128 Seiten. Kart. DM 29,80. ISBN 3-17-015890-2

Michael Schilder
Türkische Patienten pflegen

Verständnis für andere Kulturen

Dieses Buch ersetzt individuelle Einzelerfahrung durch allgemein gültige, systematische Grundlagen. Es gibt Pflegepraktikern wertvolle Hinweise für ihr Handeln und bietet allen, die sich mit qualitativer Pflegeforschung befassen, praktikable Anleitungen zu eigener Forschungsarbeit, die in keinem Methodenlehrbuch zu finden sind.
144 Seiten. Kart. DM 29,80. ISBN 3-17-015586-5

Kohlhammer

W. Kohlhammer GmbH · 70549 Stuttgart · Tel. 07 11/78 63 - 2 80